普通高等院校材料科学与工程专业"十三五"规划教材

U0291805

生物医用金属

Biomedical Metals

彭秋明　任立群　杨猛　著

中国建材工业出版社

图书在版编目（CIP）数据

生物医用金属／彭秋明，任立群，杨猛著. --北京：
中国建材工业出版社，2020.12
ISBN 978-7-5160-3056-1

Ⅰ.①生… Ⅱ.①彭… ②任… ③杨… Ⅲ.①金属材
料－应用－生物医学工程 Ⅳ.①R318.08

中国版本图书馆 CIP 数据核字（2020）第 170541 号

内 容 简 介

本书是材料科学与工程系列教材，是本科生、研究生教学用书之一，是典型的交叉学科著作。主要阐述了生物医用金属材料相关概念、分类和机理，包括生物医用金属晶体结构、强化机理和加工方法；生物医用金属降解机理、力学和腐蚀测试方法；生物医用金属宏观生物相容性、细胞毒性和分子遗传毒性表达机理和过程；在此基础上，详细综述了三种可降解金属（镁、铁、锌）的相关研究背景、进展和难点，以及生物医用金属复合材料等内容。

本书可以作为材料科学与工程、生物医学工程、临床医学等相关本科、研究生的教材，也可以作为材料、医学行业相关专业技术人员的参考书。

生物医用金属

Shengwu Yiyong Jinshu

彭秋明　任立群　杨　猛　著

出版发行：中国建材工业出版社
地　　址：北京市海淀区三里河路 1 号
邮　　编：100044
经　　销：全国各地新华书店
印　　刷：北京鑫正大印刷有限公司
开　　本：787mm×1092mm　1/16
印　　张：16.5
字　　数：350 千字
版　　次：2020 年 12 月第 1 版
印　　次：2020 年 12 月第 1 次
定　　价：**68.00 元**

前 言
PREFACE

生物医用金属材料课程具有明显的学科交叉特性，涉及材料、物理、化学、医学和生物学等专业知识，迫切需要编写一本满足交叉学科教学要求的教材。编写本书的目的是使读者在了解材料学和生物学的基本概念和基础后，掌握生物医用材料制备、加工、修饰、生物相容性及其检测评价方法，建立起材料、化学结构、加工性能、降解性能之间的内在本质联系，总结前沿研究进展和趋势，为学生专业方向选择、就业行业认识提供知识储备。

作者结合近年来"金属材料"和"生物工程材料"两个专业的本科生、研究生开设的"生物医用金属"课程所整理的讲义文稿，收集并整理了近十年来相关专题的会议报告、文献书籍和网页报道，从基本概念、理论出发，详述研究实例和最新研究成果，结合课程思政体会，撰写了本书。

本书撰写分工如下。第 1 章由李慧（燕山大学）撰写，第 2 章由郭建新（河北大学）撰写，第 3 章由杨猛（燕山大学）撰写，第 4 章至第 6 章由任立群（承德医学院）撰写，第 7 章至第 11 章由彭秋明（燕山大学）撰写，最终由彭秋明统稿。此外，在整个书稿的完成过程中，文件收集、内容整理、打字绘图排版得到了燕山大学纳米清洁能源中心生物医用金属材料课题组研究生的鼎力支持（葛炳成、冯佳文、王洋洋、王金铭等），对他们的辛勤劳动表示感谢。

感谢河北省医工结合项目、亚稳材料制备技术与科学国家重点实验室的人才培养项目的资金支持，本书在他们的大力支持下才得以高质量的出版。

由于水平有限，书中不足之处在所难免，敬请读者指正！

2020 年 8 月

目　录

CONTENT

第1章 生物医用材料概述

本章内容：介绍了生物医用材料的概念、发展历史及分类；阐述了对生物医用材料的基本要求；介绍了生物医用材料的研究内容；总结了生物医用材料目前的发展状况；展望了生物医用材料未来的发展方向。

1.1 生物医用材料的概念及背景

1.1.1 生物医用材料的概念

生物医用材料（biomedical materials）又称生物材料（biomaterials），它是对生物体进行诊断、治疗、修复或替换生物体组织或器官，增进或恢复其功能的材料[1]。

生物医用材料是材料科学领域中正在发展的多种学科相互交叉渗透的领域，其研究内容涉及材料科学、生命科学、化学、生物学、解剖学、病理学、临床医学、药物学等学科[1]。它是研究人工器官和医疗器械的基础，已成为当代材料学科的重要分支。尤其是随着生物技术的蓬勃发展和重大突破，生物医用材料已成为各国科学家竞相研究和开发的热点。

1.1.2 生物医用材料的背景

人类利用生物医用材料的历史与人类历史一样漫长。自从有了人类，人们就不断地与各种疾病作斗争，生物医用材料是人类同疾病作斗争的有效工具之一。

生物医用材料的起步很早。在公元前约 3500 年，古埃及人就利用棉花纤维、马鬃做缝合线缝合伤口，而这些棉花纤维、马鬃可称之为原始的生物医用材料。墨西哥的印第安人（阿兹台克人）使用木片修补受伤的颅骨。据文献记载，在公元前 2500 年的中国、埃及墓葬中就发现有假牙、假鼻、假耳。1588 年，人们就用黄金板修复颚骨。1775 年，就有用金属固定体内骨折的记载，1800 年，有大量关于使用金属板固定骨折的报道。1809 年，有人用黄金制成种植牙齿。1851 年，有人使用硫化天然橡胶制成人工牙托和颚骨[2]。到 20 世纪中后期，高分子工业的迅猛发展推动了生物医用材料的发展，促成了人工器官系统研究的开始，开始了人工器官的临床应用。

人工器官的临床应用，拯救了成千上万患者的生命，减轻了病魔给患者及其家属带来的痛苦与折磨，引起了医学界的广泛重视，加快了人工器官研究的步伐。

依据生物医用材料的发展历史及材料本身的特点，可以将已有的材料分为三代，它们各自都有自己明显的特点和发展时期，代表了生物医用材料发展的不同水平[3]。

最初的生物医用材料源于当时已有的材料，这些材料本身并不是针对医用目的而设计的。随着医学的发展和完善，人们发现这些材料植入人体后大都会对人体产生不同的毒副作用。直到20世纪六七十年代才出现了用于临床的生物医用材料，即第一代生物医用材料。第一代生物医用材料是生物惰性材料，主要有三类：不锈钢、钛及其合金以及钴基合金等金属材料；碳素、氧化铝、氧化锆等陶瓷材料；硅橡胶、高分子量聚乙烯等高分子材料。它们化学稳定性好，不易分解或发生生物降解，同时具有良好的生物相容性，而且力学性能和物理性能良好，能适应人体生理环境[3]。

第一代生物医用材料没有生物活性又不能降解，不能促进伤口的愈合，有的植入材料还需进行手术拆除，增加了患者因二次手术感染的风险；此外，生物惰性材料临床应用过程中普遍存在与生物主体之间的界面问题。为解决上述问题，发展了第二代生物医用材料：生物活性材料及可生物降解材料。

生物活性材料主要有生物活性玻璃、陶瓷和玻璃陶瓷等。主要作为硬组织植入材料。生物活性玻璃植入人体后，会与宿主骨形成化学键合，还具有促进新骨形成的功能。生物活性的第二代生物医用材料在牙齿修补和整形外科等方面也有大量的临床应用。

第二代生物医用材料中的生物降解性医用材料，包括可生物降解吸收的骨水泥、陶瓷及生物降解性高分子材料、生物降解性金属材料等。其特点是材料在机体中体液作用下，不断降解被机体吸收或者排出体外，最终被机体再生的组织所替代。但是这一类材料本身不具有生物活性，不能"主动"参与机体的生理活动。生物降解性医用材料在手术外科和骨科等方面已有大量的临床应用，例如，各种可吸收性医用缝合线、吸收性骨折固定板和骨钉材料等。

第二代生物医用材料的局限性在于不能同时具备生物活性和生物降解性。随着组织工程的不断发展，这类材料已难以满足临床需要。在此背景下，产生了新一代生物医用材料，具有生物活性的可生物降解吸收的第三代生物医用材料。这类材料已成为国际上材料前沿领域一个十分活跃的研究方向，在组织工程中已开始有广泛的临床应用[3]。

随着全球人口自然增长，人口老龄化程度不断加剧，世界卫生组织数据显示，2000—2050年，全世界60岁以上人口的数量将从6.05亿增长到20亿，占全球人口的比率将从11%增长至22%，欧盟、加拿大、中国60岁以上人口占比将超过30%[4]。困扰人类的慢性疾病逐渐突显，器官的衰竭和组织的缺损是威胁人类健康的严重问题之一。随着经济的发展以及不断增加的医疗费用支出、日益提升的消费能力和健康意识，以及生活质量提高，人们对生物医用材料的需求越来越大，尤其是关节、人工牙齿及心血管等生物医用材料需求量不断攀升，长期来看，全球范围内医疗器械和生物医用材料需求将持续增长。因此，发达和新兴经济体国家纷纷对生物医药材料进行战略布局。

我国80%~90%的生物医用材料成果仍处于研发阶段，企业基本生产中、低端产品，70% 的高端产品依靠进口。由于我国生物医用材料生产起步较晚、技术水平较低，生物医用材料尚未形成规模。目前，我国生物医用材料发展与国外相比，生物医用材料产业创新能力不足，缺乏高端产品的研发且研发成果转化率低。因此，大力研究和开发新一代生物医用材料——生物相容性良好、具备生物活性并可被人体逐步降解吸收的生物材料，是 21 世纪生物医用材料发展的重要方向。

1.2　生物医用材料的分类

生物医用材料种类繁多，不同的学科从各自的研究角度有不同分类方法。

按用途可分为骨、牙、关节、肌腱等骨骼-肌肉系统修复材料，皮肤、乳房、食道、呼吸道、膀胱等软组织材料，人工心瓣膜、血管、心血管内插管等心血管系统材料，血液净化膜和分离膜、气体选择性透过膜、角膜接触镜等医用膜材料，组织黏合剂和缝线材料，药物释放载体材料，临床诊断及生物传感器材料，齿科材料等[2]。

按材料在生理环境中的生物化学反应水平分为惰性生物医用材料、活性生物医用材料、可降解和吸收的生物医用材料。

生物医用材料按材料的组成和性质可以分为生物医用金属材料、生物医用无机非金属材料、生物医用高分子材料、生物医用复合材料。

1.2.1　生物医用金属材料

生物医用金属材料（Biomedical Metallic Materials）是一种用作生物医用的金属或合金材料。金属材料在医学中的应用已有很长的历史。公元前 400—300 年，腓尼基人就将金属丝用于修复牙缺失，在中国唐代，有用银膏补齿的记载，与现代的银汞合金很相似[5]。自 15 世纪起，医用贵金属材料大规模应用于临床，如颅骨修复、制作假牙等。金、银、铂等贵金属具有良好化学稳定性及加工性能，是最先广泛应用于临床治疗的金属材料，但以修补为主。

到 19 世纪，骨修复材料的需求促进了医用金属材料的发展，尤其是内骨折长骨固定。19 世纪 60 年代，李斯特推广了无菌手术，从那以后，金属材料在骨科医用材料中占据主导地位，包括临时器械（如骨板、钉和螺钉）和永久性植入物（例如全关节置换术）。同时，金属材料在牙科中也有应用，如牙齿填料。

金属材料具有良好的力学性能且易于加工，是临床应用最广泛的承力植入材料。理想的生物医用金属材料应具备以下条件：

（1）优良的生物相容性；

（2）高耐蚀性；

（3）合适的机械性能；

（4）高耐磨性；

（5）骨整合（在用于骨修复的情况下）。

目前广泛应用于临床的生物医用金属材料包括贵金属材料、不锈钢、钴基合金、钛及钛合金、镍钛形状记忆合金等，而以医用镁合金为代表的医用可降解金属材料也在积极研究实践中。

医用贵金属（金、银、铂等）具有独特的抗腐蚀性、良好的延展性及生物相容性，且对人体无毒，是人类最早应用的医用金属材料之一。广泛应用在牙科、体内植入及生物传感器等方面[6]。

医用不锈钢被广泛用来制作各种人工关节和骨折内固定器械，如各种人工髋关节、膝关节、肩关节等，各种规格的脊椎钉、骨牵引钢丝，以及颅骨板、人工椎体等。在牙科方面，广泛应用于镶牙、齿科矫形、牙根种植及辅助器件，如各种齿冠、固定支架、卡环、基托、牙齿矫形弓丝和颌骨缺损修复等。在心脏外科，用于制作心血管支架等。除用于外科植入器械外，医用不锈钢还用于加工各种医疗手术器械或工具。医用钴基合金相对不锈钢而言，前者更适合于制造体内承载苛刻、耐磨性要求较高的长期植入件。

医用钛合金具有更高的耐腐蚀性能，更良好的生物相容性。钛合金产品的性质十分稳定，人体不易吸收。其特点是弹性模量比其他金属材料更接近天然骨、密度小、质量轻。在骨外科，用于制作各种骨折内固定器械和人工关节。在颅脑外科，微孔钛网可修复损坏的头盖骨和硬膜，能有效保护脑髓液系统。在口腔及颌面外科，纯钛网作为骨头托架已用于颌骨再造手术，制作义齿、牙床和牙冠等，具有良好的临床效果。在心血管方面，纯钛可用来制造人工心脏瓣膜和框架。此外，一些刺激骨生长的电子装置也采用了钛材。

医用镍钛形状记忆合金具有在人体体温时恢复原有形状的性质，且弹性模量小、耐腐蚀、机械性能好。基于其特殊性质，医用镍钛形状记忆合金在许多领域均有应用。在骨科可治疗多种骨折、制造高强度人工关节，能产生持续应力，减少应力屏蔽的发生；在人体内管道支架上，医用镍钛形状记忆合金在胸外科、心血管外科的治疗上可加工成人体内管道支架，临床效果较好。

镁合金具有良好的力学性能和生物相容性以及可降解性等优点，近年来在生物医用领域得到了广泛研究。镁合金与人骨的弹性模量接近，可在一定程度上减少应力遮挡效应，加速骨折愈合，防止局部骨质疏松。镁合金因易降解性及合适的力学性能，还可被制成可降解血管支架。有研究人员通过铸造法、粉末冶金法和激光加工技术等方法制备了多孔镁骨组织工程材料，认为其在多孔骨组织工程材料方面具有良好的发展前景。

随着材料科学技术的进步，许多金属材料已不局限于一开始的承重功能，许多其他特殊功能也已被开发出来，比如生物活性、抗菌功能、药物负载，甚至抗肿瘤功能。例如，早期的血管内支架设计仅仅是为了获得扩张血管的支撑功能。逐渐地，人们发现支架会导致血液凝固和血栓形成。此外，做支架的一段时间后，上皮细胞就会在血管内支架的表面增殖，导致血管再狭窄[7]。为了解决这个问题，血管支架经过了重新设计和改进，以获得抗凝和预防意外增生。除了设计新的生物医用金属来实现新的生物功能，表面改性也是一种备受关注的方法。这种方法在不改变体积情况下对金属进行改性，仍然保留了生物医用金属良好的机械性能。

1.2.2　生物医用无机非金属材料

生物医用陶瓷（biomedical ceramics）也称生物陶瓷（bioceramics），是指用来达到特定的生物或生理功能的陶瓷材料[8]。根据无机非金属生物医用材料在生物体内的活性，可以将其分为三类。

1. 生物惰性无机非金属材料

此类材料包括氧化物陶瓷、碳质材料等，用于制作人工关节、牙冠及心脏瓣膜等。这类陶瓷材料的优点是强度高、化学稳定性好、耐腐蚀、对人体安全等。其特点是在人体生理环境中可长期保持其物理、化学性质的稳定，不发生或仅发生微弱的腐蚀、降解及其他化学及生物化学反应。缺点是植入体内后在材料与骨组织间会形成纤维性包裹层，使得材料与周围宿主骨的结合强度差，需要依靠机械固定，材料长期植入容易发生松动和脱落[8]。

2. 生物活性无机非金属材料

此类材料包括羟基磷灰石、生物活性玻璃及生物活性微晶玻璃等。该类材料植入体内后能与周围骨组织形成牢固的化学键结合。材料与骨之间不存在纤维性包裹层，从而使材料与宿主骨形成良好的固定，骨修复效果好。

3. 生物可吸收和可降解无机非金属材料

此类材料主要包括磷酸三钙和磷酸钙骨水泥等，该类材料植入体内后逐渐被降解、吸收，从而被新生组织代替。主要用于骨缺损修复、药物载体及骨组织工程支架，具有良好的生物相容性和促进新骨形成的作用。

目前，有 40 余种生物陶瓷材料在医学、整形外科方面制成了 50 余种复制和代用品，发挥着非常重要的作用。

生物医用陶瓷材料作为生物医用材料的重要组成部分，在人体组织修复和组织工程研究方面发挥着重要作用。就生物惰性陶瓷而言，目前比较集中的研究是进一步对材料进行增强和增韧，研发具有高强度、高化学稳定性、低磨损率以及良好加工性能的新型骨、齿科修复材料。另外，碳素材料已成功在血管支架及人工心脏瓣膜方面获得应用，基于碳素材料的优异性能，可望获得更多的临床应用。生物活性陶瓷的主要发展趋势是开发具有优良力学性能、可调控降解特性、较高的抗弯曲及抗冲击性能的新型生物活性陶瓷材料。通过对生物活性陶瓷的分子设计及纳米仿生功能化，综合运用材料的复合技术、表面修饰技术、生物组装技术及药物控释技术，研发出具有良好的生物应答特性、基因激活特性和促进新生组织再生功能的新型生物活性陶瓷材料，这也将是第三代生物医学材料研究和应用的重要内容之一[8]。

1.2.3 生物医用高分子材料

生物医用高分子材料（Biomedical Polymer Materials）是生物医用材料中发展最早、应用最广泛、用量最大的材料，也是一个正在迅速发展的领域。它是一类用于诊断、治疗和器官修复与再生的材料，可以延长病人生命、提高病人生存质量，高性能医用高分子材料和器械是现代医学各种诊断和治疗技术赖以存在的基础，并不断推动各种新诊断和治疗手段的出现。

按照来源的不同，生物医用高分子材料可以分为天然生物高分子材料和合成生物高分子材料。天然生物高分子材料来源于自然，如透明质酸、胶原蛋白、明胶、海藻酸钠、纤维素和甲壳素等；合成生物高分子材料主要通过化学合成的方法加以制备，比如聚乳酸、聚乙烯、聚氨酯、硅橡胶、聚酯纤维和聚甲基丙烯酸甲酯等。按照材料的性质，生物医用高分子材料可以分为降解材料和非降解材料。降解材料包括胶原、纤维素、甲壳素、聚氨基酸、聚乙烯醇、聚己内酯和聚乳酸等；非降解材料主要包括聚乙烯、聚丙烯、芳香聚酯和聚硅氧烷等。医用高分子材料还可分为软性材料和硬性材料。其中软性材料常用来作为人体软组织如血管、食道和指关节等的代用品，如医用硅橡胶；合成的硬材料可以用来作人工硬脑膜、笼架球形的人工心脏瓣膜的球形阀等；液态的合成材料如室温硫化硅橡胶可以用来作注入式组织修补材料[9]。

生物医用高分子材料从临床医学的角度可分为三个应用领域。一是直接用于人工组织或者人工器官产品的制造；二是在医疗过程中各种医疗器械和用品，称之为耗材；三是药剂，目前已经大量运用。

生物医用高分子材料的研究至今已有 70 多年的历史。1949 年，有论文第一次介绍了利用聚甲基丙烯酸甲酯（PMMA）作为人的头盖骨和关节，利用聚酰胺纤维作为手术缝合线的临床应用情况。在 20 世纪 50 年代，人类发现有机硅聚合物有多种功能，具有良好的生物相容性，无致敏性和无刺激性，之后有机硅聚合物被大量用于器官替代和整容领域。随着科技的发展，20 世纪 60 年代，生物医用高分子材料开始进入一个崭新的发展时期。人工尿道、人工食道、人工心脏瓣膜、人工心肺等器官先后问世。从此，生物医用高分子材料发展迅速。21 世纪，生物医用高分子材料将进入一个全新的时代。除了大脑之外，人体的所有部位和脏器都可用高分子材料来取代。

生物医用高分子材料隶属于医疗器械产业，其发展备受政策支持。国务院于 2015 年 5 月印发的《中国制造 2025》明确指出，大力发展生物医药及高性能医疗器械，重点发展全降解血管支架等高值医用耗材，以及可穿戴、远程诊疗等移动医疗产品。可以预见，在未来 20~30 年，生物医用高分子材料就会迎来新一轮的快速发展[10]。

1.2.4 生物医用复合材料

生物医用复合材料（biomedical composite materials），是由两种或两种以上不同材料复合而成的生物医用材料，并且与其所有单体的性能相比，复合材料的性能都有较大程度的提高。制备该类材料的目的就是进一步提高或改善某一种生物材料的性能。

传统医用金属材料和高分子材料没有生物活性，与组织不易牢固结合、在生理环境中或植入体内后受生理环境的影响，导致金属离子或单体释放，对机体造成不良影响。而生物陶瓷材料虽然具有良好的化学稳定性和相容性、高的强度和耐磨、耐蚀性，但材料的抗弯强度低、脆性大，在生理环境中的疲劳强度不高，如果没有补强措施，它只能应用于不承受负荷或仅承受纯压应力负荷的情况，所以单一材料不能很好地满足临床应用的要求。利用不同性质的材料复合而成的生物医用复合材料，不仅兼具组分材料的性质，而且可以得到单组分材料不具备的新性能，为获得结构和性质类似于人体组织的生物医学材料开辟了一条广阔的途径，生物医用复合材料已经在生物医用材料领域被广泛应用。生物医用复合材料主要用于修复、替换以及人工器官的制造。

生物医用复合材料根据应用需求进行设计，由基体材料与增强材料或功能材料组成，按基体材料分，生物复合材料可分为高分子基、金属基和无机非金属三类。它们既可以作为生物复合材料的基材，又可作为增强体或填料，诸多基体及增强基材料的搭配或组合形成了大量性质各异的生物医用复合材料。复合材料的性质取决于组分材料的性质、含量、分布和它们之间的界面。生物医用复合材料的设计不仅需要考虑复合材料理化性能及生物活性的改善和提高，还必须满足生物相容性的要求，包括复合材料及其组分材料以及复合材料在体内降解产生的各种中间产物的生物相容性。利用生物技术，一些活体组织、细胞和诱导组织再生的生长因子被引入了生物医用材料，大大改善了其生物学性能，还能使其具有药物治疗功能，已成为生物医用材料一个重要发展方向。根据材料植入体内后引起的组织反应类型和水平，它又可分为生物惰性的、生物活性的、可生物降解和吸收等几种类型。人和动物的绝大多数组织都可以视为复合材料，生物医用复合材料的发展为获得真正仿生的生物医用材料开辟了广阔的途径[11-12]。

1.3　生物医用材料的基本要求

1.3.1　生物相容性

生物相容性是生物医用材料与人体之间相互作用产生各种复杂的生物、物理、化学反应的一种概念[13]。用以表征材料在特定应用中与生物机体相互作用的生物学行为。生物相容性的研究一般是通过组织学、免疫学、细胞学、遗传毒理学和整体实验动物及物理、化学等体内外的试验方法和手段研究生物医用材料及装置与生物体的相互作用，以评价最终产品是否安全有效。生物医用材料必须对人体无毒、无致敏、无刺激、无遗传毒性、无致癌性，对人体组织、血液、免疫等系统不产生不良反应。因此，生物相容性是生物医用材料极其重要的性能，是区别于其他材料的标志。

生物医用材料的生物相容性取决于材料及生物系统两个方面。在材料方面，影响生物相容性的因素有材料的组成，材料加工过程，制品的形状、大小及表面形态，材料的物理、化学性质等。在生物系统方面，影响因素有生物机体种类、植入部位、生理环境、材料存留时间、材料对生物机体免疫系统的作用等[1]。

生物医用材料与组织、细胞、血液接触时，会产生各种反应，包括宿主反应和材料反应。

宿主反应是生物机体对植入材料的反应。宿主反应的发生是由于生理环境的作用，导致构成材料的组成原子、分子以及颗粒、碎片等进入机体组织。生物材料进入机体后，会产生下列宿主反应：

（1）血液反应：血小板血栓（血小板）黏附激活、凝血系统激活、纤溶系统激活、溶血反应、白细胞反应、细胞因子反应、蛋白黏附等；

（2）免疫反应：补体系统激活、体液免疫反应（抗原-抗体反应）、细胞免疫反应等；

（3）组织反应：炎症反应、细胞黏附、细胞增殖（异常分化）、形成囊膜（假内膜）、细胞质的转变（诱变）等。

材料反应是材料在生物机体作用下产生的反应，材料反应可导致材料结构破坏和性质改变，主要包括：

（1）生理腐蚀：生理环境对材料的化学侵蚀作用，致使材料产生离解、氧化等；

（2）吸收：材料在生理环境下，可以通过吸收过程使其功能改变，也可导致材料物理机械性能改变；

（3）降解及失效：在生理环境作用下，各种酶、细胞因子、蛋白质、氨基酸、多肽、自由基对材料的生物降解，导致材料失效；

（4）磨损：生理活动中骨骼、关节、肌肉的力学动态运动，可以使结合部位受损，造成材料失效。

一种理想的生物医用材料既要求所引起的宿主反应能够保持机体可接受，又不使材料发生破坏，即保持良好的生物相容性。

生物医用材料的生物相容性按材料接触人体部位不同一般分为两类。若材料用于心血管系统与血液直接接触，主要考察与血液的相互作用，称为血液相容性；若与心血管系统外的组织和器官接触，主要考察与组织的相互作用，称为组织相容性[13]。

组织相容性要求医用材料植入体内后与组织、细胞接触无任何不良反应。由于生物材料可以替代失去的或治疗生病的器官/器官系统，与活组织的亲密接触是不可避免的。当医用材料与装置植入体内某部位时，局部的组织对异物的反应属于一种机体防御性对答反应，植入物体周围组织将出现白细胞、淋巴细胞和吞噬细胞聚集，发生不同程度的急性炎症。为了定义生物材料组织反应，可以区分四种不同类型的生物材料，即毒性、生物惰性、生物活性和生物可吸收性。有毒物质会导致周围组织死亡。无毒但在生物学上不具有活性的生物材料是一类生物惰性材料，如金属。长期植入时，材料被淋巴细胞、成纤维细胞和胶原纤维包裹，形成纤维性包膜囊，使正常组织和材料隔开，使生物惰性材料产生松动和失效。可以通过在金属植入物表面覆盖生物活性材料来防止纤维组织的包覆。如果一种生物材料是无毒且具有生物活性的，那么它就被归类为生物活性材料。生物活性材料在宿主组织和自身之间形成界面键。生物活性材料包括生物活性玻璃、羟基磷灰石等。生物可吸收医用材料是能够在体内生物环境中被降解与吸收的材料，如磷酸三钙。

生物医用材料与血液直接接触时，血液和材料之间将产生一系列生物反应。一般情况下，材料表面与血液接触的很短时间内，首先会吸附的是血浆蛋白（白蛋白、γ球蛋白、纤维蛋白原等），接着发生血小板黏附、聚集并被激活，同时一系列凝血因子相继被激活，参与材料表面的血栓形成。因此，制造人工心脏、人工血管、人工心血管的辅助装置及各种与血液直接接触的导管、功能性支架等医用材料，必须具备优良的血液相容性。

把一种完美的生物材料定义为生命体的理想替代品的尝试仍然没有说服力。生物材料植入的成功很大程度上取决于其生物相容性。根据 Williams 的说法，生物相容性包括生物装置功能的各个方面，以及细胞和组织与植入生物材料的相互作用（Williams，1987）。这意味着没有细胞死亡、慢性炎症或其他细胞/组织功能损伤。生物相容性要求是复杂的、严格的，并因具体的医学应用而不同。

生物的相容性是材料在特定应用中引起适当生物反应的能力（Williams，1987）。换句话说，生物相容性只有在宿主、材料和材料的期望功能这 3 个因素都考虑在内时才存在，如果其中任何一个因素发生变化，生物相容性也会发生变化。在材料被认为具有生物相容性之前，这三个因素必须协调一致。

生物相容性评价试验包括体外试验和动物体内试验。属于非功能性试验。

（1）体外试验：包括材料可溶出物测定，溶血试验，细胞毒性试验、遗传毒性和致癌试验等。

（2）动物体内试验：包括急性全身毒性试验、刺激试验、致突变试验、植入试验（皮下植入、骨内植入）、致敏试验、降解产物与可沥滤物毒代动力学研究等。

体外试验经过确认具有合理性、可操作性、可靠性和重复性情况下，应考虑被优先选择使用。

1.3.2　化学稳定性

生物医用材料化学稳定性指材料在生理环境中保持原有物理、化学性质的能力。根据材料的功能和使用部位的不同，对于材料的化学稳定性的要求也不同。生物医用材料大致可分为：①生物惰性材料；②生物活性材料；③可生物降解和吸收的材料。无论哪一种材料，必须对人体组织、血液、免疫系统无不良影响，材料在生理环境中的可溶出物对生物体无害。

生物医用金属材料的耐生理腐蚀性是决定植入材料能否成功的关键。植入体内的医用金属材料长期浸泡在人体体液中，正常情况下，人体体液是含有 Na^+、K^+、Ca^{2+}、Mg^{2+}、Cl^- 等离子以及一些有机酸和蛋白质的电解质环境，这些液体的 pH 值接近中性，然而，手术或损伤引起的炎症细胞分泌可导致体液的 pH 值减小至 3～4，加上蛋白质酶和细胞的作用，导致材料所处的环境非常恶劣，腐蚀机制复杂。此外，磨损和应力的反复作用，使材料在生物体内的磨损过程加剧，可能发生多种腐蚀机制协同作用的情况。

生物医用金属材料在人体生理环境下的腐蚀主要有八种类型[1]：

1. 均匀腐蚀

均匀腐蚀是指化学或电化学反应全部在暴露表面上或在大部分表面上均匀进行的一种腐蚀。腐蚀产物及其进入人体环境中的金属离子总量较大，影响到材料的生物相容性。

2. 点腐蚀

点腐蚀发生在金属表面某个局部，也就是说在金属表面出现了微电池作用，而作为阳极的部位要受到严重的腐蚀。临床资料证实，医用不锈钢发生点蚀的可能性较大。

3. 电偶腐蚀

电偶腐蚀是指发生在两个具有不同电极电位的金属配件偶上的腐蚀。多见于两种以上材料制成的组合植入器件，甚至在加工零件过程中引入的其他工具的微粒屑，以及为病人手术所必须使用的外科器械引入的微粒屑，也可能引发电偶腐蚀。因此，临床上建议使用单一材料制作植入部件以及相应的手术器械、工具。

4. 缝隙腐蚀

缝隙腐蚀是由于环境中化学成分的浓度分布不均匀引起的腐蚀，属闭塞电池腐蚀，多发生在界面部位，如接骨板和骨螺钉，不锈钢植入器件更为常见。

5. 晶间腐蚀

晶间腐蚀是发生在材料内部晶粒边界上的一种腐蚀，可导致材料力学性能严重下降，一般可通过减少碳、硫、磷等杂质含量等手段来改善晶间腐蚀倾向。

6. 磨蚀

磨蚀是植入器件之间切向反复的相对滑动所造成的表面磨损和腐蚀环境作用所造成的腐蚀。不锈钢的耐磨蚀能力较差，钴基合金的耐磨蚀能力优良。

7. 疲劳腐蚀

疲劳腐蚀是指材料在腐蚀介质中承受某些应力的循环作用所产生的腐蚀，表面微裂纹和缺陷可使疲劳腐蚀加剧。因此，提高表面光洁度可改善这一现象。

8. 应力腐蚀

应力腐蚀是指在应力和腐蚀介质共同作用下出现的一种加速腐蚀的行为。在裂纹尖端处可发生力学和电化学综合作用，导致裂纹迅速扩展而造成植入器件断裂失效。钛合金和不锈钢对应力腐蚀敏感，而钴基合金对应力腐蚀不敏感。

当涉及骨科植入物时，有临时和永久的植入物。临时手术包括钢板、螺钉和钉子，永久性手术包括髋关节、膝关节、旋转、肩膀、脚趾和手指等部位的替换手术。临时植入物会在屏蔽部位以及固定螺钉头部下方遭受点腐蚀、缝隙腐蚀。研究表明，点腐蚀和缝隙腐蚀导致 90% 以上的植入体失效。植入物的腐蚀和金属离子的浸出问题可以通过大量合金化或修饰表面来缓解。在某些情况下，虽然材料不会直接由于腐蚀而失效，但它会由于加速过程（如磨损和微动导致摩擦腐蚀）而失效。在存在磨损的情况下，腐蚀过程加速，这在生物医用金属材料中经常遇到。

生物医用金属材料在与环境的反应中会在其表面形成稳定的氧化层（钝化膜）。在金属表面形成的钝化膜在耐蚀性方面起着重要作用。这种薄膜通常只有几纳米厚，因此，它在大块金属和侵略性的生物环境之间起着高度保护性的表面屏障作用。电解液的组成、氧化还原条件、暴露时间和温度等环境条件决定了生物医学金属上钝化膜的性质和稳定性。根据形成的氧化物的类型，钝化膜在暴露于生物环境时可以保持稳定并维持钝化性。在一定条件下，钝化膜会发生局部击穿，导致击穿部位的材料溶解。材料中或周围环境中的各种不均匀性是引发局部腐蚀的理想场所。即使表面的大部分仍然被未损坏的钝化膜覆盖，局部激活位点的腐蚀速率可以达到非常高的值，造成材料点腐蚀。因此，保护钝化膜的质量，改善表面的腐蚀特性至关重要。此外，还可以通过表面涂层技术改善生物医用金属材料的表面性质。

植入金属的腐蚀有双重后果：首先是金属的弱化和过早失效，其次是金属腐蚀产物的释放导致组织反应。随着与人体组织的长期接触，腐蚀现象会发生，导致局部大量释放腐蚀产物。大量释放的金属离子可能会造成一些有害的影响。在设计和加工金属医用植入器件时，一方面，从材料成分以及冶炼铸造后材料的微观组织的调整（包括热加工和热处理）等诸方面对材料的质量加以控制以避免上述 8 种腐蚀可能造成的失效。另一方面，由于腐蚀与材料表面和环境有关，还必须重视改善材料的表面质量，如提高光洁度、保护钝化膜的质量、表面改性等。

高分子材料在合成和加工过程中会产生低分子和单分子物质，包括催化剂、引发剂、中间产物、添加剂以及残余单体，在生理环境中从材料中溶出，对生物体产生不良反应。其在生物体中的化学稳定性主要表现为小分子及各种添加剂在生理环境中的溶出、溶解和老化。

高分子材料在生理环境中均会发生不同程度的溶解，即使不溶于水的高分子材料，在生物体体液 pH 值为 7.4±0.5 的环境中，也会不同程度地发生分解或溶解。对于长期植入体内的生物医用材料，应该在生物体中保持材料结构和性能稳定，以防止和延缓老化。防止高分子材料老化的措施有：改进聚合及成型工艺；对高分子材料进行共聚、共混等改性；添加防老化剂。生物化学稳定性好的材料，长时间植入会形成稳定的结构膜，降低对生物体的影响。生物化学稳定性差的材料，会刺激生物体产生长期炎性反应。如某些高分子材料被体液生物老化产生有害分解物，导致组织的化脓性感染。

无机非金属生物医用材料中，生物惰性陶瓷由于在生理环境中能保持化学稳定，是一类化学稳定的生物医用材料。生物活性陶瓷可与组织在界面上产生化学键结合，材料与组织间的作用主要发生在材料表面。可生物降解和吸收的生物陶瓷在生理环境中可全部或部分降解，为周围新生组织所代替。

1.3.3　力学性能

力学性能对大多数医疗设备和植入物中使用的生物医用材料非常重要。生物医用金属材料广泛用于修复骨折。主要原因是它们能够适当地承载骨骼上的负荷。一般来说，材料的力学性能决定了材料在承受机械载荷时的性能。材料承受施加的载荷而不产生任何永久变形的能力用两种方式来表示，即强度和硬度。强度根据设计要求有多种定义，而硬度可以定义为抗压痕或划伤。

生物医用金属材料在体内主要是作为受力器件植入的，因此其具有适当的力学性能是至关重要的，必须与生物结构的力学性能相容。生物医用材料应有一定的静载强度，包括抗拉、压缩、弯曲和剪切强度，有适当的弹性模量和硬度，力学的相容性并不是要求力学性能一定要高，而是取决于它所受的应力大小，要和相应的被置换的组织相匹配。比如弹性模量是生物医用金属材料的重要物理性质之一，其值过高或过低都会呈现生物力学不相容性，一般希望生物医用金属材料的弹性模量和人骨的弹性模量相近，有利于降低或消除植入金属材料与人体骨骼界面的应力屏蔽。

生物医用金属材料还要有良好的耐磨性。磨损经常被当作是植入物失败的主要原因。此外，磨损还会加速生物医疗设备和植入物的腐蚀。磨损可定义为对固体表面的损害，通常包括材料的逐步损失，是由于该表面与一种或几种接触物质之间的相对运动造成的。在任何关节置换中，无论使用什么材料，摩擦磨损都是一个关键问题。

1.3.4　其他性能

生物医用材料要有良好的成型、加工性能，一些生物医用金属材料还要有优异的焊接性能，不因成型加工困难而使其应用受到限制。此外，生物医用材料还应该具有良好的灭菌性能，保证生物材料在临床上的顺利应用。

1.4　生物医用材料的研究发展方向

1.4.1　生物医用材料的研究内容

生物医用材料由于具有特殊的生理功能，其研究内容涉及仿生学、材料学、化学、物理学、医学等多种学科，研究内容主要包括材料合成、加工制备、宏观与微观结构表征、理化性能测试、材料与机体的相互作用，材料在生物体内的代谢等，最后用于临床[1]。

1. 材料制备和工艺优化

材料合成方法：液相合成、固相合成、气相合成、聚合等；

三维结构构建：制孔剂制孔、3D 打印技术、超临界流体制孔等；

表面改性：气相沉积、涂膜法、电化学沉积、表面图案化等。

2. 材料的组成、理化性能和微观结构研究

生物材料的性能，有些和常规材料的性能是相似的，包括物理性能、化学性质和表面的性质，特别要关注的是植入体内以后，材料和蛋白质的相互作用，蛋白质在材料表面的黏附、吸附等。

用于材料表征有不同的仪器：

表征组成的仪器：红外色谱仪、X 射线衍射仪、凝胶色谱仪、核磁共振仪等；

表征大小的仪器：激光粒度仪；

表征形貌的仪器：透射电子显微镜、扫描电子显微镜、原子力显微镜等；

表征微结构的仪器：BET 仪（氮气吸附-脱附）、全自动压汞仪等。

3. 材料和生物体的相互作用

无生命的材料对生命体组织可能发生的生物反应，主要包括血液反应、组织反应和免疫反应。

4. 材料和生物体界面研究

所有生物医用材料植入生物体后，宿主对具有不同表面特性的材料做出不同的生理反应。这些反应包括材料与生物体的细胞、组织、血液、内分泌、免疫等生理系统的相互作用。反应的结果决定宿主对材料是亲和还是排斥。亲和是指材料与宿主组织产生了化学键结合和紧密的细胞黏附，界面上生物体组织的代谢功能正常，材料与生物体组织的结合状态处于热力学稳定状态。排斥（或称排异）是宿主对植入材料做出了一系列防御性反应，其反应程度由材料的组成、物理化学性质、生物学性质以及表面结构等决定。

不同植入材料与生物体组织作用界面的特征：

（1）惰性材料

由于化学性质稳定、耐腐蚀性强，生物体组织虽然对其表现出排异，形成纤维包裹层将其与生物组织隔离，但由于这些材料的溶出物极少，纤维包裹层不随植入时间的延长而增厚，而是逐渐减薄，并伴有钙盐沉积。

多数金属和有机高分子材料植入生物体后，在生理环境中，持续释放金属离子或有机单体，产生腐蚀粒子，生物体随即产生排斥反应，在材料周围形成纤维包裹层。随着时间的延长，释放出的离子或单体逐渐增多，纤维包裹层增厚，并逐渐致密化、钙化，

甚至导致纤维样瘤形成，并伴随积液、炎症、坏死等排异现象。

（2）表面生物活性材料

羟基磷灰石、生物玻璃等生物活性材料，其成分与骨组织中的无机盐类似，能迅速生成类骨质磷酸钙表面矿化层。材料与骨组织亲和性好，界面新生骨细胞活跃，材料与骨组织能形成稳定的结合界面。

（3）可降解生物陶瓷

以 β-磷酸三钙陶瓷为例，材料在体液中分离出的 Ca^{2+}、PO_4^{3-} 离子，参与新骨的形成，加速骨组织生长，并逐渐被新骨所取代，即将无生命的材料转化为有生命组织的一部分。

5. 材料在生物体内的代谢产物和途径

生物降解材料在生物机体中的代谢产物及其分布是材料安全性的标志。通常情况下，材料植入生物体中，首先与体液发生物理、化学反应，材料发生溶解或部分溶解，继而在细胞作用下，发生降解或部分降解。降解产物部分通过血液循环，最后经由肝、肾，由粪便排出体外，部分则贮存在机体内。长期贮存于机体内的部分，有些是机体组织的组成部分，有些则对机体有害。因此材料在生物体中的代谢过程及产物分布是材料研究的重要组成部分。原子示踪技术已经用于材料在生物体内的代谢产物和途径的研究中。

6. 动物试验

生物医用材料最终用于人体，动物试验是检验材料效果的最直接方法。

主要包括：

（1）材料与生物体相互作用

生物反应：包括血液反应、组织反应、免疫反应等。

材料反应：包括生理腐蚀、吸收、降解及失效等。

具体试验内容包括急性全身毒性试验、刺激试验、致突变试验、肌肉埋植试验、致敏试验、长期体内试验等。

（2）材料功能或使用效果试验

其目的是考察用于人体的植入体或装置在植入部位的情况，以检验其设计和形态是否合理。

1.4.2 生物医用材料的发展状况

从 20 世纪 60 年代开始，开发了第一代生物医用材料，并将其应用于临床，以骨钉、骨板、人工关节、人工血管、人工晶体和人工肾等为代表。第一代生物医用材料具有生物惰性，即在生物体内能保持稳定，几乎不发生化学和降解反应。第一代生物医用材料制备的各种医疗器械至今仍在临床大量使用。20 世纪 80 年代中期，第二代生物医用材料问世，例如生物活性玻璃、羟基磷灰石和可吸收缝线等。这些生物活性材料无毒，有高度的生物相容性，在体内具有可控的降解性，20 世纪 90 年代后期，第三代生物医用材料问世，以组织工程支架材料、原位组织再生材料、可降解复合细胞和/或生长因子材料等为代表。基于细胞、分子水平的第三代生物医用材料将在产生最小损伤的前提下，为原位组织再生和修复提供科学基础。

　　未来的生物医用材料发展趋势是，提高第一代和第二代生物医用材料的使用寿命，制造更加优质的产品；加快第三代生物医用材料的研发。目前生物医用材料研究的方向是在保证安全性的前提下寻找组织相容性好、可降解、耐腐蚀、持久、多用途的生物医用材料。当代生物医用材料重点发展的产品和核心技术包括：

　　1. 生物医用活性材料。生物医用活性材料具有特殊的生物学性质，有利于人体组织的修复，是生物医用材料研究和发展的一个重要方向。

　　2. 组织诱导性生物医用材料，以及赋予材料诱导组织再生的设计和工程化制备技术。目前诱导骨形成的人工骨已在中国取证上市，进一步的发展集中在软骨、皮肤、肌腱、神经等非骨组织诱导性材料的设计及其制备工艺。

　　3. 组织工程化产品。组织工程学已经在人工皮肤、人工软骨、人工神经、人工肝等方面取得了一些突破性成果，展现出美好的应用前景。

　　4. 材料表面改性以及表面改性植入器械的设计和制备的工程化技术。材料表面改性的新方法和新技术是生物材料研究的永久性课题。

　　5. 用于微创或无创治疗的介入或植入治疗器械和辅助器械。介入治疗材料包括支架材料、导管材料及栓塞材料等。

　　6. 生物医用金属材料的开发。由于金属材料具有其他材料不能比拟的高强度和优良的疲劳性能，目前依然是临床上应用最广泛的承力植入物。目前的研究热点在镍钛合金和新型生物医用钛合金两个方向。

　　7. 生物医用复合材料。生物医用复合材料具有强度高、韧性好的特点，目前已广泛应用于临床。提高复合材料界面之间结合程度（相容性）是复合生物医用材料研究的主要课题。

　　8. 生物衍生材料和生物人工器官。医用胶原、透明质酸钠、几丁糖、丝素蛋白、生物人工瓣膜、异体及异种组织修复片，已在临床广泛应用并已产业化生产，核心技术是动植物组织及其衍生材料免疫原性消除和防钙化等的工程化技术。

　　9. 口腔材料仍在发展。牙科陶瓷技术要沿着克服材料的脆性，精确测定牙的颜色并提供组成、性能稳定的陶瓷材料的方向发展。

　　10. 纳米生物医用材料、植入器械和软纳米技术，包括纳米涂层等。纳米技术在生物医学领域的应用研究不断扩展，纳米羟基磷灰石/聚合物复合人工骨已在我国取证上市。目前的研究热点主要是药物控释材料及基因治疗载体材料。

　　11. 与信息和电子学技术相结合的有源植入或部分植入器械。如生物芯片、人工耳蜗、神经调节与刺激装置、可植入的生物传感器、心脏起搏器等。关键核心技术是精密微加工，包括表面微图案加工、高灵敏度弱电信号检测、生理环境响应传感器的设计和制备，以及长寿命微电池的研发和制备等技术。

12. 血液净化材料。血液净化材料采用滤过沉淀或吸附的原理，将体内的内源性或外源性毒物专一性或高选择性地去除，从而达到治病的目的，其核心是滤膜、吸附剂等生物医用材料。

13. 计算机辅助仿生设计及 3D 打印的生物制造及设备。包括精密加工及自动化生产技术、个性化植入器械的制备技术、组织工程化仿生活体器械的快速成型和制备技术等。其发展可为临床提供一批生物制造设备。

14. 通用基础生物医用材料的原材料的开发和质量控制技术。提高材料的生物相容性和质量稳定性、研发新的原材料，如可降解医用镁合金、丝素蛋白等是发展方向。

15. 生物医用材料和植入器械的灭菌、消毒、封装和储存技术。可生物降解和吸收的医用材料技术等亦是正在发展的关键技术[14-17]。

1.5 思政小结

随着材料科学、生物技术、临床医学的进步，生物医用材料在医疗卫生领域发挥着越来越重要的作用。其中软组织修复材料作为生物医用材料的细分领域，也呈现出快速发展的趋势，中国已经成为全球第二大生物医用材料市场。

我国的生物医用材料产业兴起于 20 世纪 80 年代，在某些领域已处于国际先进水平，但在国内市场中仍有一半以上的高端市场被国际巨头垄断。近年来，为推动我国生物医用材料产业缩小与世界巨头们的差距，我国相继推出一系列政策大力支持生物医用材料产业的发展。现阶段，我国已形成了比较全面的生物医用材料研发体系，并建立了完全的自主知识产权体系。

国家鼓励生物医用新材料发展。近年来，在国家政策方面也鼓励生物医用材料的发展。不管是国务院发布的《生物产业发展规划》，还是"十三五"发展规划，都明确指出要大力推动医用新材料产业。我国陆续出台的产业发展政策为生物医学材料行业的发展营造了良好的外部环境。2016 年 8 月，国务院印发《"十三五"国家科技创新规划》，提出要加快合成生物技术、生物大数据、再生医学、3D 生物打印等引领性技术的创新突破和应用发展。2016 年 11 月，国务院印发《"十三五"国家战略性新兴产业发展规划》，提出要加快组织器官修复和替代材料及植（介）入医疗器械产品创新和产业化。2016 年 12 月，国家发展改革委印发《"十三五"生物产业发展规划》，提出要推动植（介）入产品创新发展，推动生物技术与材料技术的融合等。从行业重构上分析，中国生物医学材料低门槛时代已经结束，强者恒强，弱者离场，胜者为王。中国将从中国消费、中国制造发展到如今的中国创造，中国生物医学材料的大戏已悄然开始了。

1.6　课后习题

1. 生物医用材料的概念是什么?
2. 生物医用材料的分类有哪些?
3. 生物医用材料的基本要求有哪些?
4. 生物医用材料的研究内容有哪些?
5. 生物医用材料的发展趋势如何?

1.7　参考文献

[1] 李世普. 生物医用材料导论 [M]. 武汉: 武汉工业大学出版社, 2000: 1-10.

[2] 郑玉峰, 李莉. 生物医用材料学 [M]. 西安: 西北工业大学出版社, 2009: 1-3.

[3] 刘盛辉, 郎美东. 新一代生物医用材料 [J]. 高分子通报, 2005, (6): 113-117.

[4] 王本力, 张镇. 我国生物医用材料产业现状、机遇和新模式 [J]. 新材料产业, 2019 (12): 2-4.

[5] 吕杰, 程静, 侯晓蓓. 生物医用材料导论 [M]. 上海: 同济大学出版社, 2016: 4-6.

[6] 王轶, 操齐高, 贾志华, 等. 贵金属在医药领域的应用与发展 [J]. 稀有金属材料与工程, 2014 (S1): 165-170.

[7] Mc DONALD R A, HALLIDAY C A, MILLER A M, et al. Reducing in-stent restenosis: therapeutic manipulation of miRNA in vascular remodeling and inflammation [J]. Journal of the American College of Cardiology, 2015, 65: 2314-2327.

[8] 王迎军. 生物医用陶瓷材料 [M]. 广州: 华南理工大学出版社, 2010: 1-4.

[9] 赵长生. 生物医用高分子材料 [M]. 北京: 化学工业出版社, 2009.

[10] 梁慧刚, 黄可. 生物医用高分子材料的发展现状和趋势 [J]. 新材料产业, 2016, (02): 12-15.

[11] 李玉宝. 生物医学材料 [M]. 北京: 化学工业出版社, 2003.

[12] 张宏泉, 闫玉华, 李世普. 生物医用复合材料的研究进展及趋势 [J]. 北京生物医学工程, 2000, 19 (1): 55-59.

[13] 俞耀庭, 张兴栋. 生物医用材料 [M]. 天津: 天津大学出版社, 2000: 3.

[14] 梁新杰, 杨俊英. 生物医用材料的研究现状与发展趋势 [J]. 新材料产业, 2016 (02): 2-5.

[15] 奚廷斐. 我国生物医用材料现状和发展趋势 [J]. 中国医疗器械信息, 2013, 19 (08): 1-5.

[16] 奚廷斐. 生物医用材料现状和发展趋势 [J]. 中国医疗器械信息，2006（05）：
1-4 +22.

[17] 魏利娜，甄珍，奚廷斐. 生物医用材料及其产业现状 [J]. 生物医学工程研究，
2018，37（01）：1-5.

第2章 生物医用金属材料的晶体结构、强化机制和制备方法

通常情况下，物质可以呈现出三种状态：气态、液态和固态。固体材料由大量原子或者离子组成，原子数目可以达到每立方厘米约 10^{23} 个原子。原子与原子之间根据一定的化合键相互作用按照一定的方式排列，这就构成了固体的结构。固体中原子的排列方式影响着固体材料的宏观和微观性质。如具有面心立方结构的 Cu、Al 等金属材料一般都具有优异的延展性能，而如 Zn、Cd 等金属材料由于其密排六方结构则会较脆；具有三维网络分子链的热固性树脂具有较好的耐热性和耐腐蚀性，而且硬度也较高；而具有线性分子链的橡胶的特点是弹性好、韧性强和耐磨[1]。因此，固体结构的分析是固体物理学的基础，掌握和理解固体的结构特点对性能的影响是非常重要的。生物医用金属材料是固体材料中一类具有特殊性质的材料，研究这类材料离不开对其结构的深入理解，为制备实现特定性能的构件打好理论基础。

金属材料具有优异的综合力学性能和物理性能，是重要的结构材料，应用面广、用量大，广泛应用于工业领域。但是，对于工作环境具有特殊要求的金属材料，金属的韧性、抗拉强度、抗压强度等性能往往难以满足要求。由于金属材料的强度等力学性能未达到最佳化，缩短了金属材料的服役寿命，每年因材料早期失效造成了巨大的经济损失和资源浪费，对金属材料进行强化显得尤为重要。为了提高金属材料的力学性能，通常采用细晶强化、固溶强化、第二相强化和加工硬化的方法改善材料的力学性能，达到调控材料的微观组织结构、改善内部缺陷的目的，使之更加适合不同环境条件下的应用。随着材料科学、生命科学和临床医学的不断发展，以及人类对自身健康事业要求的不断提高，生物医用材料变得必不可少，已经成为各国科学工作者进行研究和开发的热点。

2.1 金属的晶体结构

根据原子（或者分子）排列的特征，固态物质分为晶体和非晶体两大类。晶体的原子在空间有规则地周期性重复排列，非晶体的原子则是无规则排序的。广义上的晶体包括单晶体和多晶体。单晶体是整个固体材料由完美的有序原子排列而成，而多晶体由很多单晶颗粒组成。金属在固态下一般都是呈现晶体结构，而决定晶体结构的内在因素是原子（或离子）、分子间成键的类型和成键的强弱。金属晶体的结合键是金属键。金属键具有无饱和性和无方向性的特点，致使金属内部的原子趋向于紧密排列，从而构成高对称性的简单晶体结构，最简单的晶体单元为晶胞。

2.1.1　典型的三种金属晶体结构

最常见的金属结构包括面心立方结构（记为 A1 或者 fcc）、体心立方结构（记为 A2 或者 bcc）和密排六方结构（记为 A3 或者 hcp），每种结构的晶胞如图 2-1 所示[1]。晶体中的原子排列方式可以通过晶胞内的原子数目、点阵常数、原子半径、配位数、致密度和原子间隙大小进行描述，典型的三种金属结构特点见表 2-1。

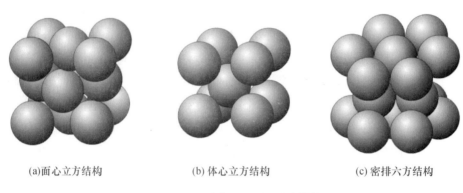

(a)面心立方结构　　　　　(b) 体心立方结构　　　　　(c) 密排六方结构

图 2-1　三种典型金属的晶胞结构

1. 晶胞的原子数目

每一种晶体结构都具有严格的对称性，因此晶体可以看成是由很多晶胞堆砌而成。根据晶胞的周期性特点，它的顶角处原子为周围几个晶胞所共有，晶面上的原子为相邻两个晶胞共有，只有晶胞内的原子为晶胞所独有。因此，对于金属的三种典型晶体结构的晶胞所具有的原子数为：面心立方结构为 $n = 8 \times （1/8）+ 6 \times （1/2）= 4$ 个，体心立方结构为 $n = 8 \times （1/8）+ 1 = 2$ 个，密排六方结构为 $n = 12 \times （1/6）+ 2 \times （1/2）+ 3 = 6$ 个。

2. 点阵常数与原子半径

晶胞的大小通常用晶胞棱边的长度 a、b、c（即点阵常数，又叫晶格常数）来衡量，它是表征晶体结构的一个非常重要的参数。对于纯金属而言，面心立方结构和体心立方结构的 a、b、c 相等，因此，只用 a 就可以表征，而对于密排立方结构，a 和 b 相等，c 不等，因此需要 a 和 c 两个点阵参数来描述其晶格常数。金属的晶格常数主要是通过 X 射线衍射分析求得。由于金属元素之间的电子结构不同所导致的原子的结合情况不同，不同金属虽然具有相类似的点阵类型，但它们的晶格常数各不相同，且随着温度的变化而变化。如果把金属原子看成刚性球，其半径为 R，根据结合关系可以求出三种典型金属晶体结构的点阵常数与 R 之间的关系为：面心立方结构 $a = 2\sqrt{2}R$；体心立方结构 $a = 4\sqrt{3}R/3$；密排六方结构的晶格常数由 a 和 c 表示，如把原子看作等径钢球，此时 $c/a = 1.633$，则 $a = 2R$，但实际测得的 c/a 值常常偏离，此时 $(a^2/3 + c^2/4)^{1/2} = 2R$。表 2-1 列出了常见金属的晶格常数和原子半径。

3. 配位数和致密度

晶体的配位数和致密度通常用来描述晶体中原子排列的致密程度。配位数（CN）是指晶体结构中任一原子周围最近邻且等距离的原子数；而致密度是指晶体结构中原子体积占总体积的百分数。对于一个晶胞，其致密度就是晶胞中的原子体积与晶胞体积的比值，即 $K = nv/V$，其中 K 为致密度，n 为晶胞中的原子数目，v 是一个原子的体积，这里将金属原子看作刚性等径球，即 $v = 4\pi R^3/3$，V 为晶胞体积。三种典型金属晶体结构的配位数和致密度见表 2-1。

表 2-1　三种典型金属结构的晶体学特点

结构特征	面心立方（fcc）	体心立方（bcc）	密排六方（hcp）
晶格常数	a	a	a，c（$c/a = 1.633$）
原子半径（R）	$\sqrt{2}\,a/4$	$\sqrt{3}\,a/4$	a　$\sqrt{a^2/3 + c^2/4}/4$
晶胞内原子数目（n）	4	2	6
配位数（CN）	12	8	12
致密度（K）	0.74	0.68	0.74
四面体间隙数量	8	12	12
四面体间隙大小	$0.225R$	$0.291R$	$0.225R$
八面体间隙数量	4	6	6
八面体间隙大小	$0.414R$	$0.154R <100>$ $0.633R <110>$	$0.414R$

4. 原子间隙

对于每一种原子晶体结构都具有一组原子密排面和原子密排方向，如面心立方结构为 $\{111\}$ $<110>$，体心立方结构为 $\{110\}$ $<111>$，密排六方结构为 $\{0001\}$ $<11\bar{2}0>$。由表 2-1 可以知道，面心立方结构和密排六方结构的致密度都是 0.74，是纯金属中最密集的结构。另外，密排六方结构中的 $\{0001\}$ 晶面和面心立方结构中的 $\{111\}$ 晶面上的原子排列情况完全相同，如图 2-2（a）所示。但密排六方结构的堆垛方式为 ABAB⋯⋯或 ACAC⋯⋯，面心立方结构的堆垛方式为 ABCABC⋯⋯或 ACBACB⋯⋯，如图 2-2（b）所示。

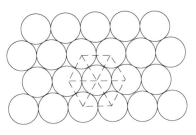
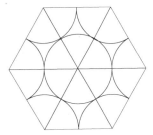

(a) $\{0001\}$晶面的密排六方点阵　　　　(b) $\{111\}$晶面的面心立方点阵

图 2-2　密排六方和面心立方的点阵结构

通过对致密度的分析可以看出，金属晶体存在很多间隙，这种间隙对金属的性能、合金相结构、原子的扩散和结构相变等具有非常重要的影响。图 2-3～图 2-5 给出了三种典型金属晶体结构的间隙位置示意图，包括八面体间隙和四面体间隙。图中的实心圆圈表示金属原子，设其半径为 r_A；空心圆圈代表间隙，设其半径为 r_B，表示能放入间隙位置的小球的最大半径。根据晶胞的几何关系可以求出三种晶体结构中的四面体和八面体间隙的数目和尺寸大小（表 2-1）。

另外，有些金属在不同温度和压力下具有不同的晶体结构，这些晶体结构称为同素异构体。同素异构体的转变对于金属能否通过热处理改变其性能具有重要意义。

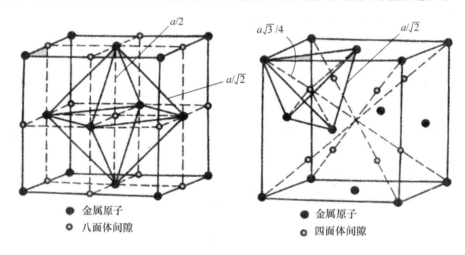

图 2-3　面心立方结构中的间隙

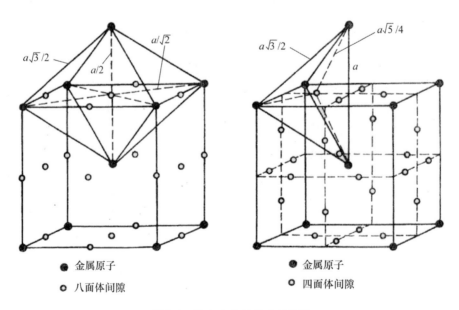

图 2-4　体心立方结构中的间隙

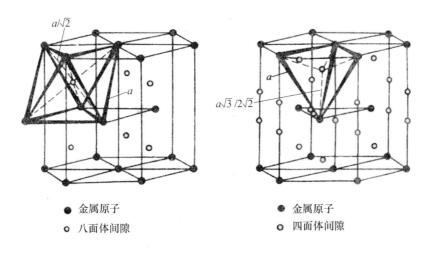

图 2-5　密排六方结构中的间隙

2.1.2　合金相结构

纯金属在工业上有着重要的应用，但由于纯金属本身强度低或者韧性差，不能直接作为生物医用材料直接使用，而被广泛使用的金属材料大多数是合金，如 Co-Cr-Mo，Mg-Zn-Ca 等。合金化是改变和提高金属材料性能的主要途径，要想研究合金元素所起到的作用，就必须知道合金的相结构。所谓相，就是合金中具有同一富集状态、同一晶体结构和性质并以晶界互相隔开的均匀组成部分。由同一种相组成的合金称为单相合金，由几种不同相组成的合金称为多相合金。根据合金元素及其原子相互作用的不同，固态下所形成的合金相可以分为固溶体和中间相两大类[2]。

固溶体是以某一组元为溶剂（溶剂原子），在其晶体点阵中溶入其他组元原子（溶质原子）所形成的均匀混合的固态溶体，它保持着溶剂的晶体结构类型。如果所形成的固态相的晶体结构与所有组元都不同，且这种相的成分多数处于 A 在 B 的溶解极限和 B 在 A 的溶解极限之间，落在相图的中间部位，故称它为中间相。合金元素之间的相互作用及其所形成的合金相的性质主要由它们各自的电化学、原子尺寸和电子浓度三个因素控制。

1. 固溶体

固溶体的最大特点是它的晶体结构保持原溶剂的晶体结构。根据溶质原子在固溶体中所处的位置不同，可以分为置换固溶体和间隙固溶体。

（1）置换固溶体

金属元素彼此之间一般能形成置换固溶体，有些能无限溶解，有些只能有限溶解。影响溶解度的因素很多，主要有以下几个因素：

①晶体结构。溶质和溶剂的晶体结构相同是形成无限固溶体的必要条件。如果溶质和溶剂的晶体结构不同，则溶解度一定是有限的。

②原子尺寸因素。大量试验数据表明，在其他条件相近的情况下，原子半径差 Δr <15% 时，溶解度较大；$\Delta r \geqslant 15\%$ 时，Δr 越大，溶解度越小。这主要是因为溶质原子溶入后引起点阵畸变，从而导致结构状态发生改变。当 Δr 越大时，点阵畸变程度就越大，畸变能越高，结构稳定性越低，溶解度就越小。

③化学亲和力（电负性）。溶质和溶剂元素之间的化学亲和力越强，即合金组元间的电负性相差越大，倾向于生成化合物而不利于固溶体的形成。合金组元的电负性相差越大，固溶体的溶解度就越小。

④原子价态因素。当合金组元尺寸比较接近，对于某些一价金属为基的固溶体，溶质的原子价越高，其溶解度越小。

⑤温度影响。在多数情况下，温度越高，固溶体的溶解度越高，但对于少数含有中间相的复杂合金，情况正好相反。

（2）间隙固溶体

当溶质与溶剂的原子半径差大于 30% 时，不易形成置换固溶体，当溶质原子半径很小，$\Delta r > 41\%$ 时，溶质原子就可能进入溶剂晶格间隙中从而形成间隙固溶体。溶质原子一般都比晶格间隙的尺寸大，所以当溶质原子溶入后，晶胞都会发生畸变，因此，间隙固溶体的溶解度都很低。

（3）固溶体的微观不均匀性

实际上，完全无序的固溶体是不存在的。在一定条件下，它们甚至会呈现规则排布，形成有序固溶体，有时这种有序固溶体也称为超结构。固溶体中溶质原子分布方式取决于同类原子间的结合能 E_{AA}、E_{BB} 和固溶后原子间的结合能 E_{AB} 的相对大小。当 E_{AA}、E_{BB} 和 E_{AB} 接近时，溶质原子倾向于无序分布；当 $(E_{AA} + E_{BB})/2 < E_{AB}$，溶质原子呈现偏聚状态；当 $(E_{AA} + E_{BB})/2 > E_{AB}$，溶质原子呈现部分有序或者完全有序分布。

（4）固溶体的性质

由于溶质原子的掺入，固溶体的点阵常数、力学性能、物理和化学性能都发生了变化。

①点阵常数变化。由于溶质和溶剂的原子半径不同，固溶体的点阵发生畸变并导致点阵常数发生变化。对于置换固溶体，当溶质原子半径大于溶剂的原子半径时，溶质原子周围的点阵膨胀，平均点阵常数增大；当溶质原子半径小于溶剂原子半径时，溶质原子周围点阵收缩，平均点阵常数减小。对于间隙固溶体而言，溶质原子的掺入总是导致点阵常数的增大。

②产生固溶强化。固溶体的一个最明显的变化就是随着溶质原子的溶入，其强度和硬度升高，这种现象称为固溶强化。

③物理和化学性质的变化。固溶体合金随着固溶度的增加，点阵畸变增大，一般情况下，固溶体的电阻率升高，同时电阻温度系数降低。有时候甚至对磁性能产生影响。

2. 中间相

当 A 和 B 两个组元形成合金时，如果形成以 A 或者 B 为基的固溶体，称为端际固溶体；如果形成的晶体结构与 A、B 两组元的相都不同，且它们在二元相图上的位置总是位于中间，通常把这些相称为中间相。

中间相可以是化合物，也可以是以化合物为基的固溶体（第二类固溶体或二次固溶体）。中间相可以用化合物的化学分子式表示，原子之间的成键方式是金属键和其他化合键（离子键、共价键和分子键）相混合的结合方式。由于金属键的存在，它们组成的化学分子式并不一定符合化合价规律，如 CuZn、Fe_3C 等[3]。

中间相与固溶体一样，也受到电负性、电子浓度和原子尺寸的影响。因此，中间相分为正常价化合物、电子化合物、与原子尺寸相关的化合物等几大类。

1）正常价化合物

一些金属与电负性较强的Ⅳ到Ⅵ族的一些元素按照化合价规律结合形成的化合物称为正常价化合物。分子式一般可写为 AB、A_2B（或 AB_2）和 A_3B_2。如 Mg_2Pb、Mg_2Sn、Mg_2Ge、Mg_2Si。正常价化合物的晶体结构通常对应于同类分子式的离子化合物结构，如 NaCl 型、ZnS 型和 CaF_2 型等。正常价化合物的稳定性与组元之间的电负性差密切相关。电负性差越大，越趋于离子键结合，化合物越稳定；电负性差越小，越趋于金属键结合，越不稳定。

2）电子化合物

这类化合物的特点是主要由电子浓度决定晶体结构。电子浓度相同的相具有相同的晶体结构。电子化合物虽然也可用化学分子式表示，但并不符合化合价规律，实际上其成分是在一定范围内变化，可视为以化合物为基的固溶体。电子化合物的原子键合方式以金属键为主，所以具有非常明显的金属特性。

3）与原子尺寸相关的化合物

当两种原子半径相差很大的元素形成化合物时，容易形成间隙相和间隙化合物；当两种原子半径相差中等程度时，则容易形成拓扑密堆相。

（1）间隙相和间隙化合物

一些非金属元素如 C、H、N、B 等原子半径较小，与金属元素（尤其是过渡金属元素）形成间隙相或间隙化合物。当非金属和金属原子半径的比值 $r_X/r_M < 0.59$ 时，形成具有简单晶体结构的相，称为间隙相，如面心立方（fcc）、密排六方（hcp），少数为体心立方（bcc）或简单六方结构；当 $r_X/r_M > 0.59$ 时，形成具有复杂晶体结构的相，通常称为间隙化合物。

①间隙相

在晶体中，金属原子占据正常的位置，而非金属原子规则地分布于晶格间隙中，这就构成了一种新的晶体结构。当 $r_X/r_M < 0.414$ 时，非金属原子进入四面体间隙；当 $r_X/r_M > 0.414$ 时，非金属原子进入八面体间隙。如果两种间隙相具有相同的晶体结构，且这两种间隙相中的金属原子半径差小于 15%，它们还可以形成无限固溶体，如 TiC-ZrC，TiC-VC 等。

间隙相中的原子键合为共价键和金属键，因为有金属键的存在，即使非金属元素的原子数分数大于 50% 时，间隙相仍具有明显的金属特征。间隙相几乎全部具有高熔点和高硬度的特点，是合金工具钢和硬质合金中的重要组成相。

②间隙化合物

通常过渡金属 Cr、Mn、Fe、Co、Ni 与 C 元素所形成的碳化物都是间隙化合物。常见的间隙化合物有 Fe_3C、Mn_3C、Cr_7C_3、$Cr_{23}C_6$、Fe_3W_3C 等。间隙化合物中的元素常常被其他金属元素置换而形成以化合物为基的固溶体，如（Fe，Mn）$_3$C、 （Cr，Fe）$_7$C$_3$ 等。

间隙化合物的原子键合也为共价键和金属键，其熔点和硬度也非常高，但低于间隙相，是钢中的主要强化相。在钢中只有周期表中位于 Fe 左方的过渡金属元素才能与 C 形成碳化物（包括间隙相和间隙化合物），它们的 d 层电子越少，与 C 的亲和力就越强，形成的碳化物越稳定。

（2）拓扑密堆相

这是由两种大小不同的金属原子所构成的一类中间相，其中大小原子通过适当的配合构成空间利用率和配位数都很高的复杂结构。这类结构都具有拓扑特征，故称为拓扑密堆相，简称 TCP 相。这种结构具有以下特征：

①由配位数为 12、14、15、16 的配位多面体堆垛而成。

②呈层状结构。

拓扑密堆相的种类有很多，已经发现的有拉弗斯相（如 $MgCu_2$、$MgNi_2$、$MgZn_2$、$TiFe_2$ 等），σ 相（如 FeCr、FeV、CrCo、WCo 等），μ 相（如 Fe_7W_6、Co_7Mo_6 等），Cr_3Si 型相（如 Cr_3Si、Nb_3Sn、Nb_3Sb 等），R 相（如 $Cr_{18}Mo_{31}Co_{51}$ 等），P 相（如 $Cr_{18}Ni_{40}Mo_{42}$ 等）。

2.2　生物医用金属材料的几种强化机制

金属材料有 4 种典型的强化方式，它们分别为：细晶强化、第二相强化、固溶强化和形变强化。对金属及其合金采用一种或多种强化方式，可以较大幅度地改善材料的力学性能，提高其综合性能以适应各种复杂的工况条件[4]。

2.2.1　细晶强化

细晶强化是一种通过细化晶粒来提高金属材料力学性能的方法。晶粒越细，则材料的晶界面积越大，晶界越曲折，不利于裂纹的进一步扩展，从而提高材料的力学性能。常温下拥有细晶粒的金属比粗晶粒的金属有更高的强度、硬度，更好的塑性和韧性。

Hall-Petch 公式描述了材料屈服强度 σ_i 和晶粒尺寸 d 的关系，如式（2-1）所示：

$$\sigma_s = \sigma_i = Kd^{-1/2} \tag{2-1}$$

式中　σ_i、K——与晶体类型有关的常数；

$\qquad\sigma_i$——强度；

$\qquad K$——Hall-Petch 关系的斜率。

根据 Hall-Petch 公式，晶粒尺寸减小，材料的屈服强度增加。在实际的工业生产中可以通过控制凝固过程、添加晶粒细化元素等方法进行晶粒的细化，从而提高材料的综合使用性能。

镁合金晶粒细化方法主要分为两类。第一类是液态凝固过程细化晶粒法，主要有添加合金元素细化法（也称化学细化法）、快速冷却凝固法（也称热控法）、附加振动法及半固态成形法（也称动力学细化法）；第二类是以塑性变形过程为代表的固态成形细化晶粒法，主要有锻造、挤压、轧制、拉拔等常规塑性变形成形方法和等通道转角挤压、高压扭转、大应变轧制等大塑性变形成形方法等。

1. 液态凝固过程的细化晶粒法

液态凝固过程的细化晶粒法是通过改变晶核的数量或晶体生长线速度，一般情况下是在少量添加剂的作用下，或快速冷却凝固以及各种物理作用下，控制金属或合金的凝固过程，从而获得等轴状晶粒组织的处理过程。主要包括添加合金元素、快速冷却凝固、附加振动及半固态成形等方法[5]。

（1）添加合金元素细化法：合金在进行液态熔体浇注前，通过在合金熔体中加入合金元素或合金化合物作为晶粒细化剂或孕育剂，即通过所谓变质处理或孕育处理的方法，在合金熔体进行冷却凝固的过程中，形成异质形核的晶核，产生非均匀形核，增加晶体形核数量，提高形核率，从而达到细化晶粒的目的工艺方法，也称化学细化法。

晶粒细化机理通常是根据添加合金元素的不同有异质形核颗粒促进形核，提高形核率，从而细化晶粒尺寸，合金元素在凝固过程中会在固/液界面富集，抑制晶粒的生长，促进成分过冷，提高熔体中的过冷度，促进异质形核等。

（2）快速冷却凝固法：一般合金结晶时的过冷范围内，过冷度越大，晶粒越细小。因此通过改变合金结晶过程中的凝固条件，增加熔体的冷却速度，提高液体金属过冷能力，增加结晶过程的形核率，即过冷度增加，使合金的形核率的增长率大于晶核的长大速度的增长率，使得刚形成的晶核来不及长大便已经凝固成形，进而获得细化的初生晶粒的过程，也称热控法。

（3）附加振动法：附加振动细化晶粒法主要是在凝固过程中采用附加机械振动/搅拌、施加气泡搅拌、超声波振动或电磁振动等措施，用外力诱发熔体振动，使已生长的粗大枝晶溶解或破碎形成大量细小的形核核心，达到细化晶粒的目的，也称动力学细化法。

（4）半固态成形细化晶粒法：半固态成形技术是在20世纪70年代初被提出的，利用了金属从液态向固态或固态向液态转变时固液共存的特性，在合金相图的固-液温度区间范围内完成成形过程。即金属在凝固过程中采用超声波搅拌、电磁搅拌、气泡搅拌及应变诱导熔化激活等手段进行强力搅拌或挤压变形，使枝晶组织被破碎成球状或椭球状颗粒状的非枝晶结构组织，从而达到细化晶粒的目的。半固态成形技术具有节能高效，铸造缺陷少，组织均匀细小等优点。

2. 固态成形细化晶粒法

固态成形细化晶粒法也称形变处理法，是指对固态镁合金施加外力，如传统的轧制、挤压、锻造，以及近年来发展较快的大塑性变形（SPD）技术，如等通道转角挤压（ECAP）技术、高压扭转（HPT）技术、多向锻造（MDF）技术、累积叠轧（ARB）技术及大应变轧制（LSR）技术等。大塑性变形技术具有强烈的晶粒细化能力。

（1）等通道转角挤压技术：等通道转角挤压（equal channel angular processing，ECAP）技术是Segal及其合作者在20世纪80年代初提出的，到了90年代ECAP作为一种能够获得超细晶粒的强烈塑性变形方法而得到进一步的发展与应用。ECAP工作过程是采用一个通道转角为90°或120°的模具，试样通过模具上口放入挤压通道内，再对试样施加一定的压力，如此通过多次重复挤压，使合金材料不断发生剪切变形，达到组织晶粒细化，改善合金综合力学性能的目的。ECAP技术最显著的特征是变形前和变形后坯料的截面尺寸不变，因而可以使材料不断发生重复的剪切塑性变形，从而在材料内部得到超细晶粒组织，这也是ECAP区别于传统的挤压和轧制变形的重要特征。目前，ECAP技术是开发最早，在不改变材料横截面积下制备高性能超细晶材料非常有效的SPD方法，也是最有希望获得大块体超细晶材料的大塑性变形方法。

（2）高压扭转技术：高压扭转技术（high pressure torsion，HPT）是晶粒细化能力最强的一种大塑性变形方法，是在20世纪早期由Bridgeman等人提出的，其原理是通过压力和扭转挤压变形相结合的方式，对放在模槽中的试样沿高度方向施加一定的压力，同时转动上模和下模，使试样产生强烈的扭曲剪切变形，最终得到均匀的超细晶及纳米尺度组织晶粒。

（3）大应变轧制技术：大应变轧制技术（large strain rolling，LSR）是21世纪初被提出的一种大塑性变形技术，其最显著的优点是在加工的过程中，不采用模具，只采用常规的轧机就可以在单道次的加工过程中实现较大的变形量，达到细化晶粒的目的。

综上所述，大应变轧制技术工艺方法简单，生产成本低，加工效率高，对镁合金晶粒细化明显，能够弱化织构，大幅度提高材料的综合力学性能，但是大应变轧制技术对设备要求较高，限制了其在工业领域的大规模生产和应用。

2.2.2　固溶强化

融入固溶体中的溶质原子造成晶格畸变，晶格畸变增大了位错运动的阻力，使滑移难以进行，从而使合金固溶体的强度与硬度增加。这种通过融入某种溶质元素来形成固溶体而使金属强化的现象称为固溶强化。

固溶强化的原理是将不同于基体材料的金属原子，融入基体材料点阵间隙或节点上，使基体的局部点阵发生变化而产生晶格畸变，从而产生应力场，增大位错的阻力，阻碍其运动，进而增加材料的强度。

1. 固溶强化的影响因素

（1）溶质原子的原子分数越高，强化作用也越大，特别是当原子分数很低时，强化作用更为显著。

（2）溶质原子与基体金属的原子尺寸相差越大，强化作用也越大。

（3）间隙型溶质原子比置换型溶质原子具有较大的固溶强化效果，且由于间隙原子在体心立方晶体中的点阵畸变属非对称性的，故其强化作用大于面心立方晶体，但间隙原子的固溶度很有限，故实际强化效果也有限。

（4）溶质原子与基体金属的价电子数目相差越大，固溶强化效果越明显，即固溶体的屈服强度随着价电子浓度的增加而提高。

2. 固溶强化程度的决定因素

（1）原始原子和添加原子之间的尺寸差别。尺寸差别越大，原始晶体结构受到的干扰就越大，位错滑移就越困难。

（2）合金元素的量。加入的合金元素越多，强化效果越大。如果加入过多太大或太小的原子，就会超过溶解度。这就涉及另一种强化机制——分散相强化。

（3）间隙型溶质原子比置换型溶质原子具有更大的固溶强化效果。

（4）溶质原子与基体金属的价电子数相差越大，固溶强化作用越显著。

3. 固溶强化后金属具有的效果

（1）屈服强度、拉伸强度和硬度都要强于纯金属。

（2）绝大部分情况下，延展性低于纯金属。

（3）导电性比纯金属低得多。

（4）抗蠕变，或者高温下的强度损失，可通过固溶强化可以得到改善。

2.2.3　第二相强化

第二相强化（过剩相强化）是以细小的第二相微粒分布在基体相的晶间和晶内，产生基体相颗粒细化等变化，增强材料的强度等性能，达到强化的效果，使之更加广泛地应用于更复杂的工况条件下。

存在于基体颗粒的晶间或晶内的第二相颗粒的强化效果是不同的，第二相掺杂后合金的屈服强度主要来自以下 3 个方面：原金属基体变形前的强度、细小的第二相颗粒贡献的强度和掺杂后原金属基体颗粒变形（晶粒变小）贡献的强度。可以通过转变的 Hall-Petch 公式来表示屈服强度，如式（2-2）所示。

$$\sigma_s = \sigma_i + Kd^{-1/2} + \sigma_{intra} + \sigma_{inter} \tag{2-2}$$

式中　σ_s——材料总的屈服强度；

　　　σ_i——原金属基体变形前的强度；

　$Kd^{-1/2}$——细化晶粒贡献的强度；

　　　K——Hall-Petch 关系的斜率；

　　　d——晶粒尺寸；

　σ_{intra}——晶粒内颗粒贡献的强度；

　σ_{inter}——晶粒间颗粒贡献的强度。

晶粒内的颗粒阻碍晶粒内位错的运动，从而达到强化合金强度的效果。通常 σ_{intra} 可以表示为：

$$\Delta\sigma_{intra} = \Phi\frac{Gb}{\lambda_{intra}} = \frac{\Phi Gb}{d_{intra}}\left(\frac{6f_{intra}}{\pi}\right) \tag{2-3}$$

式中　Φ——规则常数 2（纵横比）；

　　　G——剪切模量；

　　　b——柏氏矢量；

　d_{intra}——颗粒尺寸；

　λ_{intra}——颗粒间的间距；

　f_{intra}——晶内颗粒的体积分数。

晶间的颗粒常呈纤维状或杆状，阻碍位错运动的程度比较小，它们主要是通过增加材料的承载能力进而起强化的效果。通常 σ_{inter} 可以表示为：

$$\sigma_{inter} = \frac{1}{2}f_{inter}\sigma_m \tag{2-4}$$

式中　f_{inter}——晶粒间的体积分数；

　　　σ_m——未增加第二相前材料的强度，即基体的强度。

2.2.4　加工硬化

加工硬化，即形变强化，是指随着塑性变形量的增加，金属的流变强度和硬度增加，而塑性、韧度下降的现象。随着塑性变形量的增加，位错密度增大，位错运动时的相互交割现象加剧，产生固定的位错缠结等障碍，从而增加位错运动的阻力，增强材料的变形抗力，进而提高材料的强度。在工业生产中常见的表面强化方式为喷丸、滚压等工艺，它的强化效果显著，而且成本不高。

1. 加工硬化的五个阶段

根据加工硬化理论，材料的加工硬化率随流动应力的变化规律分为五个阶段，如图 2-6 所示。

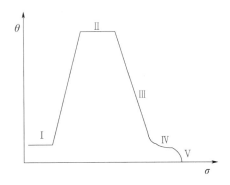

图 2-6　加工硬化率随流动应力变化示意图

第 I 阶段：易滑移阶段。金属材料在该阶段变形中，只有一组滑移系开动，位错运动过程中没有受到其他位错的干扰，加工硬化率比较低，位错可以滑过很大的距离，并到达晶体表面，在材料表面形成滑移带，滑移线细长且分布均匀，能够产生较大的应变。

第 II 阶段：线形硬化阶段。材料在外界切应力作用下继续变形，当应变累积达到一定数值后，产生了较大的应力集中，导致基体内的次滑移系和多滑移系开动，进入线形硬化阶段。由于位错之间存在弹性交互作用，因此会形成 L-C 不动位错和空位割阶，位错密度大幅度增加，形成位错的缠结结构，当位错密度累积到一定数值时，就会形成位错胞状结构。随着形变量不断增加，位错胞状组织尺寸不断减小，流变应力明显提高，加工硬化率很高，且这一阶段的加工硬化率是一个定值，即：

$$\theta = \mu/200 \tag{2-5}$$

式中　μ——剪切模量；

　　　θ——加工硬化率（MPa）。

第 III 阶段：动态回复硬化阶段。这一阶段的加工硬化率实际上是减小的，在应力-应变曲线上可以看出，该阶段呈抛物线趋势上升，故通常又被称为抛物线硬化阶段。加工硬化率之所以会出现线性下降的特点，是两方面的因素共同作用的结果：一方面，位错在运动过程中受到阻碍形成缠结，由于位错的大量聚集，而最终形成位错胞壁，使位错的密度增大，促进材料的加工硬化。另一方面，位错在滑移过程中，螺位错的交滑移，使得异号位错相遇抵消，发生动态回复过程，降低位错密度，一定程度上削弱了加工硬化的作用，导致加工硬化率下降。这一阶段的加工硬化率随应力的增加而线性下降，符合 Voce 定律，可以采用 Voce 公式或 Kocks 公式来描述其随应力的变化情况，Kocks 公式的表达形式如下：

$$\theta = \theta_0 \left(1 - \frac{\sigma}{\sigma_s} \right) \tag{2-6}$$

式中　σ_s——稳态应力；

　　　θ_0——常数，第 II 阶段加工硬化率值（MPa）。

第Ⅳ阶段：大应变硬化阶段。当应变累积到一定量时，材料的加工硬化率下降趋势反而有所降低，主要是由于位错胞壁不断吸收位错，当胞壁位错密度达到一定值时，位错胞壁转化为亚晶界，胞状组织转变成亚结构。形成的亚结构对材料的强度有一定的提高，减缓了加工硬化率的下降趋势，并逐渐趋于稳定，达到一个定值，与第Ⅲ阶段加工硬化率的关系式为：

$$\theta_{\text{IV}} = f\theta_{\text{III},0} \tag{2-7}$$

式中　θ_{IV}——第Ⅳ阶段加工硬化率（MPa）；

　　　f——系数；

　　　$\theta_{\text{III},0}$——第Ⅲ阶段的初始加工硬化率（MPa）。

第Ⅴ阶段：动态再结晶软化阶段。在材料塑性变形的最后阶段，材料内部的位错密度仍处于不断增加的变化当中，当达到某一临界值时，便会发生动态再结晶，使得加工硬化率快速下降，加工硬化进入到第Ⅴ阶段。这时在加工硬化率曲线上出现了由凹型向凸型的转变特征，即出现了拐点，拐点处对应的应力即是动态再结晶发生的临界应力（σ_c），因此可以通过绘制（$-\text{d}\theta/\text{d}\sigma$）-$\sigma$ 曲线得到材料发生动态再结晶的临界应力。

通过对加工硬化率曲线特征的分析，可以得到材料在变形过程中所表现出的加工硬化规律，间接反映出材料在塑性变形过程中微观组织的变化情况。因此采用加工硬化率处理方法对试验数据进行处理，可以确定各变形条件下的临界应力和临界应变值。

2. 加工硬化的理论模型

目前，关于密排六方结构的金属材料方面的加工硬化理论报道较少，大部分加工硬化的研究是关于面心和体心立方结构材料的。如 Seeger 用长程加工硬化率对纯铝加工硬化各阶段做过相应的解释，并得到了相应的数学模型。W. Pantleon 研究了位错结构的无取向对第Ⅳ阶段加工硬化的影响，并运用 Kocks 位错模型描述了加工硬化从第Ⅲ阶段向第Ⅳ阶段的转变，主要与位错之间的合并有关。Lukac 和 Balik 模型可以描述温度为100～200℃之间的试验数据，对 AE42 和 AS21 镁合金的硬化规律描述得到了满意的结果，发现导致加工硬化率下降主要的回复机制为位错的保守滑移和位错割阶的攀移。还有很多学者在这方面创建了一些相关的理论模型。

2.3　生物医用金属材料的制备方法

生物医用金属材料又称医用金属材料或外科用金属材料，当生物医用金属材料广泛被用于植入材料时，长期的实用性与安全性便成为对医用金属材料的第一要求。生物医用金属材料在临床上已经取得了广泛的应用，同时也具备重要的深入研究价值，并且随着人们对金属植入材料的大量需求，设计、开发与人体更相容的材料已成为各大科研机构以及医疗器械公司的目标。

2.3.1　表面改性技术制备

常用的医用金属合金的表面处理方式有：①表面涂层覆盖；②表面结构改性。其中用于涂层的材料有很多，包括：生物活性陶瓷、高分子聚合物、化学转化膜、金属镀层及阳极氧化膜等。表面结构改性技术包括：离子注入、激光表面熔融和表面纳米结晶；而表面涂层覆盖可分为：电化学法、微弧氧化、化学转化和高分子涂层[6]。

1. 表面涂层覆盖

（1）电化学法

它是常用的保护阴极金属的方法。磷酸钙是骨组织中的主要无机成分，是镁合金的常见涂层，具有良好的生物相容性、生物活性、骨诱导性和无毒性，并且可以提高镁金属的抗腐蚀性，故而羟基磷灰石是最常用的涂层。羟基磷灰石是天然矿物质形式的钙磷灰石，常常被作为生物活性陶瓷用于合金涂层的研究。

（2）微弧氧化

微弧氧化又称微等离子氧化，是一种依靠弧光放电产生的瞬时高温高压作用，生长基体金属氧化物涂层的技术，现广泛应用在镁金属的耐腐蚀研究中。该工艺过程容易控制，操作简单，处理效率高，对环境无污染。微弧氧化形成的膜层具有优异的耐磨和耐腐蚀性能。微弧氧化是减轻镁合金腐蚀的有效手段。有研究在纯镁的表面制备了微弧氧化涂层，涂层厚且密实，可以很好地保护镁基体，提高其耐腐蚀性能。另外，理想状态下，可降解金属的腐蚀速率与腐蚀形式应与体内骨骼的生长过程相适应[7]。

（3）化学转化（氟转化、稀土转化）

化学转化涂层即通过化学转化的方法在合金表面形成一层能显著降低镁合金腐蚀速率的钝化层。目前，研究较多的化学转化膜有稀土转化膜、氟化物转化膜等。

（4）高分子涂层

高分子涂层主要是有机涂层，为了防止金属基材在环境下的腐蚀，有机涂层必须是均匀无孔的，和基体有良好的结合力，且具有一定的自修复能力。医用金属研究中常用的高分子涂层有聚乳酸、壳聚糖等。聚乳酸是一种可以完全降解的植物性高分子材料，其可被人体完全吸收，同时还具有良好的生物安全性，现已在临床中开始使用。

2. 表面结构改性

（1）离子注入（金属注入镀层、喷涂）

它是一种提高镁合金耐腐蚀性的有效方法，最早将离子注入技术应用于镁合金表面处理是在 1984 年，此后离子注入法得到长期的发展。离子注入技术在提高材料耐腐蚀性方面的优点主要在于：①生成分布均匀的新表层；②在表面改性的同时能保持合金本身的性质不变；③消除了改性涂层与合金之间的附着问题。镁合金通过热喷铝还能消除镁合金基体与涂层之间的孔隙，起到封闭保护层的作用。

（2）激光表面熔融

激光表面处理技术具有传统工艺无可比拟的优势：能源清洁、经济、非接触加工、对基体热影响小和便于自动控制等。目前来说，激光表面处理在提高镁合金表面耐腐蚀、耐磨性能，延长材料的使用寿命等方面发挥的作用越来越明显。激光表面熔融可有效提高合金表面性能，如耐磨性、耐腐蚀性和生物相容性等。

（3）表面纳米结晶

由塑性变形引起的表面纳米结晶化同样是表面改性措施之一。就目前来说，虽然表面纳米技术抗腐蚀性较好，但仍然缺乏进一步的研究进行证明。

3. 其他方法

除了上述常用的两大方面的表面处理方法之外，还存在其他的一些措施，如碱热处理、快速凝固、溶胶-凝胶涂层等。

2.3.2　增材制造技术制备

增材制造技术突破了传统模具加工工艺的限制，可用于高效个性化定制生物医用材料。近年来，医学上对骨骼修复和移植的个性化需求显著增加，增材制造可满足该定制化的需求，促使增材制造技术在生物医用材料领域占据重要地位。随着材料科学技术和计算机辅助技术（CAD/CAM）的发展，可用于增材制造的生物植入材料不再局限于钛系、钽系、钴铬钼等合金，聚醚醚酮、磷酸钙盐等非金属类材料因良好的生物相容性也得到了广泛应用，增材制造技术制备仿生人造骨植入体成为新的研究热点[8]。

1. 增材制造技术原理

在增材制造过程中，首先通过计算机建模，然后利用快速成型辅助设计软件对三维模型进行修复、添加支撑、切片，随后将数据导入成型设备，最后经逐层固化制备得到各种几何形状的实体零件。

2. 增材制造技术的分类

目前，增材制造技术主要包括光固化成型（stereo lithography apparatus，SLA）、熔融沉积成型（fused deposition modeling，FDM）、选择性激光烧结（selective laser sintering，SLS）、选择性激光熔融（selective laser melting，SLM）、电子束熔融成型（selective electron beam melting，SEBM）、三维喷印（three dimension printing，3DP）及分层实体制造（laminated object manufacturing，LOM），不同增材制造技术工艺特点如表2-2所示。以选择性激光熔融（selective laser melting，SLM）制备金属零件为例，其成型原理如图2-7所示，将经 MaterialiseMagics 软件处理过的 Creo 模型数据以 STL 格式导入计算机系统，分成若干层二维平面数据，利用计算机控制激光束按照指定路径扫描，工作台上的金属粉末在激光产生的高温下熔融并相互粘接，一层扫描完毕后工作台下移，使新的粉末原料铺到固化表层，继续按计算机指定路径逐层扫描粘接，最终获得定制型产品。

表 2-2　增材制造技术工艺特点

增材制造技术	优点	缺点
光固化成型	成型尺寸精度高，表面光滑，原料利用率高	高成本，力学强度低
熔融沉积成型	力学性能好，表面光滑	高温成型，材料受限，精度差
选择性激光烧结	成型速度快，可用材料广泛	高温成型，表面粗糙，精度差
选择性激光熔融	原料节省可回收，成型尺寸精度高	成型尺寸小，表面需再加工
电子束熔融成型	成型速度快，原料可回收	成型尺寸受粉床和真空室限制
三维喷印	成型速度快，可以打印细胞和凝胶结构	力学强度低，精度差，粉尘污染
分层实体制造	成型速度快，可成型大尺寸零件	材料浪费，表面质量差

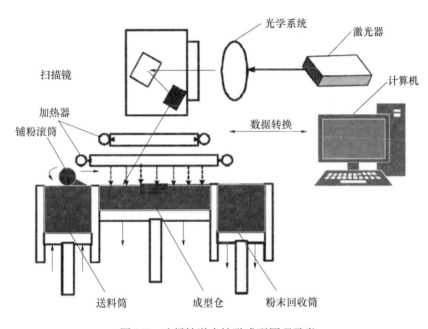

图 2-7　选择性激光熔融成型原理示意

3. 增材制造材料在生物医用中的应用

随着医疗水平的提升，对个性化仿生人造骨的需求显著增多，可通过增材制造技术制备的人造骨几乎涵盖了人体的各个部位，包括颌面修复及整形、融合器、人工椎体及人工关节（髋臼杯、胫骨平台、垫块）等。通过增材制造技术可制备多种个性化医疗器械及模型，例如：假肢、牙齿矫正器、齿科手术模板、人体组织模型、个性化导航模板等。术前可根据患者的计算机断层扫描、核磁共振等影像学资料，利用增材制造技术打印出需要的人体器官、骨骼等，通过有效观察，仿真操作和模拟复杂手术过程来提高实际手术的精确性和安全性。

2.3.3　3D 打印技术制备

3D 打印（Three-Dimension Printing）技术是 20 世纪 80 年代后期兴起的一种新型制

造技术。随着技术的进步，3D打印技术的应用领域迅猛发展，已广泛应用于航空航天、军工与武器、汽车与赛车、电子、生物医学、牙科、首饰、游戏、消费品和日用品、食品、建筑、教育等众多领域。3D打印技术与生物医用材料的结合，可以实现个性化治疗，降低医疗成本，减少对人体的伤害，必将引领医疗领域的革命潮流（图2-8）。以生物医用材料及细胞为新型离散材料，利用3D打印技术，不仅能快速制造出满足不同个性化需求的组织、器官等，还能对其微观结构精准控制，大大缓解组织器官紧缺的问题。因此，医用3D打印技术及材料在医疗领域具有巨大的临床需求和科学意义。

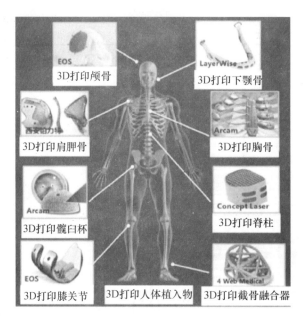

图 2-8　3D 打印制造植入人体部位

1. 医用 3D 打印技术介绍

3D打印技术，又称3D快速成型技术或增材制造技术，它是指在计算机控制下，根据物体的计算机辅助设计（CAD）模型或计算机断层扫描（CT）等数据，通过材料的精确3D堆积，快速制造任意复杂形状3D物体的新型数字化成型技术。

目前应用较多的3D打印技术主要包括光固化成型（SLA）、熔融沉积成型（FDM）、选择性激光烧结（SLS）和三维喷印（3DP）等。

3D打印技术在生物医学领域已被广泛应用，不仅包括骨骼、牙齿、人造肝脏、人造血管、药品等实体的制造，而且在国际上也开始将此技术用于手术分析策划，个性化组织工程支架材料和假体植入物的制造，以及细胞或组织打印等方面。临床试验表明，利用3D打印模型信息进行医生诊断和手术规划，有利于观察患者的病情，在手术前制定最佳的手术方案，保证手术的顺利进行，缩短手术时间，降低手术风险[9]。

2. 医用金属 3D 打印材料

目前用于生物医用3D打印的金属材料主要有钛合金、钴铬合金、不锈钢和铝合金等。相较通常医用的高分子材料，金属材料具有比塑料更好的力学强度、导电性以及延展性，使其在硬组织修复研究领域具有天然的优越性[10]。

由于金属具有熔融度比较高、打印难度大的特点，金属 3D 打印一般采用光固化成型（SLA）和选择性激光烧结（SLS）方式加工，由金属粉末在紫外光或者高能激光的照射下产生的高温实现金属粉末的熔合，逐层叠加得到所需的部件。

随着医用 3D 打印技术与材料的发展，国内的有关临床应用也越来越成熟。西安第四军医大学采用金属 3D 打印技术打印出与患者锁骨和肩胛骨完全一致的钛合金植入假体，并通过手术成功将钛合金假体植入骨肿瘤患者体内，成为世界范围内肩胛带不定形骨重建的首次应用，标志着 3D 打印个体化金属骨骼修复技术的进一步成熟。

江西省人民医院应用 3D 打印技术制作出的导板，被成功应用于无柄髋关节置换术中，并取得了最佳的定位效果。从脱位股骨头、扣上导航模板，到钻孔中心定位，仅仅用了 5 分钟，就成功实现了精准定位。按照常规定位方法，不仅要多花数倍时间，即使反复调整钻孔并经环锯削骨检验，也难免因偏心锯骨产生不同程度的骨缺损，影响关节安装的位置和强度。

浙江大学医学院采用立体喷射成型系统，以琥珀酸树脂为基本成型材料，制作下颌骨 3D 打印模型，根据下颌骨模型再制作术前预弯重建钛板。此钛板完全贴合于模型表面，省去了在术中弯制钛板的步骤，减少了手术时间，同时达到很好的贴合效果。

2.3.4　其他技术制备

（1）自蔓延高温烧结法（SHS）

自蔓延高温烧结法（Self-Propagating High Thermal Synthesis）是近 20 年来发展迅速的一种材料制备新技术。该方法的工作原理是在一定温度和气氛中点燃粉末压坯使之产生剧烈的化学反应，如图 2-9 所示，反应放出的热量使邻近粉末坯层处的温度骤然升高而引起新的化学反应，这些化学反应以燃烧波的形式蔓延至整个粉末压坯而产生新物质[11]。

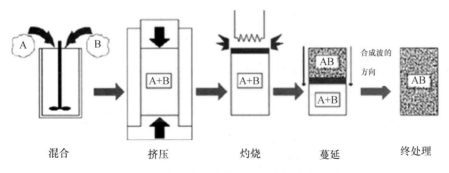

图 2-9　自蔓延高温烧结法制备金属多孔材料

在制备过程中，SHS 法所发生的反应为：

$$A_{(S)} + B_{(S)} ===== AB_{(S)}$$

该反应是在绝热的条件下发生的，研究表明，这些反应只有在 $T_0 \geqslant 1800\text{K}$ 时，所相应的 $\Delta H_\mathrm{f}^0 298 / C_\mathrm{p} 298 \geqslant 2 \times 10^3 \text{K}$ 时，该反应才能持续进行下去，SHS 法在硬组织植入金属多孔材料中主要是制备多孔 NiTi 合金，因为 Ni 和 Ti 发生反应时满足上述反应所需的热力学条件。在 SHS 法制备多孔材料时，所使用的金属粉末的颗粒大小、胶粘剂的类型及成型压力都会对最后材料的性能及显微结构产生影响。

自蔓延高温烧结法最大的优点就是产品纯度高，这是由于高温燃烧过程中，杂质元素在高温下都已经分解，而且研究表明该方法制备的多孔 NiTi 形状记忆合金在植入动物体内的生长过程中，没有发生排斥反应；同时该法能有效弥补其他制备金属多孔材料方法生产周期长、能耗大的缺点，降低了生产成本；但该方法只能制备成分有限的金属多孔材料。

（2）有机海绵浸渍烧结法

有机海绵浸渍烧结法（Replication Process）是将有机海绵切割成所需形状后浸泡在用金属粉末所制备的浆料中，干燥浸渍海绵除去溶剂后在一定温度下加热使海绵挥发，在更高温度下进一步加热使金属粉末烧结，冷却后即得到具有高孔隙结构的金属多孔材料。图 2-10 所示为该方法的工艺流程。Li 等用该方法制备出孔隙率高达 80%，压缩强度为 35MPa 的多孔钛合金，并且比较了浸渍一次浆料多孔钛与浸渍两次浆料多孔钛性能之间的变化，通过试验证明了浸渍两次浆料后孔壁变厚，压缩强度增加且孔隙度降低。

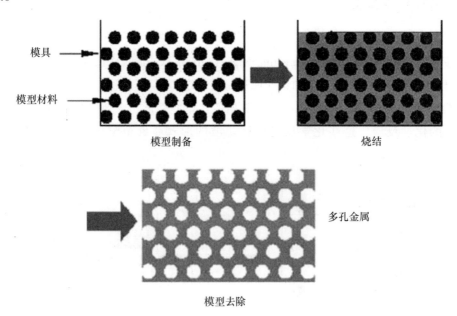

模型制备　　　　　　　　　　烧结

模型去除

图 2-10　有机海绵浸渍烧结法制备金属多孔材料

在有机海绵浸渍烧结法的制备过程中，浆料中的 pH 值、金属粉末颗粒大小、胶粘剂的类型、固液比以及干燥速度都起到十分重要的作用，如果工艺不当，容易造成制备材料的塌陷。该方法制备的多孔材料呈现出三种类型的孔隙，并且这三种孔的孔径有逐渐增大的顺序，第一种孔隙在金属多孔材料的表面分布，第二种孔隙出现在烧结前海绵中的孔壁，第三种孔隙出现在制备出的金属多孔材料的孔壁之间，充分说明了有机海绵浸渍烧结法制备的金属多孔材料的孔隙为无序分布。有机海绵浸渍烧结法的优点是可以通过控制海绵的形状以及涂覆的涂层厚度来控制所需要的金属多孔材料的孔径及孔隙率，如若海绵挥发不完全，得到的金属多孔材料的纯度就会有所降低，使金属多孔材料内部遗留大量的 C 元素。

（3）空间占位法

空间占位法（Space Holder Method）是将金属粉末与造孔剂混合均匀，成型后将试样放在烘箱中或真空电阻炉中预处理去掉造孔剂，最后进行高温烧结。工艺流程见图 2-11。该方法制备过程中，金属粉末尺寸要比造孔剂的平均尺寸小且金属粉末和造孔剂混合物的压制压力要足够大，使结构具有足够的机械强度。

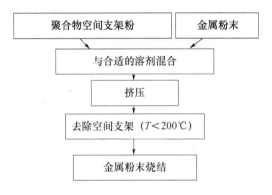

图 2-11　空间占位法制备金属多孔材料

常用的造孔剂有碳酸氢铵、尿素及金属镁等，在烧结过程中，若造孔剂挥发不完全，就会遗留在金属多孔材料内大量的 C 元素，例如：碳酸氢铵和尿素，作为硬组织植入材料植入人体后，就会发生排斥反应，而使用金属镁等做造孔剂可能对人体内部的损害相对减弱，因为镁元素是人体的常量元素之一；如何使造孔剂得到完全的挥发是目前空间占位法的难点之一。空间占位法的优点是生产工艺简单、成本低，能控制金属多孔材料的孔隙度和孔径。

（4）浆料发泡法

浆料发泡法（Slurry Foaming）是将一定的分散剂、表面活性剂和发泡剂加入去离子水中配成溶液；加入金属粉末充分搅拌，得到均匀的浆料。将制备好的浆料倒入模具中在 40～60℃下发泡并干燥制得多孔材料毛坯，通过控制发泡剂的加入量制备不同孔隙度的多孔材料。该方法的优点是能够制备出三维贯通的多孔结构和高孔隙率的多孔材料，但其强度和精度较低，难以获得孔径均匀的多孔材料。

（5）固-气共晶定向凝固法（GASAR）

固气共晶定向凝固法（Metal/Gas Eutectic Unidirectional Solidification Method）是基

于在金属氢体系内出现的气体共晶转变。在这个反应中，液体分解为固体和气相，通过改变熔体内的氢含量和凝固时熔体上的气压，改变去除热量的方向和速率以及合金的化学成分，可以控制孔隙率、孔径大小及形状，这样就可以在较宽范围制备所需的多孔材料。GASAR制备多孔材料过程中，可以通过改变气体压力、熔体过热度、凝固速率和方向、温度梯度及熔体化学成分等工艺参数，实现对气孔率、气孔大小和分别的控制。GASAR的优点是可以得到孔隙连通性好、圆形度高的孔，但对工艺条件比较敏感，对孔隙结构的控制比较困难。

（6）激光近形制造技术（LENS）

激光近形制造技术（Laser-Engineered Net Shaping）是一种新的快速成形技术，该方法融合了选择性激光烧结技术和激光熔覆技术，利用在计算机中建立的三维CAD模型，将三维信息逐层转换成一系列的二维平面信息，将这些平面数据转换成数控加工命令，同时控制送粉器同轴送粉速率，使材料进行逐点、逐层堆积，最终垒加出三维零件。

（7）电子束快速成形技术（EBM）

电子束快速成形技术（Electron Beam Melting）是基于离散-堆积成形原理，以电子束为加工热源，先通过CAD建模，然后将模型按一定厚度切片分层离散成一系列二维轮廓信息，并以此二维截面数据信息驱动电子束偏转系统选区熔覆沉积而直接制造出任意复杂形状的三维实体零件，图2-12为该方法制备梯度孔分布材料的工艺图。

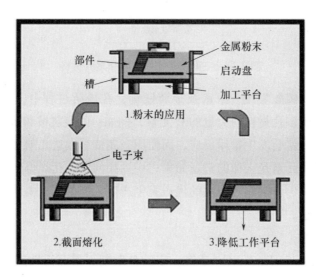

图2-12 EBM制备多孔结构原理图

该方法制备的多孔材料具有渐变孔隙结构，致密内核，疏松多孔的外表具有较高的生物骨质相容性。电子束快速成形技术和激光近形制造技术同属于快速成形技术（Rapid Prototyping），它们都具有能够制备形状复杂且梯度孔隙的金属多孔材料，但EBM中的电子束与LENS中的激光相比，电子束具有更大的能量密度，从而EBM在制备金属多孔材料的过程中减少了构建时间和降低了制造成本。

（8）气相沉积法

气相沉积法（Vapor Deposition）的主要原理是在真空下将液态金属挥发出金属蒸汽，然后沉积在一定形状的基底上，形成一定厚度的金属沉积层，冷却后采用化学或热处理的方法将基底材料去除，这样就得到金属多孔材料工艺流程，见图2-13。基底材料可为聚酯、聚丙烯等合成树脂，以及天然纤维、纤维素等组成的有机材料，也可为玻璃、陶瓷等无机材料。该方法制备出的金属多孔材料孔隙率高，孔隙贯通性好，但具有操作条件要求严格、沉积速度慢、投资大等缺点。

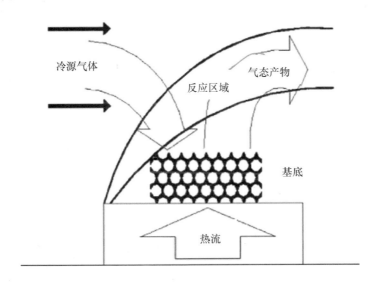

图 2-13　气相沉积法制备金属多孔材料

2.4　思政小结

生物医用材料是对生物体进行诊断、治疗、修复或替换其病损组织、器官或增进其功能的材料，是人工器官和医疗器械发展的基础，多应用在骨科、心外科、齿科、神经外科、整形外科、药物释放载体治疗和医疗美容等医学分支领域。按材料来分类，生物医用材料可分为生物医用金属材料、生物医用无机非金属材料（生物陶瓷）、生物医用高分子材料、生物医用复合材料和生物再生材料等[12]。

随着全球医学的快速进步和人类对健康及生命的重视程度越来越高，全球各国竞相争夺生物医药领域的制高点。目前，全球生物医用材料市场被以美国的强生、捷迈邦美、美敦力、雅培、史塞克、库克医疗、丹纳赫等，英国施乐辉，德国贝朗，瑞士士卓曼等为代表的行业巨头所垄断。在国内，我国的生物医用材料产业兴起于 20 世纪 80 年代，发展至今虽然涌现出了如泰尔茂、微创医疗、乐普医疗、冠昊生物、鱼跃医疗、有研医疗、威高集团、创生医疗、康辉医疗等企业，而且在某些领域处于国际先进水平，但在国内市场中仍有一半以上的高端市场被国际巨头所垄断。

毋庸置疑，生物医用材料产业是不可估量的朝阳产业，其市场前景非常可观。据相关行业研究机构保守估计，2019年我国生物医用材料市场规模达6000亿元左右，预计2020年我国生物医用材料市场规模将达到1335亿美元，届时将成为世界第二大生物医用材料市场，约占全球市场份额的1/5。近年来，为推动我国生物医药产业缩小与世界巨头的差距，我国充分释放政策空间，相继推出一系列政策大力支持生物医药材料产业的发展。现阶段，我国已形成了比较全面的生物医用材料研发体系，并且在血管支架、心脏封堵器、生物性硬脑瓣膜、血管介入产品、骨科植入物、胸外科修补膜等产品实现进口替代，并建立了完全的自主知识产权体系。

未来，生物医用材料将向着规模化、个性化、精准化和智能化方向发展，技术创新、高端产品开发、产业融合、区域集群和国际化布局将成为生物医用产业的发展趋势。

2.5　课后习题

1. 简述三种典型金属结构的晶体学特点。
2. 什么是同素异构体？
3. 金属键的特点是什么？
4. 在设计医疗器械时需考虑哪些要求？
5. 你认为生物医用金属材料还应有哪些特性？说出你的理由。
6. 结合自己所学专业知识，你会选择什么原材料、哪种加工方式生产医用材料？

2.6　参考文献

［1］胡庚祥，蔡珣，戎永华．材料科学基础［M］．2版．上海：上海交通大学出版社，2000.

［2］胡庚祥，钱苗根．金属学［M］．上海：上海科学技术出版社，1980.

［3］徐祖耀，李鹏兴．材料科学导论［M］．上海：上海科学技术出版社，1986.

［4］范晓嫚，徐流杰．金属材料强化机理与模型综述［J］．铸造技术，2017，38（12）：2796-2798.

［5］张玲，李英龙．镁合金晶粒细化方法研究进展［J］．铸造，2019，68（11）：1195-1203.

［6］张永强，赵建宁，包倪荣．医用镁合金表面处理的研究与应用［J］．中国组织工程研究，2018，22（22）：3589-3594.

［7］曲立杰．镁合金表面超声微弧氧化生物涂层的组织结构与性能［D］．哈尔滨：哈

尔滨工业大学，2015.

[8] 张光曦，刘世锋，杨鑫，等.增材制造技术制备生物植入材料的研究进展［J］.粉末冶金技术，2019，37（04）：312-318.

[9] 张梦月，雷瑾亮，赵政.医用3D打印技术及材料发展现状与趋势［J］.科技中国，2020（03）：21-24.

[10] 张文毓.生物医用金属材料研究现状与应用进展［J］.金属世界，2020（01）：21-27.

[11] 刘杰，汤慧萍，王建，等.硬组织植入金属多孔材料制备方法研究进展［A］//2011中国功能材料科技与产业高层论坛论文集［C］.第二卷，2011：131-137.

[12] 本刊编辑部.生物医用材料：产业发力　未来可期［J］.新材料产业，2019（12）：1.

第3章 生物医用金属降解机理、力学与腐蚀性能评价方法

生物医用金属材料在医学上的应用带来了治疗技术的巨大进步，一般用于外科辅助器材、人工器官、硬组织、软组织等各个方面，应用极为广泛。生物医用金属材料应用中的主要问题是由于生理环境的腐蚀而造成的金属离子向周围组织扩散及植入材料自身性质的退变。因此，生物医用金属材料还需要在降解机理、腐蚀速度控制、力学性能等方面进行更为深入的研究。

3.1 生物医用金属降解机理

在生理环境下或模拟环境下，医疗器械或生物材料的改变，包括完整性丧失或性能降低，此种现象称为生物降解。因为所有的材料都有降解和腐蚀的现象，只是降解速率和程度不同，所以生物可降解材料就是生物降解速率相对较快、降解较为彻底的一类材料。生物可降解材料的种类多、范围广，包括高分子类、生物陶瓷类、生物衍生物类、金属类、生物活性物质与无生命的材料结合而成的杂化材料类等。各类降解材料的降解机理各有不同，对其了解的程度也不尽相同，本章节将就材料的不同分类分别叙述其降解机理。

3.1.1 热降解

热降解指聚合物在加热时所发生的降解过程，是聚合物降解的一种重要方式。热降解反应有三种：

（1）在受热过程中从高分子链上脱落下来各种小分子，如聚氯乙烯受热脱 HCl，聚乙酸乙烯酯脱乙酸等，其特点是随加热温度的增高或时间的延长，消除反应加剧，但一般主链不断裂，对性能影响不大；

（2）无规降解，加热时高分子主链从中部弱键处断裂，产生了各种无规律的低分子，如聚乙烯、聚丙烯的热降解。其特点是分子量下降、状态变黏、力学性能大幅度下降，但质量变化不大；

（3）解聚反应，键的断裂发生在高分子链上，从高分子的链端开始降解，分解生成聚合前的单体。如聚甲基丙烯酸甲酯和聚四氟乙烯的热降解均属此类。

3.1.2 生物降解

生物降解指材料在生物体内通过溶解、酶解、细胞吞噬等作用，在组织长入的过程

中不断从体内排出，修复后的组织完全替代植入材料的位置，而材料在体内不存在残留的性质。

生物降解材料按其生物降解过程大致可分为两类。

（1）一类为完全生物降解材料，如天然高分子纤维素、人工合成的聚己内酯等，其分解作用主要来自：①由于微生物的迅速增长导致塑料结构的物理性崩溃；②由于微生物的生化作用、酶催化或酸碱催化下的各种水解；③其他各种因素造成的自由基连锁式降解。

（2）另一类为生物崩解性材料，如淀粉和聚乙烯的掺混物，其分解作用主要由于添加剂被破坏并削弱了聚合物链，使聚合物分子量降解到微生物能够消化的程度，最后分解为二氧化碳（CO_2）和水。聚乙烯醇为可生物降解树脂，故淀粉基聚乙烯醇塑料可完全生物降解。

生物降解的研究内容包括生物自身所具有的降解能力，有机物降解难易的规律，水溶性和非水溶性有机物生物降解的机理，以及生物降解的途径等。主要是以传统塑料（PP、PE、PS 等）添加部分淀粉或可生物降解材料，废弃后通过所含的淀粉或可生物降解材料在环境中的生物降解，使聚合物性能降低并分解成碎片。这种材料因为在环境降解过程中只降解掉淀粉或可生物降解成分，其他传统聚合物材料的物性并没有被改变，只是变成了比较小的碎片而没有被降解。因此这种材料更难以回收处理，工业堆肥也无法降解，造成的污染可能更加严重。

3.1.3　光致降解

光致降解，通常是指有机物在光的作用下，逐步氧化成低分子中间产物，最终生成 CO_2、H_2O 及其他的离子如 NO_3^-、PO_4^{3-}、Cl^- 等。有机物的光致降解可分为直接光降解、间接光降解。直接光降解是指有机物分子吸收光能后进一步发生的化学反应，间接光降解是指周围环境存在的某些物质吸收光能成激发态，再诱导一系列有机污染的反应，间接光降解对环境中难生物降解的有机污染物更为重要。

在日光照射下，光降解塑料吸收紫外线等辐射能后发生光引发作用，使键能减弱，长链分裂成较低分子量的碎片，聚合物的完整性受到破坏，物理性能下降。较低分子量的碎片在空气中进一步发生氧化作用，产生自由基断链反应，降解成为能被生物分解的低分子量化合物，最后被彻底氧化为 CO_2 和 H_2O。整个降解过程是由光降解和自由基断链氧化反应相结合的 Norrish 反应。

利用光化学反应降解污染物的途径，包括无催化剂和有催化剂参与的光化学氧化过程。前者多采用氧和过氧化氢作为氧化剂，在紫外光的照射下使污染物氧化分解；后者又称光催化氧化，一般可分为均相催化和非均相催化两种类型。

均相光催化降解中较常见的是以 Fe^{2+} 或 Fe^{3+} 及 H_2O_2 为介质，通过 photo-Fenton 反应产生·HO 使污染物得到降解；非均相光催化降解中较常见的是在污染体系中投加一定量的光敏半导体材料，同时结合一定量的光辐射，使光敏半导体在光的照射下激发产生电子-空穴对，吸附在半导体上的溶解氧、水分子等与电子-空穴作用，产生·HO 等氧化性极强的自由基，再通过与污染物之间的羟基加和、取代、电子转移等使污染物全部或接近全部矿化。

3.1.4 生物医用金属腐蚀降解机理

金属材料在现代工农业生产中占有极其重要的地位。不仅在机械制造、交通运输、国防科技等各个部门之间都需要大量的金属材料，而且在人们日常生活用品中也离不开金属材料。金属材料不仅具有优良的使用性能，包括材料的物理、化学和力学性能；而且还具有良好的工艺性能，包括铸造性能、压力加工性能、焊接性能、热处理性能、切削加工性能。因此，金属材料是现代最重要的工程材料。但随着使用时间的推移，金属材料制品都有一个可使用寿命。在使用过程中，金属将受到程度不同的直接或间接的损坏，通常将常见金属损坏的形式归纳为腐蚀、断裂和磨损。

从热力学观点考虑，金属的电化学腐蚀过程是单质形式存在的金属和它的周围电解质组成的体系，从一个热力学不稳定状态过渡到热力学稳定状态的过程。其结果是生成各种化合物，同时引起金属结构的破环。

腐蚀的定义[1]有着种种说法：①因材料与环境反应而引起的材料的破坏和变质；②除了单纯机械破坏以外的材料的一切破坏；③冶金的逆过程。

定义①是将腐蚀的定义扩大到所有材料。自 20 世纪 50 年代以来，随着非金属材料的迅速发展和使用，所引起的非金属材料的破坏现象日益增多和严重，因此，将金属腐蚀与非金属腐蚀统一在一个定义之内。该定义可使用于塑料、混凝土、橡胶、木材和涂料等的老化和破坏。

定义②用意在区别单纯机械破坏，如机械断裂与应力腐蚀破裂、磨损和腐蚀。前者属于破坏，后者属于腐蚀破坏。

定义③是指在自然界金属通常以矿石形式存在，如多数铁矿石含有铁的氧化物。冶金过程则是将矿石中氧化物还原为金属并将金属精炼或合金化成为金属材料。当钢铁腐蚀时，生成铁锈。其主要成分是水合氧化铁。可见，钢铁的腐蚀过程就是将金属氧化为矿石或化合物，是冶炼的逆过程，即回到它的自然存在状态。实际上，金属和非金属在腐蚀环境和条件以及腐蚀原理上具有很大的差异。故此，本书只介绍金属腐蚀而不涉及非金属材料的腐蚀问题。

通常将金属腐蚀定义[2]为：金属与周围环境介质之间发生化学和电化学作用而引起的变质和破坏。金属腐蚀的本质是金属原子失去电子变为离子，金属发生氧化反应。金属在腐蚀过程中所发生的化学变化，从根本上来说就是金属单质被氧化形成化合物。如碳钢在大气中生锈，在海水中钢质船壳的锈蚀，在土壤中地下输出钢质管线的穿孔，热力发电站中锅炉的损坏以及轧钢过程中氧化铁皮的生成，金属机械和装置与腐蚀性介质

（酸、碱和盐）接触而导致损坏等都是最常见的腐蚀现象。

1. 根据腐蚀过程[3]的特点，可以将金属腐蚀分为化学腐蚀、电化学腐蚀和物理腐蚀等三类。

1）化学腐蚀：是指金属表面与非电解质发生纯化学反应而引起的损坏。通常在一些干燥气体及非电解质溶液中进行。其反应历程的特点是金属表面的原子与非电解质中的氧化剂直接发生氧化还原反应而形成腐蚀产物。在腐蚀过程中，电子的传递是金属与氧化剂之间直接进行，故腐蚀时不产生电流。

2）电化学腐蚀：是指金属表面与电解质溶液发生电化学反应而产生的破坏，反应过程中有电流产生。通常按电化学机理进行的腐蚀反应至少有一个阳极反应和阴极反应，并以流过金属内部的电子流和介质中的离子流构成回路。阳极反应是氧化过程，即金属失去电子而成为离子状态进入溶液；阴极反应是还原过程，即金属内剩余电子在金属表面/溶液界面上被氧化剂吸收。电化学腐蚀是最普遍、最常见的腐蚀。金属在大气、海水、土壤及酸、碱、盐等介质中所发生的腐蚀皆属此类。

电化学作用也可以和机械、力学、生物作用共同导致金属的破坏。当金属同时受到电化学和拉应力作用时，将发生应力腐蚀破裂。当电化学和交变应力共同作用时，金属会发生腐蚀疲劳。若金属同时受到电化学和机械磨损的作用，则可发生磨损腐蚀。微生物的新陈代谢物能为电化学腐蚀创造必要的条件，促进金属的腐蚀，称为微生物腐蚀。

3）物理腐蚀：是指金属由于单纯的物理溶解作用所引起的损坏。在液态金属中可以发生物理腐蚀，这种腐蚀不是由化学或电化学反应造成，而是由物理溶解所致，例如用来盛放熔融锌的钢容器，由于铁被液态锌溶解而损坏。

2. 根据腐蚀的形式，可将腐蚀分为全面腐蚀和局部腐蚀两大类。

1）全面腐蚀：腐蚀分布在整个金属表面，它可以是均匀的，也可以是不均匀的，碳钢在强酸、强碱中发生的腐蚀属于均匀腐蚀。

2）局部腐蚀：局部腐蚀主要发生在金属表面某一区域，而表面的其他部分则几乎未被破坏。局部腐蚀[4-5]有很多类型，主要包括：

（1）点蚀

点蚀又称坑蚀和小孔腐蚀。由于金属材料中存在缺陷、杂质和溶质等的不均一性，当金属浸入含有某些活性阴离子（如 Cl^- 等）的电解质溶液时，这些活性阴离子首先被吸附在金属表面某些活性点上，从而使金属表面钝化膜发生破坏。一旦这层钝化膜被破坏又缺乏自钝化能力时，金属表面就发生腐蚀。这是因为在金属表面缺陷处易漏出基体金属，使其呈活化状态，而钝化膜处仍为钝态，这样就形成了活性-钝性腐蚀电池，由于阳极面积比阴极面积小得多，阳极电流密度很大，所以腐蚀往深处发展，金属表面很快就被腐蚀成小孔，通常其腐蚀程度大于其孔径，严重时可使设备穿孔，这种现象被称为点蚀。不锈钢和铝合金在含有氯离子的溶液中常呈现出这种破坏形式。

点蚀虽然失重不大，但由于阳极面积很小，所以腐蚀速率很快，严重时可造成设备穿孔，使大量的油、水、气泄漏，有时甚至造成火灾、爆炸等严重事故，危险性很大。点蚀会使晶间腐蚀、应力腐蚀和腐蚀疲劳等加剧，在很多情况下点蚀是这些类型腐蚀的起源。

（2）缝隙腐蚀

在电解质溶液中，像铆接、焊接、螺栓连接等金属与金属间的连接结构，或金属与非金属连接，由于接触面间的缝隙内存在电解质溶液，形成浓差电池，从而产生局部腐蚀的现象。缝隙腐蚀可以在不同的金属和不同的电解质溶液中出现，从而给生产设备的正常运行造成严重障碍，甚至发生破坏事故。钝化金属如不锈钢、铝合金、钛等对缝隙腐蚀的敏感性最大。在电解质溶液中，氧气浓度增加，缝隙腐蚀量增加；pH 值减小，阳极溶解速度增加，缝隙腐蚀量也增加；活性阴离子的浓度增加，缝隙腐蚀敏感性升高。

（3）电偶腐蚀

当两种具有不同电极电位的金属相互接触并浸入电解质溶液时，所发生的电化学腐蚀即电偶腐蚀。可以发现，电位较负的金属腐蚀加速，而电位较正的金属腐蚀速率减缓，产生腐蚀的驱动力是两种不同金属接触后产生的电位差。例如热交换器中的不锈钢管和碳钢花板连接处，碳钢在水中作为阳极而被加速腐蚀。

（4）晶间腐蚀

晶间腐蚀就是金属材料在适宜的腐蚀性介质中沿晶界发生和发展的局部腐蚀破坏形态。这种腐蚀首先在晶粒边界上发生，并沿着晶界向纵深处发展，这时，虽然从金属外观看不出有明显的变化，但其力学性能却已大幅度降低了，失去了原有的机械强度。通常晶间腐蚀出现于奥氏体、铁素体不锈钢和铝合金的构件。

一般认为，晶界合金元素的贫化是产生晶间腐蚀的主要原因。通过提高材料的纯度，去除碳、氮、磷和硅等有害微量元素或加入少量稳定化元素（如钛、铌），以控制晶界上析出的碳化物及采用适当的热处理制度和适当的加工工艺，可防止晶间腐蚀的产生。

（5）应力腐蚀破裂

金属在拉应力和腐蚀介质共同作用下，使金属材料发生腐蚀性破裂，根据腐蚀介质性质和应力状态的不同，在金相显微镜下，显微裂纹呈穿晶、沿晶或两者混合形式。应力腐蚀破裂是局部腐蚀中危害最大的，因为它们发生后用肉眼在金属表面很不易察觉，一般也没有预兆，具有突然破坏性。

应力腐蚀的产生有两个基本条件：一是材料对介质具有一定的应力腐蚀开裂敏感性；二是存在足够高的拉应力。导致应力腐蚀开裂的应力可以来自工作应力，也可以来自制造过程中产生的残余应力。据统计，在应力腐蚀开裂事故中，由残余应力所引起的占 80% 以上，而由工作应力引起的则不足 20%。

（6）氢脆

氢脆又称为氢致开裂或氢损伤，是一种由氢所引起的材料塑性下降或开裂现象，所谓"损伤"是指材料的力学性能降级。这种现象有时又叫作"滞后破坏"，因为它需要经历一定时间后才发生。氢的来源有内含的及外来的两种，前者是指材料在冶炼及随后的机械制造（如焊接、酸洗、电镀等）过程中吸收到的氢；而后者则是指材料在致氢环境中使用时所吸收的氢；它们可分别简称为"内氢"及"外氢"。外氢的环境包括含有氢气的气体、能分解而生成氢原子或分子的水溶液、碳氢化合物等。

（7）疲劳腐蚀

疲劳腐蚀是指金属材料在交变应力和腐蚀介质共同作用下的一种腐蚀。疲劳破坏的应力值低于屈服点，在一定的临界循环应力值（疲劳极限或称疲劳寿命）以上时，才会发生疲劳破坏。而疲劳腐蚀却可能在很低的应力条件下就发生破断，因而它是很危险的。

影响材料疲劳腐蚀的因素主要有应力交变速度、介质温度、介质成分、材料尺寸、加工和热处理等。增加载荷循环速度、降低介质的 pH 值或升高介质的温度，都会使疲劳腐蚀强度下降。材料表面的损伤或较低的粗糙度所产生的应力集中，会使疲劳极限下降，从而也会降低疲劳强度。

（8）选择性腐蚀

选择性腐蚀是指合金中的某一组分由于活性较强优先地溶解到电解质溶液中去，从而造成另一组分富集于金属表面上。例如黄铜脱锌、青铜脱锡、铜铝合金脱铝等即属于这类腐蚀。这种选择性腐蚀只发生在二元或多元固溶体合金中。此时较贵的金属保持稳定或重新沉淀，腐蚀过程本身组成了一个原电池，其中较贵的金属作为阴极，而合金则作为阳极。

3.2　生物医用金属力学性能测试

生物医用金属材料用于生产植入物，目的是补偿或替换患病的受损活组织或器官。由于高机械强度和断裂韧性的优异结合，生物医用金属材料构成了主要用于整形外科和牙科应用的大量生物材料。金属合金作为结构生物材料在重建手术，尤其是骨科手术中起着主要作用，最近在非骨组织（如血管）中得到了更广泛的应用。这些生物材料可以根据其基本金属分为五类：不锈钢、钛基合金、钴基合金、镍钛合金和镁合金。为不同的生物医学设备选择最合适的材料是一个复杂的过程，每种应用都应满足生物学要求，并且材料应能够满足大多数需求，它取决于许多因素，例如生物相容性、耐腐蚀性和耐磨性以及机械性能[6]。

生物材料应具有特定的物理、机械、化学和生物特性。微观结构、相、密度和孔隙率是物理性质。材料的强度、刚度、硬度和韧性以及不同的失效机理是机械性能。材料的化学性质如组成、键和原子结构。生物特性描述了材料在生物环境中的行为。重要的是，生物特性取决于生物环境，因此"体外"的特性是在所创建的生物环境中进行测量的，而"体内"的特性是在动物或人体内部进行的测量。

根据基本定义，通过金属键连接的材料称为金属。由于金属键中有大量自由电子，金属具有导热和导电性，并且在机械性能方面表现出可塑性。通常，金属生物材料的主要优点在于非常高的强度。除了具有高的强度、刚度和韧性外，由于数千年的经验，金属材料也可以可靠地加工。与陶瓷或聚合材料相比，金属具有较高的机械强度和断裂韧性，因此更适合于承重应用。作为生物材料，它们主要用于整形外科和牙科应用。

3.2.1 机械性能

金属材料在载荷作用下抵抗破坏的性能，称为机械性能[7]（或称为力学性能）。金属材料使用性能的好坏，决定了它的使用范围与使用寿命。金属材料的机械性能是零件的设计和选材时的主要依据，外加载荷性质不同（例如拉伸、压缩、扭转、冲击、循环载荷等），对金属材料要求的机械性能也将不同。常说的机械性能主要有：弹性、塑性、刚度、时效敏感性、强度、硬度、冲击韧性、疲劳强度和断裂韧性等。

通常，材料的机械性能决定了材料在受到机械载荷时的行为。材料承受施加的载荷而没有任何永久变形的能力以两种方式表示，即强度和硬度。强度是根据设计要求以多种方式定义的，而硬度可以定义为耐压痕或耐刮擦性。

1. 硬度测试（Hardness）

材料局部抵抗硬物压入其表面的能力称为硬度。固体对外界物体入侵的局部抵抗能力是比较各种材料软硬的指标。

硬度分为：①划痕硬度。主要用于比较不同矿物的软硬程度，方法是选一根一端硬一端软的棒，将被测材料沿棒划过，根据出现划痕的位置确定被测材料的软硬。定性地说，硬物体划出的划痕长，软物体划出的划痕短。②压入硬度。主要用于金属材料，方法是用一定的载荷将规定的压头压入被测材料，以材料表面局部塑性变形的大小比较被测材料的软硬。由于压头、载荷以及载荷持续时间的不同，压入硬度有多种，主要是布氏硬度、洛氏硬度、维氏硬度和显微硬度等几种。③回跳硬度。主要用于金属材料，方法是使一特制的小锤从一定高度自由下落冲击被测材料的试样，并以试样在冲击过程中储存（继而释放）应变能的多少（通过小锤的回跳高度测定）确定材料的硬度。

硬度不是一个简单的物理概念，而是材料弹性、塑性、强度和韧性等力学性能的综合指标。硬度试验根据其测试方法的不同可分为静压法（如布氏硬度、洛氏硬度、维氏硬度等）、划痕法（如莫氏硬度）、回跳法（如肖氏硬度）及显微硬度、高温硬度等多种方法。

（1）洛氏硬度

洛氏硬度（HRC）一般用于硬度较高的材料，如热处理后的硬度等。

洛氏硬度（HRC）是以压痕塑性变形深度来确定硬度值指标。以 0.002mm 作为一个硬度单位。当布氏硬度 HB > 450 或者试样过小时，不能采用布氏硬度试验而改用洛氏硬度计量。它是用一个顶角 120° 的金刚石圆锥体或直径为 1.59mm、3.18mm 的钢球，在一定载荷下压入被测材料表面，由压痕的深度求出材料的硬度。

（2）布氏硬度

布氏硬度（HB）一般用于材料较软的时候，如有色金属、热处理之前或退火后的钢铁。

布氏硬度（HB）是以一定大小的试验载荷，将一定直径的淬硬钢球或硬质合金球压入被测金属表面，保持规定时间，然后卸荷，测量被测表面压痕直径。布氏硬度值是载荷除以压痕球形表面积所得的商。一般为：以一定的载荷将一定大小的淬硬钢球压入材料表面，保持一段时间，去载后，负荷与其压痕面积之比值，即为布氏硬度值（HB），单位为 N/mm^2。

测试载荷与测试钢球的直径需根据材料的实际性能确定。

（3）维氏硬度

维氏硬度试验方法是英国史密斯（R. L. Smith）和塞德兰德（C. E. Sandland）于 1925 年提出的。英国的维克斯—阿姆斯特朗（Vickers-Armstrong）公司试制了第一台以此方法进行试验的硬度计。和布氏硬度、洛氏硬度试验相比，维氏硬度试验测量范围较宽，从较软材料到超硬材料，几乎涵盖各种材料。

维氏硬度的测定原理基本上和布氏硬度相同，也是根据压痕单位面积上的载荷来计算硬度值。所不同的是，维氏硬度试验的压头是金刚石的正四棱锥体。试验时，在一定载荷的作用下，试样表面上压出一个四方锥形的压痕，测量压痕对角线长度，借以计算压痕的表面积，载荷除以表面积的数值就是试样的硬度值，用符号 HY 表示。

（4）里氏硬度

里氏硬度以 H 表示。里氏硬度测试技术是由瑞士狄尔马·里伯博士发明的，它是用一定质量的装有碳化钨球头的冲击体，在一定力的作用下冲击试件表面，然后反弹。由于材料硬度不同，撞击后的反弹速度也不同。在冲击装置上安装有永磁材料，当冲击体上下运动时，其外围线圈便感应出与速度成正比的电磁信号，再通过电子线路转换成里氏硬度值。

（5）肖氏硬度

肖氏硬度以 HS 表示，是表示材料硬度的一种标准。它由英国人肖尔（Albert F. Shore）首先提出。它是应用弹性回跳法将撞销从一定高度落到所试材料的表面上而发生回跳。撞销是一只具有尖端的小锥，尖端上常镶有金刚钻。测试数值为 1000 × 撞销返回速度/撞销初始速度（即为碰撞前后的速度比乘以 1000）。

（6）巴氏硬度

巴柯尔（Barco1）硬度（简称巴氏硬度），最早由美国 Barber-Colman 公司提出，是近代国际上广泛采用的一种硬度门类。它是以一定形状的硬钢压针，在标准弹簧试验力作用下，压入试样表面，用压针的压入深度确定材料硬度，定义每压 0.0076mm 为一个巴氏硬度单位。巴氏硬度单位表示为 HBa。

（7）努氏硬度

努氏硬度是作为绝对数值而测得的硬度，主要在加工方面使用该数值。一般来说，金刚石的努氏硬度为 $7000 \sim 8000 kg/mm^2$。

（8）韦氏硬度

将一定形状的硬钢压针，在标准弹簧试验力作用下压入试样表面，用压针的压入深度确定材料硬度，定义 0.01mm 的压入深度为一个韦氏硬度单位。韦氏硬度单位表示为 HW。

2. 强度（Strength）

强度是指零件承受载荷后抵抗发生断裂或超过容许限度的残余变形的能力。也就是说，强度是衡量零件本身承载能力（即抵抗失效能力）的重要指标。强度是机械零部件首先应满足的基本要求。机械零件的强度一般可以分为静强度、疲劳强度（弯曲疲劳和接触疲劳等）、断裂强度、冲击强度、高温和低温强度、在腐蚀条件下的强度和蠕变、胶合强度等项目。强度的试验研究是综合性的研究，主要是通过其应力状态来研究零部件的受力状况以及预测破坏失效的条件和时机。

强度是指材料承受外力而不被破坏（不可恢复的变形也属被破坏）的能力。根据受力种类的不同分为以下几种：

（1）抗压强度：材料承受压力的能力；

（2）抗拉强度：材料承受拉力的能力；

（3）抗弯强度：材料对致弯外力的承受能力；

（4）抗剪强度：材料承受剪切力的能力。

金属材料在外力作用下抵抗永久变形和断裂的能力称为强度。按外力作用的性质不同，主要有屈服强度、抗拉强度、抗压强度、抗弯强度等，工程常用的是屈服强度和抗拉强度，这两个强度指标可通过拉伸试验测出。

3.2.2　拉伸性能

当材料受到一定的力时，首先会发生弹性变形，然后发生塑性变形。这些弹性变形和塑性变形的程度将主要取决于材料的种类和施加载荷的速率。从弹性状态到塑性状态的变化以材料的屈服应力为特征。

拉伸试验[8]是指在承受轴向拉伸载荷下测定材料特性的试验方法。利用拉伸试验得到的数据可以确定材料的弹性极限、伸长率、弹性模量、比例极限、面积缩减量、拉伸强度、屈服点、屈服强度和其他拉伸性能指标。从高温下进行的拉伸试验可以得到蠕变数据。

拉伸试验可测定材料的一系列强度指标和塑性指标[9]。强度通常是指材料在外力作用下抵抗产生弹性变形、塑性变形和断裂的能力。材料在承受拉伸载荷时，当载荷不增加而仍继续发生明显塑性变形的现象叫作屈服。产生屈服时的应力，称屈服点或称物理屈服强度。工程上有许多材料没有明显的屈服点，通常把材料产生的残余塑性变形为 0.2% 时的应力值作为屈服强度，称条件屈服极限或条件屈服强度。材料在断裂前所达到的最大应力值，称抗拉强度或强度极限（图 3-1）。

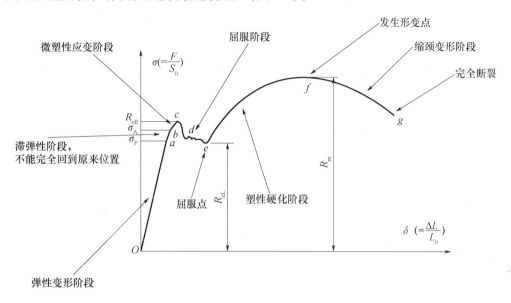

图 3-1　金属材料拉伸试验应力-应变曲线

塑性是指金属材料在载荷作用下产生塑性变形而不致破坏的能力，常用的塑性指标是延伸率和断面收缩率。延伸率又叫伸长率，是指材料试样受拉伸载荷折断后，总伸长度同原始长度比值的百分数，用 δ 表示。断面收缩率是指材料试样在受拉伸载荷拉断后，断面缩小的面积同原截面面积比值的百分数，用 Z 表示。

1. 抗拉强度（tensile strength）

试样拉断前承受的最大拉力称拉应力。抗拉强度（R_m）指材料在拉断前承受的最大应力值。

抗拉强度是金属由均匀塑性变形向局部集中塑性变形过渡的临界值，也是金属在静拉伸条件下的最大承载能力。对于塑性材料，它表征材料最大均匀塑性变形的抗力。拉伸试样在承受最大拉应力之前，变形是均匀一致的，但超出之后，金属开始出现颈缩现象，即产生集中变形；对于没有（或很小）均匀塑性变形的脆性材料，它反映了材料的断裂抗力。符号为 R_m，单位为 MPa。

试样在拉伸过程中，材料经过屈服阶段后进入强化阶段，随着横向截面尺寸明显缩小，在拉断时所承受的最大力（F_b），除以试样原横截面面积（A_0）所得的应力（σ），称为抗拉强度或者强度极限（σ_b），单位为 N/mm^2（MPa）。它表示金属材料在拉力作用下抵抗破坏的最大能力。计算公式为：

$$\sigma_b = \frac{F_b}{A_0} \tag{3-1}$$

式中　F_b——试样拉断时所承受的最大力（N）；

　　　A_0——试样原始横截面积（mm^2）。

当钢材屈服到一定程度后，由于内部晶粒重新排列，其抵抗变形能力又重新提高，此时变形虽然发展很快，但只能随着应力的提高而提高，直至应力达最大值。此后，钢材抵抗变形的能力明显降低，并在最薄弱处发生较大的塑性变形，此处试件截面迅速缩小，出现颈缩现象，直至断裂破坏。

2. 屈服强度（yield strength）

屈服强度是金属材料发生屈服现象时的屈服极限，亦即抵抗微量塑性变形的应力。屈服极限是材料屈服的临界应力值，常用符号 σ_s 表示。对于屈服现象明显的材料，屈服强度就是屈服点的应力（屈服值）；对于屈服现象不明显的材料，屈服强度是与应力-应变的直线关系的极限偏差达到规定值（通常为 0.2% 的原始标距）时的应力。大于此极限的外力作用，将会使零件永久失效，无法恢复。如低碳钢的屈服极限为 207MPa，当在大于此极限的外力作用之下，零件将会产生永久变形；小于 207MPa，零件还会恢复原来的样子。计算公式如下：

$$\sigma_s = \frac{F_s}{A_0} \tag{3-2}$$

式中　F_s——试样产生屈服现象时所承受的最大外力（N）；

　　　A_0——试样原来的截面面积（m^2）；

　　　σ_s——屈服强度（MPa）。

屈服强度通常用作固体材料力学机械性质的评价指标，是材料的实际使用极限。因为在应力超过材料屈服极限后产生塑性变形，应变增大，使材料失效，不能正常使用。

3. 断面收缩率（percentage reduction of area、reduction of area）

断面收缩率是材料的塑性指标之一。断面收缩率（Z）表示材料在拉伸断裂后，断面最大缩小面积与原断面面积百分比，单位为%。计算公式如下：

$$Z = \frac{S_0 - S_1}{S_1} \times 100\% \tag{3-3}$$

式中　S_0——试样平行长度部分的原始横截面面积；

　　　S_1——试样拉断之后颈缩处最小横截面面积。

4. 伸长率（percentage elongation）

伸长率是指在拉力作用下，密封材料硬化体的伸长量占原来长度的百分率，单位为%。弹性恢复率是指密封材料硬化体产生的变形能否完全恢复的程度。伸长率越大，且弹性恢复率越大，表明密封材料的变形适应性越好。

伸长率是材料刚性的倒数指标，用材料的拉伸量与自然状态下长度比的百分数表示。材料允许伸长率是指在不发生永久性损坏或永久变形前的最大伸长率。

断后伸长率是指试样拉断后标距的伸长与原始标距的百分比。断后伸长率的计算公式为：

$$\sigma_{\mathrm{h}} = \frac{L_{\mathrm{h}} - L_0}{L_0} \times 100\% \qquad (3\text{-}4)$$

式中　L_0——最初标距长度（在试件变形前的标距长度）；

　　　L_{h}——最终标距长度（在试件断裂后并且将断裂部分仔细地对合在一起使之处于一直线上的标距长度）。

伸长率和断面收缩率表示材料断裂前经受塑性变形的能力。伸长率越大或断面收缩率越高，说明材料塑性越大。材料塑性大，不仅便于进行各种加工，而且能保证材料在建筑上的安全使用。这是因为材料的塑性变形能调整局部高峰应力，使之趋于平缓，以免引起建筑结构的局部破坏及其所导致的整个结构破坏；材料在塑性破坏前，有很明显的变形和较长的变形持续时间，便于人们发现和补救。

3.2.3　冲击性能

冲击载荷指以较高的速度施加到零件上的载荷，当零件在承受冲击载荷时，瞬间冲击所引起的应力和变形比静载荷时要大得多，因此，在制造这类零件时，就必须考虑到材料的抵抗冲击载荷能力，即材料的冲击性能（图 3-2）。

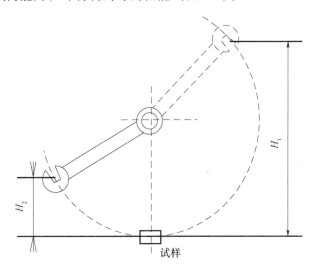

图 3-2　缺口试样冲击弯曲试验

冲击试验[10]利用的是能量守恒原理，即冲击试样消耗的能量是摆锤试验前后的势能差。试验在摆锤式冲击试验机上进行。将试样水平放在试验机支座上，缺口位于冲击相背方向。试验时，将具有一定质量的摆锤抬起至一定高度 H_1，使其获得一定的势能，然后将摆锤放下，在摆锤下落至最低位置处将试样冲断，之后摆锤升至高度 H_2，摆锤在冲断试样时所做的功称为冲击吸收功（A_{K}），G 为摆锤重力，计算公式如下：

$$A_{\mathrm{K}} = G (H_1 - H_2) \qquad (3\text{-}5)$$

冲击韧性是指材料在冲击载荷作用下吸收塑性变形功和断裂功的能力，反映材料内部的细微缺陷和抗冲击性能。冲击韧度指标的实际意义在于揭示材料的变脆倾向，是反映金属材料对外来冲击负荷的抵抗能力，一般由冲击韧性值（a_K）和冲击吸收功（A_K）表示，其单位分别为 J/cm^2 和 J。冲击韧性 a_K 表示为冲击吸收功（A_K）除以缺口底部净横截面积（S_N），计算公式如下：

$$a_K - \frac{A_K}{S_N} \tag{3-6}$$

a_K 值取决于材料及其状态，同时与试样的形状、尺寸有很大关系。a_K 值对材料的内部结构缺陷、显微组织的变化很敏感，如夹杂物、偏析、气泡、内部裂纹、钢的回火脆性、晶粒粗化等都会使 a_K 值明显降低；同种材料的试样，缺口越深、越尖锐，缺口处应力集中程度越大，越容易变形和断裂，冲击功越小，材料表现出来的脆性越高。因此不同类型和尺寸的试样，其 a_K 或 A_K 值不能直接比较。

3.2.4 断裂方式

金属断裂[11]是材料在外力作用下，破断成为两部分的现象。

机器零件断裂后不仅完全丧失服役能力，而且还可能造成不应有的经济损失及伤亡事故。断裂是机器零件最危险的失效形式。按断裂前是否产生塑性变形和裂纹扩展路径做如下分类。

1. 按断裂前塑性形变大小分类

根据材料断裂前所产生的宏观塑性变形量大小来确定断裂类型，可分为韧性断裂与脆性断裂。

韧性断裂的特征是断裂前发生明显的宏观塑性变形，用肉眼或低倍显微镜观察时，断口呈暗灰色纤维状，有大量塑性变形的痕迹。脆性断裂则相反，断裂前从宏观来看无明显塑性变形积累，断口平齐而发亮，常呈人字纹或放射花样。

宏观脆性断裂是一种危险的突然事故。脆性断裂前无宏观塑性变形，又往往没有其他预兆，一旦开裂后，裂纹迅速扩展，造成严重的破坏及人身事故。因而对于使用有可能产生脆断的零件，必须从脆断的角度计算其承载能力，并且应充分估计过载的可能性。

宏观塑性断裂的危险性远较脆断小。由于塑断前产生明显的塑性变形使零件不能正常运行，就会引起人们的注意，及时采取措施，防止断裂的产生。即使由于短时的突然过载，一般也只能造成局部开裂，不会整体断裂或飞出碎片造成灾难性事故。对于使用有可能产生塑性断裂的零件，只需按材料的屈服强度计算其承载能力，一般即能保证安全使用。

2. 按裂纹扩展路径分类

当多晶体金属断裂时，根据裂纹扩展所走的路径，分为穿晶断裂和沿晶断裂。穿晶断裂的特点是裂纹穿过晶内。沿晶断裂时裂纹沿晶界扩展。穿晶断裂可能是韧性的，也可能是脆性的，而沿晶断裂多是脆性断裂。其余还有纯剪切断裂、微孔聚集型断裂与解理断裂。

金属断裂的方式还有很多，主要有表 3-1 中提到的方式。

表 3-1　金属断裂方式

分类方法	名称	特征
根据断裂前塑性形变大小分类	脆性断裂	断裂前没有明显的塑性变形，断口形貌是光亮的结晶状
	韧性断裂	断裂前产生明显的塑性变形，断口形貌是暗灰色纤维状
根据断裂面的取向分类	正断	断裂的宏观表面垂直于 σ_{max} 方向
	切断	断裂的宏观表面平行于 τ_{max} 方向
根据裂纹扩展的路径分类	穿晶断裂	裂纹穿过晶粒内部
	沿晶断裂	裂纹沿晶界扩展
根据断裂机理分类	解理断裂	无明显塑性变形 沿解理面分离，穿晶断裂
	微孔聚集型断裂	沿晶界微孔聚合，沿晶断裂 在晶内微孔聚合，穿晶断裂
	纯剪切断裂	沿滑移面分离剪切断裂（单晶体） 通过缩颈导致最终断裂（多晶体、高纯金属）

3.3　生物医用金属腐蚀性能测试

腐蚀是由周围环境的化学或电化学作用引起的材料破坏。腐蚀受多种因素影响，例如电化学、冶金、物理化学和热力学[4]。具有其他成分和体液的血液会为植入物创造腐蚀环境。在正常条件下，大多数人体液都含有约 0.9% 的盐水（主要为 NaCl）和其他微量离子，其中含有少量的可溶性蛋白质和氨基酸[12]。这些液体的 pH 值几乎是中性的（7.2 ~ 7.4）。但是，由于手术或受伤引起的炎性细胞分泌，体液的 pH 值可能会下降至 3 ~ 4。

任何金属材料均不能抵抗活组织内的腐蚀或电离[13]。由于不可避免地会发生腐蚀过程，因此已经接受了金属植入物系统的容许腐蚀速率应为 2.5×10^{-4} mm/a。最常见的腐蚀形式包括均匀腐蚀和局部腐蚀[14]，例如电偶腐蚀、点蚀、应力腐蚀开裂和疲劳腐蚀。重要的是，要强调局部腐蚀更加危险，因为它比均匀腐蚀更难预测。

植入物的腐蚀具有双重后果：首先是植入物的弱化和过早失效，其次是从植入物中释放腐蚀产物导致组织反应。与人体组织长时间接触后（温度和盐分升高），会发生表面腐蚀现象，从而导致局部系统释放的腐蚀产物发生率很高[15-16]。大量释放金属离子可能会造成一些有害影响。因此，金属生物材料的生物相容性直接由其耐腐蚀性和释放的金属离子的生物效应决定。金属腐蚀研究与测量的方法很多，下面简单介绍一些金属腐蚀测量的常用技术[17]。

3.3.1 质量法（Gravimetric Methods）

质量法是根据试样腐蚀前后的质量损失来表征腐蚀速率的一种测试方法，用途广、可靠，是有效的最基本的定量评定方法，它适用于实验室和现场试验，是测定金属腐蚀速率最可靠的方法之一，是其他金属腐蚀速率测定方法的基础。在均匀腐蚀的情况下，根据失重、面积和试验时间即可计算出平均腐蚀速度，常以 g/（m² · h）表示，引入材料的密度后即可换算为平均腐蚀深度，常以 mm/a 表示。该法的关键操作之一是完全清除表面腐蚀产物而又不损伤基体金属，根据腐蚀速度可作出耐蚀性的分类评级。

质量法是根据腐蚀前、后金属试件质量的变化来测定金属腐蚀速率的。质量法又可分为失重法（weight loss）和增重法（weight gain）两种。当金属表面上的腐蚀产物较容易除净，且不会因为清除腐蚀产物而损坏金属本体时常用失重法；当腐蚀产物牢固地附着在试件表面时则采用增重法。

把金属做成一定形状和大小的试件，放在腐蚀环境中（如大气、海水、土壤、各种试验介质等），经过一定的时间后，取出并测量其质量和尺寸的变化，即可计算其腐蚀速率。

对于失重法，用金属试样腐蚀后单位暴露表面积上、在单位时间内的质量损失评定被试金属材料的腐蚀速度。可通过下式计算金属的腐蚀速率：

$$v^- = \frac{m_0 - m_1}{S \cdot t} \tag{3-7}$$

式中　v^-——金属的腐蚀速率 [g/（m² · h）]；

　　　m_0——腐蚀前试件的质量（g）；

　　　m_1——经过一定时间的腐蚀，并除去表面腐蚀产物后试件的质量（g）；

　　　S——试件暴露在腐蚀环境中的表面积（m²）；

　　　t——试件腐蚀的时间（h）。

对于增重法，即当金属表面的腐蚀产物全部附着在上面，或者腐蚀产物脱落下来可以全部被收集起来时，可由下式计算腐蚀速率：

$$v^+ = \frac{m_2 - m_0}{S \cdot t} \tag{3-8}$$

式中　v^+——金属的腐蚀速率 [g/（m² · h）]；

　　　m_2——腐蚀后带有腐蚀产物的试件的质量（g）；

其余符号含义同式（3-7）。

对于密度相同或相近的金属，可以用上述方法比较其耐蚀性能。但是，对于密度不同的金属，尽管单位表面的质量变化相同，其腐蚀深度却不一样。此时，用单位时间内的腐蚀深度表示金属的腐蚀速率更为合适。其换算公式如下：

$$v_t = \frac{v^- \times 365 \times 24}{10^4 \rho} \times 10 = \frac{8.76}{\rho} v^- \tag{3-9}$$

式中　v_t——年腐蚀深度（mm/a）；

　　　　ρ——试验金属材料的密度（g/cm³）；

　　　　v^-——失重腐蚀速率 [g/（m²·h）]。

3.3.2　盐雾测试（Salt spray test）

腐蚀是材料或其性能在环境的作用下引起的破坏或变质。大多数的腐蚀发生在大气环境中，大气中含有氧气、湿度、温度变化和污染物等腐蚀成分和腐蚀因素。盐雾腐蚀就是一种常见和最有破坏性的大气腐蚀。盐雾对金属材料表面的腐蚀是由于含有的氯离子穿透金属表面的氧化层和防护层与内部金属发生电化学反应引起的。同时，氯离子含有一定的水合能，易被吸附在金属表面的孔隙、裂缝，排挤并取代氯化层中的氧，把不溶性的氧化物变成可溶性的氯化物，使钝化态表面变成活泼表面，造成对产品极坏的不良反应。

盐雾试验是一种主要利用盐雾试验设备所创造的人工模拟盐雾环境条件来考核产品或金属材料耐腐蚀性能的环境试验。它分为两大类，一类为天然环境暴露试验，另一类为人工加速模拟盐雾环境试验。人工模拟盐雾环境试验是利用一种具有一定容积空间的试验设备——盐雾试验箱，在其容积空间内用人工的方法，造成盐雾环境来对产品的耐盐雾腐蚀性能质量进行考核。与天然环境相比，其盐雾环境的氯化物的盐浓度，可以是一般天然环境盐雾含量的几倍或几十倍，使腐蚀速度大大提高，对产品进行盐雾试验，得出结果的时间也大大缩短。如在天然暴露环境下对某产品样品进行试验，待其腐蚀可能要 1 年，而在人工模拟盐雾环境条件下试验，只要 24 小时，即可得到相似的结果。

人工模拟盐雾试验又包括中性盐雾试验、醋酸盐雾试验、铜盐加速醋酸盐雾试验、交变盐雾试验。

（1）中性盐雾试验（NSS 试验）

它是出现最早，目前应用领域最广的一种加速腐蚀试验方法。一般情况下，它采用 5% 的氯化钠盐水溶液，溶液 pH 值调在中性范围（6.5 ~ 7.2）作为喷雾用的溶液。试验温度均取 35℃，要求盐雾的沉降率在 1 ~ 3mL/（80cm²·h）之间，沉降量一般都在 1 ~ 2mL/（80cm²·h）之间。

（2）醋酸盐雾试验（ASS 试验）

它是在中性盐雾试验的基础上发展起来的。在 5% 氯化钠溶液中加入一些冰醋酸，使溶液的 pH 值降为 3 左右，溶液变成酸性，最后形成的盐雾也由中性盐雾变成酸性。它的腐蚀速度要比 NSS 试验快 3 倍左右。

（3）铜盐加速醋酸盐雾试验（CASS 试验）

它是国外新近发展起来的一种快速盐雾腐蚀试验，试验温度为 50℃，盐溶液中加入少量铜盐——氯化铜，强烈诱发腐蚀。它的腐蚀速度大约是 NSS 试验的 8 倍。

（4）交变盐雾试验

它是一种综合盐雾试验，实际上是中性盐雾试验加恒定湿热试验。它主要用于空腔型的整机产品，通过潮态环境的渗透，使盐雾腐蚀不但在产品表面产生，也在产品内部产生。它是将产品在盐雾和湿热两种环境条件下交替转换，最后考核整机产品的电性能和机械性能有无变化。

3.3.3　化学浸泡试验

化学浸泡试验是把金属材料制成特定形状和尺寸的试片，在选定的介质中浸泡一定时间。取出后，通过称重、表观检查、测量蚀孔深度、考察力学性能或分析溶液成分等方法，评定金属材料的腐蚀行为。这种试验又称挂片试验。根据试片与溶液的相对位置，分为全浸试验、半浸试验和间浸试验三种。

1. 全浸试验

全浸试验将试片完全浸入溶液。此法操作简便，重现性好。在实验室试验时，可以严格控制各种影响因素（如充气状态、温度和流速等），可作模拟试验和加速试验。试验时悬挂于溶液中不同深度的孤立小试片的腐蚀效应与延伸于不同深度的长尺度试片的腐蚀效应是不同的，因为后者由于充气差异而形成宏观腐蚀电池效应。在自然水（海水或淡水）中的全浸试验是把试片安装在框架中，集装于吊笼内，浸入相同深度的水中。试片彼此之间绝缘，并与框架绝缘。试片主平面应平行于水流方向，互不遮蔽。

2. 半浸试验

半浸试验又称水线腐蚀试验。试片的一部分浸入溶液，而且使试片的尺寸（尤其是液面上下的面积比）保持恒定，使气相和液相交界的"水线"长期保持在试片表面的固定位置上，在"水线"附近可以观察到严重局部腐蚀。自然水中的半浸试验往往把装有试片的框架固定在浮筒或浮筏上。

3. 间浸试验

间浸试验使试片按照设定的循环程序，重复交替地暴露在溶液和气相中，又称交替浸泡试验。试验时需严格控制环境的温度和湿度，以保证试片表面的干湿变化频率。自然水中的间浸试验则是把安装有试片的框架固定在专用的间浸平台上，或安装在桥桩、码头的固定部位。

3.3.4　电化学测试

电化学方法是研究与测量腐蚀的重要手段，它不仅能提示出许多与腐蚀过程相关的各种参数供研究之用，还能在一定条件下反映腐蚀的瞬时速度，因此有时用作快速测量金属腐蚀速度的方法之一。

1. 电阻法

电阻法测定金属腐蚀速度，是根据金属试样由于腐蚀作用使横截面面积减小，从而导致电阻增大的原理。利用该原理已经研制出较多的电阻探针用于监测设备的腐蚀情况，是研究设备腐蚀的一种有效工具。运用该方法可以在设备运行过程中对设备的腐蚀状况进行连续的监测，能准确地反映出设备运行各阶段的腐蚀率及其变化，且能适用于各种不同的介质，不受介质导电率的影响，其使用温度仅受制作材料的限制；它与失重法不同，不需要从腐蚀介质中取出试样，也不必除去腐蚀产物；电阻法快速、灵敏、方便，可以监控腐蚀速度较大的生产设备的腐蚀。

2. 线性极化法

极化曲线测量的测量技术可分为两类：①恒电流法（即控制电流法）。测定金属的电极电位随电流变化的函数关系，也包括在恒定电流条件下测定金属的电极电位随时间变化的充电曲线法；②恒电位法（即控制电位法）。测定流过金属的电流随金属电极电位变化的函数关系，也包括在恒定电位条件下测定电流随时间变化的试验。通过极化曲线测量可以确定金属腐蚀速度和研究腐蚀机理。

极化曲线如图 3-3 所示。

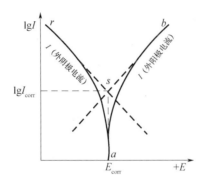

图 3-3　极化曲线示意图

线性极化方程式（即 Stern-Geary 方程式）为：

$$i_{corr} = \frac{\beta_a \times \beta_c}{(\beta_a + \beta_c)} \times \frac{1}{R_p} \qquad (3-10)$$

式中 $R_p = (\Delta E / \Delta I)$ 为极化电阻，β_a 和 β_c 分别为阳极和阴极的塔菲尔常数。通常要求在金属腐蚀电位附近的微小电位区间（如 $\pm 10mV$）中测定电位变化 ΔE 与电流变化 ΔI 的线性关系，由其斜率确定 R_p，结合已知的或测定的常数 β_a 和 β_c 值可求得腐蚀电流 i_{corr}，进而通过法拉第定律可从腐蚀电流确定腐蚀速度。

线性极化法对腐蚀情况变化响应快，能获得瞬间腐蚀速率，比较灵敏，可以及时地反映设备操作条件的变化，是一种非常适用于监测的方法。但它不适于在导电性差的介质中应用，这是由于当设备表面有一层致密的氧化膜或钝化膜，甚至堆积有腐蚀产物时，将产生假电容而引起很大的误差，甚至无法测量。此外，由线性极化法得到腐蚀速率的技术基础是基于稳态条件，所测物体是均匀腐蚀或全面腐蚀，因此线性技术不能提供局部腐蚀的信息。在一些特殊的条件下检测金属腐蚀速率通常需要与其他测试方法进行比较以确保线性极化检测技术的准确性。线性极化电阻法可以在线实时监测腐蚀率。

3. 电位法

电位测量是通过测量金属试样与参比电极组成的原电池的电动势确定金属的稳态自然腐蚀电位、极化电位以及各种临界电位。由此可以了解金属腐蚀的状态及其变化。

作为一种腐蚀监测技术，电位监测有其明显优点：可以在不改变金属表面状态、不扰乱生产体系的条件下从生产装置本身得到快速响应，但它也能用来测量插入生产装置的试样。电位法已在阴极保护系统监测中应用多年，并被用于确定局部腐蚀发生的条件，但它不能反映腐蚀速率。这种方法与所有电化学测量技术一样，只适用于电解质体系，并且要求溶液中的腐蚀性物质有良好的分散能力，以使探测到的是整个装置的全面电位状态。应用电位监测主要适用于以下几个领域：阴极保护和阳极保护、指示系统的活化-钝化行为、探测腐蚀的初期过程以及探测局部腐蚀。

4. 电化学阻抗谱

电化学阻抗谱（Electrochemical Impedance Spectroscopy，EIS）：给电化学系统施加一个频率不同的小振幅的交流信号，测量交流信号电压与电流的比值（此比值即为系统的阻抗）随正弦波频率 ω 的变化，或者是阻抗的相位角 φ 随 ω 的变化。进而分析电极过程动力学、双电层和扩散等，研究电极材料、固体电解质、导电高分子以及腐蚀防护等机理。

将电化学系统看作是一个等效电路，这个等效电路是由电阻（R）、电容（C）和电感（L）等基本元件按串并联等不同方式组合而成的。通过 EIS，可以测定等效电路的构成以及各元件的大小，利用这些元件的电化学含义，来分析电化学系统的结构和电极过程的性质等。

测试方式：给黑箱（电化学系统）输入一个扰动函数 X，它就会输出一个响应信号 Y。用来描述扰动信号和响应信号之间关系的函数，称为传输函数。若系统内部结构是线性的稳定结构，则输出信号就是扰动信号的线性函数。

如果 f 是角频率为 ω 的正弦波电流信号，则 g 即为角频率也是 ω 的正弦电势信号。此时将 g/f 称为系统的阻抗，用 Z 表示；而将 f/g 称为系统的导纳，用 Y 表示。阻抗和导纳统称为阻纳，用 G 表示。阻抗和导纳互为倒数关系，$Z = 1/Y$。二者关系与电阻和电导相似。

电化学阻抗谱优于其他暂态技术的一个特点是，只需对处于稳态的体系施加一个无限小的正弦波扰动，这对于研究电极上的薄膜，如修饰电极和电化学沉积膜的现场研究十分重要，因为这种测量不会导致膜结构发生大的变化。此外，EIS 的应用频率范围广（$10^{-2} \sim 10^{5}\,\mathrm{Hz}$），可同时测量电极过程的动力学参数和传质参数，并可通过详细的理论模型或经验的等效电路，即用理想元件（如电阻和电容等）来表示体系的法拉第过程、空间电荷以及电子和离子的传导过程，说明非均态物质的微观性质分布，因此，EIS 现已成为研究电化学体系和腐蚀体系的一种有效的方法。自从 Bard 于 1982 年首次将 EIS

引入导电高分子的研究领域以来，许多学者应用 EIS 对各类导电高分子体系进行了广泛的研究。对于高阻电解液及范围广泛的许多介质条件该技术有较大可靠性。在较宽的频率范围内测量交流阻抗需要时间很长，这样就很难做到实时监测腐蚀速率，不适合于实际的现场腐蚀监测。为了克服这个缺点，人们针对大多数腐蚀体系的阻抗特点，通过适当选择两个频率，监测金属的腐蚀速率，设计和制造了自动交流腐蚀监控器。

3.3.5 析氢测试

在酸性较强的溶液中金属发生电化学腐蚀时放出氢气，这种腐蚀叫作析氢腐蚀。发生析氢腐蚀的体系如下：①标准电位很负的活泼金属；②大多数工程上使用的金属，如 Fe；③正电性金属一般不会发生析氢腐蚀。但是当溶液中含有络合剂时，正电性金属（如 Cu、Ag）也可能发生析氢腐蚀。

（1）pH < 3 时，阴极反应受活化极化控制。

（2）在弱氧化性和非氧化性酸溶液中，在反应速度不是很大时，阳极反应亦受活化极化控制。

（3）Fe 在酸溶液中的腐蚀形态，一般是均匀腐蚀。所以，Fe 在酸溶液中的腐蚀可以当作均相腐蚀电极处理，作为活化极化控制腐蚀体系的典型例子。

负极（铁）：铁被氧化 $Fe - 2e^- =\!\!=\!\!= Fe^{2+}$；

正极（碳）：溶液中的 H 被还原 $2H^+ + 2e^- =\!\!=\!\!= H_2\uparrow$

金属在腐蚀过程中总是伴随着氢气的析出，因此可以利用这一点对金属的腐蚀加以测量（图 3-4）。

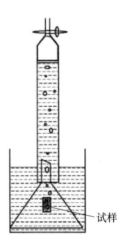

试样

图 3-4　试样腐蚀过程中氢气收集的简单装置示意图

将试样放置于一装满溶液的烧杯中，其上倒扣一漏斗，漏斗尾端再倒扣一滴定管。其中漏斗应足够大，保证由试样脱落的颗粒都在漏斗下，使颗粒产生的气体也能被漏斗收集到。漏斗与滴定管在腐蚀试验开始之前就已吸满了溶液。这样试样因腐蚀产生的氢气就都可通过漏斗进入滴定管中，置换出滴定管中原来的溶液。于是收集到的气体的量就可通过滴定管中被置换的溶液的体积而清楚地由滴定管的刻度上反映出来。考虑到滴定管中的溶液高度可能会影响到管内气体的气压，对测量得到的气体体积可用理想气体的公式进行校正（实际上这种由溶液高度影响造成的误差是十分有限的）。

图 3-4 所示的简单气体收集装置也可以很容易地与电化学测量结合起来使用，即只需将试样换成电极即可。这样在对电极进行极化或测量电位、电流和交流阻抗的同时，也可测量电极的氢气析出速度或析出量。同样，上述的气体收集试验完毕后，仍可对试样失重进行测量，或对溶液的成分变化进行分析。

3.4　思政小结

生物材料的开发应用为医学开创了新局面，替换医学得以兴起，而医学的发展和需求又推动了生物材料的研究与探索。金属材料仅是其中的一部分，广而涉及人工假体及复合体，形状更为复杂。为了造福于人类，展望未来，正期待着我们对新兴材料学科继续深入钻研、探索、创新与开拓。长期使用的安全性及可靠性是对医用金属植入材料的第一要求，医师及病人都希望采用最好的金属植入材料，并且花最少的钱。在过去的几十年中，生物医用金属材料已经得到很快的发展，然而在临床上使用的仍然是有限的几种。因此，研究并推动新型生物医用材料的应用，依然非常重要。中国作为一个世界人口大国，也要紧跟世界潮流，结合我国国情，开发适合自己国情的新型生物医用材料，并在材料开发研究单位、人体植入物制造单位和医疗单位之间建立三位一体的质量管理体系，加快我国人体植入材料的国产化进程，使人体植入材料在我国得到迅速推广和应用，造福于人民。

3.5　课后习题

1. 生物医用金属可降解机理包括哪几部分？
2. 生物医用金属腐蚀方式有哪几种？相对应的腐蚀机理是什么？
3. 什么叫局部腐蚀？为什么局部腐蚀比全面腐蚀更厉害？
4. 如何测试金属的腐蚀性能？各测试方法的优缺点是什么？
5. 电化学腐蚀与化学腐蚀的区别是什么？
6. 如何测量金属的拉伸性能？依据的原理是什么？

3.6　参考文献

[1] 梁成浩. 金属腐蚀学导论 [M]. 北京：机械工业出版社，1999：3-5.

［2］ 杨德钧，沈卓身．金属腐蚀学［M］．北京：北京冶金工业出版社，1999：1-4.

［3］ 刘永辉，张佩．金属腐蚀学原理［M］．北京：航空工业出版社，1993：4-7.

［4］ 魏宝明．金属腐蚀理论及应用［M］．北京：北京化学工业出版社，1984：141-168.

［5］ 中国腐蚀与防护学会．金属腐蚀手册［M］．上海：上海科学技术出版社，1987：69-80.

［6］ GORAN Radenković, DUŠAN Petković. Metallic Biomaterials［J］. Biomaterials in Clinical Practice，2017：183-224.

［7］ 李久林．金属硬度试验方法国家标准实施指南［M］．北京：中国标准出版社，2004.

［8］ 中华人民共和国国家质量监督检验检疫总局，中国国家标准化管理委员会．金属材料　拉伸试验　第 1 部分：室温试验方法：GB/T 228.1—2010［M］．北京：中国标准出版社，2010.

［9］ 胡时胜，邓德涛．材料冲击拉伸实验的若干问题探讨［A］//Hopkinson 杆实验技术研讨会会议论文集［C］.2007：9-14.

［10］ 中华人民共和国国家质量监督检验检疫总局，中国国家标准化管理委员会．金属材料夏比摆锤冲击试验方法：GB/T 229—2007［M］．北京：中国标准出版社，2008.

［11］ 陈剑虹，曹睿．金属解理断裂微观机理［M］．美国 ELSEVIER 出版社，2014.

［12］ SUMITA M，HANAWA T，OHNISHI I，et al. Failure processes in biometallic materials［J］. Elsevier Science Ltd.，2003：131-167.

［13］ MOHANTY M，BABY S，MENON K. V. Spinal fixation device：a 6-year postimplantation study［J］. J Biomater. Appl.，2003，18：109-121

［14］ KRISCHAK G. D，GEBHARD F，Mohr W，et al. Difference in metallic wear distribution released from commercially pure titanium compared with stainless steel plates［J］. Arch. Orthop. Trauma. Surg.，2004，124：104-113.

［15］ 任伊宾，杨柯，梁勇．新型生物医用金属材料的研究和进展［J］．材料导报，2002，2（16）：12-15.

［16］ 张文毓．生物医用金属材料研究现状与应用进展［J］．金属世界，2020，1：21-27.

［17］ 宋光铃．镁合金腐蚀与防护［M］．北京：北京化学工业出版社，2006.

第4章　生物医用金属宏观相容性评估方法

生物医用金属材料（biomedical metallic materials）必须具备优良的生物相容性才能被人体所接受，才能保证临床使用的安全性。当生物医用材料接触或植入机体后，材料通过机械作用、降解产物、渗透溶出等使宿主产生局部和全身生物学反应，宿主体内的组织细胞、酶、自由基等也会使材料产生物理和化学性能等改变，生物材料与机体间的相互作用处于动态变化中，只有当生物医用材料与机体相互适应，具有优良的相容性，才能保证医用植入材料不被免疫系统所排斥，对人体组织、血液、免疫等系统不产生不良反应。关于生物医用材料的生物相容性问题，早在 20 世纪 70 年代初就受到各国政府和学术界的重视，国际和国内都制定了严格的生物学评价标准并不断更新，从而保证了生物医用材料和医疗器械研究、生产的质量和临床使用的安全。生物医用金属等材料上市前的安全性及有效性评价非常重要，生物相容性评价是其中重要的组成部分，本章围绕着医用金属材料相容性的概述、评价标准、流程和评价方法等展开介绍。

4.1　生物医用金属材料生物相容性的概述

机体生理环境非常复杂，当生物医用金属材料植入人体，与组织、细胞和血液等成分接触时，很多金属材料出现腐蚀或磨损，并释放出各种金属离子，这些都会带来生物相容性问题，引起组织和血液反应。随着对医用金属材料的不断深入研究，具有良好生物相容性的新型金属材料不断出现。

4.1.1　生物相容性概念

生物相容性（biocompatibility）是生物材料研究中贯穿始终的重要主题，是材料与生物体之间相互作用后产生的各种物理、化学、生物等反应，一般来讲，生物材料能在生物体内耐受生物体各个系统的作用而能保持相对稳定、不被损坏和排斥的生物学性能，说明生物相容性良好。生物相容性指材料在机体的特定部位引起恰当的反应，按照国际标准化组织（international standards organization，ISO）给出的解释：生物相容性是指生命体组织对非活性材料产生反应的一种性能，一般是指材料与宿主之间的相容性。医用金属材料具有较高的韧性和强度，适用于修复、骨折的固定、置换人体硬组织，当金属材料植入人体后，与机体之间发生相互作用，二者对相互作用的反应能力能够保持相对稳定而不发生排斥反应。

4.1.2　生物相容性反应与分类

当生物医用材料与机体接触或植入机体后，就会与机体的组织、细胞、血液等接触，从而产生各种反应，包括宿主反应和材料反应（图4-1）。

宿主反应是生物机体对植入材料的局部和全身反应，可出现组织反应、血液反应、免疫反应和全身反应。材料反应是材料对生物机体作用产生的反应，材料反应的结果可导致材料的结构破坏，发生物理性改变和化学性改变等。

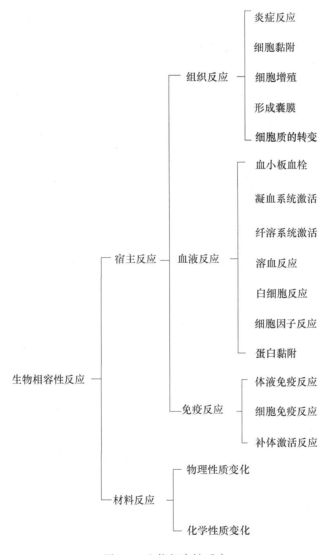

图 4-1　生物相容性反应

材料植入机体后，材料和生物机体之间就会相互影响、相互反应，会导致各自的功能和性质发生改变，例如机体可出现代谢、功能、形态等病理性改变，造成机体损伤，生物材料本身可出现变形、变性、功能和结构变化。材料与机体间的相互影响和产生的后果见图 4-2。

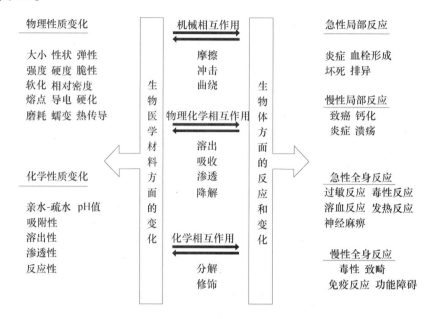

图 4-2　材料与机体相互作用反应模式图

生物医用材料植入机体后，随着时间的演变，很多医用材料很难保持植入时的形状、物理性质和化学性能。影响生物医用材料变化的主要因素如下[1]：

（1）生理活动中的肌肉、关节、骨骼的力学性动态运动因素。

（2）细胞生物电、磁场和电解、氧化等因素。

（3）新陈代谢过程中生物化学和酶催化反应。

（4）体液中各种酶、细胞因子、自由基、蛋白质、氨基酸、多肽对材料的生物降解作用。

（5）细胞黏附吞噬作用。

生物医用材料植入人体后所引发的宿主生物学反应，主要包括组织反应、血液反应、免疫反应等。引起宿主反应的主要因素有：材料和制品自身的形状、表面光滑程度、大小等；材料及制品在灭菌过程中吸附了化学毒剂和高温引发的裂解；材料聚合过程残留有刺激性的、毒性单体；材料中残留有毒性的低分子物质；材料的酸碱度等。

1. 组织反应

当生物医用材料与机体组织相接触时，机体组织会把材料作为体外异物。生物医用材料的组织反应是指机体对于植入的异物所产生的一种机体防御性反应，主要表现为炎症。在早期植入物质周围组织中将出现中性粒细胞等急性炎细胞渗出和液体渗出，发生不同程度的急性炎症反应；如果植入的材料有毒性物质渗出时，局部炎症反应加重，会出现明显的组织细胞的变性、坏死等。长期存在植入物时，会导致慢性炎症反应，材料周围可以出现淋巴细胞、浆细胞、成纤维细胞和增生的纤维组织，这些成分包裹材料，随着淋巴细胞、浆细胞和成纤维细胞的减少或消失、胶原纤维的增多（图 4-3），最终形成纤维性包裹，将材料（异物）与周围机体正常组织分隔开来[2]。如果材料的生物相容性不好，材料中残留的小分子毒性物质等不断渗出，会反复不断地刺激周围组织细胞引起慢性反应，逐步可以出现肉芽肿或致炎因子长期的慢性刺激有可能导致局部组织细胞的癌变。

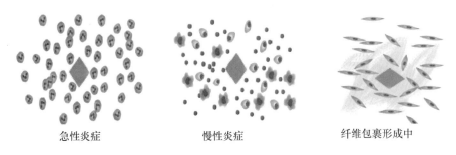

急性炎症　　　　　　　慢性炎症　　　　　　纤维包裹形成中

图 4-3　急性炎症、慢性炎症和纤维包裹形成示意图

在组织相容性相关研究中，最为关注的两个相关问题是炎症和肿瘤。生物医用材料植入机体时容易出现感染，造成炎症发生。引起炎症的原因有：生物医用材料本身灭菌不彻底；植入手术过程中，皮肤或组织受到损伤，给微生物的侵入提供机会；生物医用材料引发的无菌性炎症，例如，聚乳酸或聚己内酯在体内降解时造成局部酸性增加，抑制体内抗炎防御系统机能，导致炎症[1]。另外，长期存在于机体内的生物医用材料要进行慢性毒性、致突变和致癌的生物学试验，材料本身释放的毒性物质、自身形状和表面性能等都与肿瘤的发生有关。

2. 血液反应

近年来生物医用材料在心血管系统中的研究与应用越来越受到重视，血管支架、各种介入导管等的临床应用，为心血管疾病患者的治疗带来新的机遇，这些生物医用材料必须具备良好的血液相容性，否则会给患者带来严重危害。

生物医用材料的血液反应是指生物医用材料与血液接触时，血液和生物材料之间发生的系列生物反应。血液是流动在机体心血管中的一种红色不透明的黏稠液体，血液的主要成分由血浆和血细胞组成，血浆主要包括纤维蛋白原、白蛋白、球蛋白、酶、激素、无机盐、代谢产物、各种营养物质和水等，血细胞主要包括红细胞、白细胞、血小板。当生物医用材料植入机体与血液相接触时，首先血浆蛋白（白蛋白、球蛋白、纤维蛋白原等）等蛋白分子非特异性地吸附在材料表面；接着发生血小板的黏附、聚集并被激活，血小板内的颗粒释放出二磷酸腺苷、血栓素 A2 等促进血小板的进一步聚集，同时也会激活凝血因子，随着凝血系统的激活和凝血酶的形成，最终形成血栓；心血管内膜的内皮细胞具有抗凝和促凝两种特性，在生理情况下，以抗凝作用为主，从而使心血管内血液保持流体状态。材料进入血液，不可避免地与心血管的内皮细胞接触，使血液复杂的生理过程发生改变，一旦造成心血管内皮细胞损伤，就易造成血小板黏附、聚集，同时会启动内源性和外源性凝血途径，造成血栓的形成。生物材料也可以引起血细胞损伤，造成溶血反应。材料与血液相互作用见图4-4。

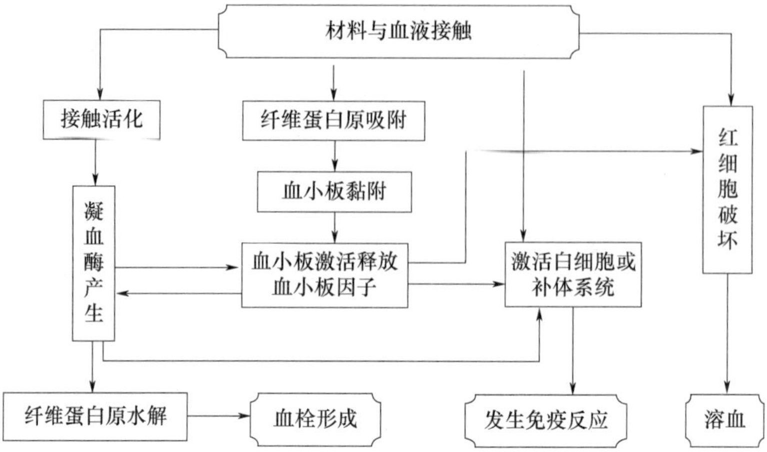

图4-4 材料与血液的相互作用[3]

生物医学材料表面的特性决定着吸附蛋白的数量、种类、对血小板吸附、凝血因子活化的程度。血液相容性良好的材料，对血浆蛋白和血小板吸附少、不容易激活血小板和凝血因子，不利于血栓形成，反之血液相容性不好的材料就容易吸附血浆蛋白和血小板，容易激活血小板和凝血因子，促进血栓形成。因此，可以通过改变材料结构和表面性能的方式提高生物材料的血液相容性。

3. 免疫反应

当生物材料植入人体后，人体自身就会对变化着的环境进行防御和适应，若植入的材料在一定时期后适应了生物体的微环境，生物体对植入的材料无明显的免疫应答，则认为植入的材料具有较好的免疫相容性。

机体的免疫系统是机体保护自身的防御性结构，它可以识别"自我"和"非我"，机体免疫系统通过免疫应答反应发挥免疫功能。免疫反应包括非特异性免疫应答反应和特异性免疫应答反应。由于生物医用材料造成的免疫系统功能紊乱可导致：（1）免疫抑制，由于有些生物医用材料造成机体免疫防御功能抑制，造成机体防御病原微生物的能力降低。（2）变态反应，由于有些生物医用材料造成免疫防御功能亢进，引起超敏反应，免疫反应过于强烈损伤人体。如残留乳胶、双酚A、丙烯酸添加剂等低分子量有机分子或单体。（3）自身免疫，由于有些生物医用材料造成免疫自稳功能亢进，免疫系统不能识别"自我"和"非我"，对自体正常组织产生免疫反应。如聚四氟乙烯、聚酯等[1]。

4. 全身反应

生物医用材料不仅引起局部反应，也会引起全身反应，可以累及心血管系统、呼吸系统、消化系统、神经系统、骨骼运动系统、生殖发育系统以及其他人体组织器官。发热反应也是生物材料引起全身反应的表现之一，称之为材料介导的发热反应[2]。

一般来说，生物医用材料的生物相容性按材料接触人体部位不同可以分为血液相容性和组织相容性。血液相容性是指生物医用材料植入机体的心血管系统和血液直接接触，是材料和血液之间的一种特殊联系，它表示材料与血液之间相互适应的程度，血液相容性优良的材料和血液接触后不引起血液发生凝固和血栓的形成、不破坏血液的有效成分、不引起溶血等反应。组织相容性是指生物医用材料与心血管系统外的组织接触，材料与组织之间的相互适应。组织相容性的优劣，与材料结构的化学稳定性相关，材料的稳定性与高聚物主链的结构和侧链的基团关系密切，组织相容性还与高聚物的形状和表面粗糙程度有关。如果高聚物结构的稳定性较差，存在于材料中的残余单体、中间产物和添加剂等小分子物质易析出，它们可作为抗原刺激机体产生免疫反应，材料中残留的有毒性或刺激性的小分子物质不仅可刺激组织产生炎症反应，甚至可诱发肿瘤的发生；片状形状的材料相对容易诱发恶性肿瘤，表面平整光滑的材料与组织接触一段时间，其周围可产生炎症形成纤维包裹，若材料表面粗糙可促使组织细胞与材料表面的黏附和结合，肿瘤发生的潜伏期延长[4]。

4.1.3　生物医用金属材料的生物相容性

生物医用金属材料是指用于生物医学材料的金属或合金，又称医用金属材料、外科用金属材料和外科植入金属材料，广泛应用于骨科、口腔科和整形外科等临床医学领域，起到治疗、修复或替代病损的组织和器官、增加人体组织或器官功能的作用。临床上理想的医用金属材料不仅要具有优良的力学性能、良好物理和稳定的化学性能、易加工性能、优良的抗生理腐蚀等特征，还要有优异的生物相容性。医用金属材料需具有优异的相容性，也就是说医用金属材料植入人体后不引起排异反应，对人体无毒、无刺激、无致癌、无突变、无热源反应等，不引起组织反应，不发生溶血凝血、过敏反应，与周围的骨骼及其他组织能够牢固结合，最好能够形成化学键合以及具有生物活性[5]。目前，医用金属主要有合金类的医用不锈钢、医用钴基合金、医用钛合金、医用形状记忆合金等；医用贵金属；纯金属钛、钽、铌、锆等；生物可降解金属，如可降解镁合金和可降解铁合金等；其他新型金属材料，如粉末冶金合金、非晶合金、低模量钛合金等。医用金属材料的生物相容性主要强调生物材料不会对植入体组织产生毒性等不良反应，生物体组织不会导致材料性质发生退变。

1. 医用不锈钢

在各种复杂的机体生理环境中，不锈钢材料不可避免会发生腐蚀或磨损，并释放出金属离子，这些都会带来生物相容性等方面的问题。医用不锈钢的均匀腐蚀危害较小，但不锈钢的点蚀、磨蚀和缝隙腐蚀影响相对较大，同时由于腐蚀会造成金属离子 Ni、Gr、Mo 或其他化合物进入周围的组织或整个机体，在机体内引起某些不良组织学反应，如出现水肿、感染、组织坏死等。释放的金属离子中，镍被广泛重视，它被认为是一种潜在的致敏因子，造成镍接触性皮炎，机体防御系统功能减弱，存在对生物体致畸、致癌等危害性；医用不锈钢的腐蚀造成其长期植入的稳定性差，加之不锈钢的密度和弹性模量与人体组织差别大，导致力学相容性差；医用不锈钢无生物活性，难以和生物组织形成牢固键合。医用不锈钢以氮和锰代替镍，既可避免使用镍元素的潜在危害性，也可使高氮含量的无镍奥氏体不锈钢具有优良的力学性能和生物相容性，研究开发新型医用的高氮无镍不锈钢已经成为医用不锈钢的主要发展趋势[6-8]。另外，新型医用含铜不锈钢在发挥原有力学强度的基础上，利用含铜不锈钢在人体环境中的微量 Cu 离子的持续释放，还兼具抗菌、促成骨、促血管化、调控炎性反应等生物功能，从而进一步提高不锈钢植入器械的医疗效果，目前已运用在骨科抗菌不锈钢植入器械及外科手术器械的研发，有望早日得到临床应用。

2. 医用钴基合金

医用钴基合金是一种能耐各种类型磨损、腐蚀、高温氧化的硬质合金。钴基合金以钴作为主要成分，含有相当数量的镍、铬、钨和少量的钼、铌、钽、钛、镧等合金元素。所有医用金属材料中，钴基合金的耐磨性是最好的，其植入机体也很少出现腐蚀现象，钝化膜稳定，一般无明显组织反应。机体内钴基合金因 Co、Ni 等离子溶出，引起周围细胞和组织坏死、人工髋关节面松动率较高，钴、镍、铬还可产生皮肤过敏反应。针对医用钴基合金存有镍的潜在危害性开发出新型无镍钴基合金，铜钴基合金的研究显示其具有良好的生物相容性和抗菌性[9]。

3. 医用钛和钛合金

纯钛具有优良的生物相容性，无毒性、不致畸形、不致癌、不诱发炎症等特征。生物医用钛合金按材料显微组织类型可分为 α 型、α + β 型和 β 型钛合金三类。医用钛及钛合金的应用经历了三个发展时期[2]：第一个时期是 α 型，以纯钛为代表；第二个时期是 α + β 型，以 Ti - 6Al - 4V、Ti - 5Al - 2.5Fe 和 Ti - 6Al - 7Nb 为代表；第三个时期是目前正在开发的生物相容性更优、弹性模量更低的 β 型钛合金。目前临床广泛使用的材料仍以纯钛和 α + β 型医用钛合金的 Ti - 6Al - 4V 和 Ti - 5Al - 2.5Sn 为主，但这类合金中还含有对人体存在潜在危害的铝和钒金属元素[2]。研究显示，钒在肝、肾、骨等器官聚集，毒性反应主要与磷酸盐的生化代谢有关，影响 Na^+、K^+、Ca^{2+} 和 H^+ 的浓度以及 ATP 酶的作用。铝以铝盐的形式积蓄在体内而导致器官的损伤，可引起贫血、骨软化和神经紊乱等症状。材料学界专家积极开发无铝和钒的新型钛合金，如 Ti - 13Nb - 13Zr 钛合金（ASTM F1713 - 1996）、Ti - 12Nb - 6Zr - 2Fe 钛合金（ASTM F1813—1996）、Ti - 5Al - 2.5Fe 钛合金、Ti - 6Al - 7Nb 钛合金等，并逐步应用于临床[10-11]。此外，含铜医用钛合金有望明显降低钛合金植入体引发的细菌感染风险[11]。

4. 医用形状记忆合金

形状记忆合金，是一种特殊的功能材料，它在低温马氏体相发生塑性变形后，经过相变温度范围加热时，马氏体晶体结构发生热弹性改变，恢复到初始形状。镍钛形状记忆合金，也称镍钛合金，是在医学上应用最广泛的一种形状记忆合金，具有超弹性、耐磨性、低磁性、耐疲劳以及良好的生物相容性等特点。大多数镍钛形状记忆合金在体外、动物体内和人体内的生物相容性的研究显示，镍钛形状记忆合金具有较低的细胞毒性和遗传毒性，但毕竟镍钛形状记忆合金含有大量的镍元素，而镍及其化合物对人体的潜在毒性，并且过量的镍离子存在人体中引起的过敏反应，镍离子进入体液循环后也可能会影响氨基酸代谢等，可能导致致畸、致癌等不良后果。随着镍钛形状记忆合金在临床的广泛应用，为进一步提高其生物相容性，越来越多的学者开始关注镍钛形状记忆合金的表面改性，在不影响合金本身优秀的力学及机械性能的前提下，对镍钛形状记忆合金的表面进行修饰处理，可以减少镍离子在人体环境中的溶出量，并且提高组织细胞与镍钛形状记忆合金的结合强度，提升植入物的稳定性，提高其作为长期植入体的生物相容性[12-13]。

5. 生物可降解金属

可降解金属，是指能够在体内逐渐被体液腐蚀降解的一类医用金属，它们所释放的腐蚀产物给机体带来恰当的宿主反应，当协助机体完成组织修复使命之后将全部被体液溶解，不残留任何植入体。可降解金属是 21 世纪初开始迅速发展的以镁基合金和铁合金为代表的新一代医用金属材料，由于镁、铁是人体必需的微量元素，具有良好的生物相容性，具有广阔的医学应用前景。

镁及镁合金因其弹性模量与硬组织匹配、密度低、可降解吸收和优异的生物相容性等优点已成为可降解生物材料领域的研究重点。但镁合金体内降解速率过快且降解时产生析氢反应并引发局部 pH 环境升高，会影响周围组织的生长，甚至会发生溶血、溶骨等现象，这严重限制其在临床上应用。采用添加适当合金元素以及镁合金表面改性被认为是减缓镁合金腐蚀速率以期达到其降解行为可控的有效方法[14-15]。

4.2　生物医用材料的生物相容性评价

目前对金属等生物医用材料的评价，主要是在整体水平、组织水平和细胞水平评价，以宏观评价为主，没有深入到分子水平，没有对医用材料植入人体后是否会影响基因结构、影响转录和翻译等过程进行评价。

4.2.1　生物相容性的评价原则和评价标准

评价材料的生物相容性要遵循两个原则，即生物安全性原则和生物功能性原则。生物安全性原则要求消除生物材料的毒性和致癌性等对机体的伤害和排异反应等，生物材料对机体属于异物，异物进入机体必然会引起机体出现一系列反应，甚至会危及患者生命，因此要对生物医用材料进行严格的安全性评价，即生物学评价。生物功能性原则要求生物材料在特定的应用中能够恰当地激发机体相应的功能。

评价和分析材料的生物相容性时，有三点要注意：第一，生物相容性是一个动态发展的过程，不是静止不变的；第二，生物相容性是材料与机体环境相互作用的结果，而不是单纯的材料本身的性质；第三，没有一种材料是完全的惰性材料。

关于生物医用材料的生物相容性评价，国内外制定了很多方法和评价标准，国际标准为国际标准化组织 ISO 10993，中国的国家标准为 GB/T 16886。GB/T 16886 标准的目录如下：

《医疗器械生物学评价 第 1 部分：风险管理过程中的评价与试验》（GB/T 16886.1—2011）

《医疗器械生物学评价 第 2 部分：动物福利要求》（GB/T 16886.2—2011）

《医疗器械生物学评价 第 3 部分：遗传毒性、致癌性和生殖毒性试验》（GB/T 16886.3—2019）

《医疗器械生物学评价 第 4 部分：与血液相互作用试验选择》（GB/T 16886.4—2003）

《医疗器械生物学评价 第 5 部分：体外细胞毒性试验》（GB/T 16886.5—2017）

《医疗器械生物学评价 第 6 部分：植入后局部反应试验》（GB/T 16886.6—2015）

《医疗器械生物学评价 第 7 部分：环氧乙烷灭菌残留量》（GB/T 16886.7—2015）

《医疗器械生物学评价 第 9 部分：潜在降解产物的定性和定量框架》（GB/T 16886.9—2017）

《医疗器械生物学评价 第 10 部分：刺激与皮肤致敏试验》（GB/T 16886.10—2017）

《医疗器械生物学评价 第 11 部分：全身毒性试验》（GB/T 16886.11—2011）

《医疗器械生物学评价 第 12 部分：样品制备与参照材料》（GB/T 16886.12—2017）

《医疗器械生物学评价 第 13 部分：聚合物医疗器械降解产物的定性与定量》（GB/T 16886.13—2017）

《医疗器械生物学评价 第 14 部分：陶瓷降解产物的定性与定量》（GB/T 16886.14—2003）

《医疗器械生物学评价 第 15 部分：金属与合金降解产物的定性与定量》（GB/T 16886.15—2003）

《医疗器械生物学评价 第 16 部分：降解产物与可沥滤物毒代动力学研究设计》（GB/T 16886.16—2013）

《医疗器械生物学评价 第 17 部分：可沥滤物允许限量的建立》（GB/T 16886.17—2005）

《医疗器械生物学评价 第 18 部分：材料化学表征》（GB/T 16886.18—2011）

《医疗器械生物学评价 第 19 部分：材料物理化学、形态学和表面特性表征》（GB/T 16886.19—2011）

《医疗器械生物学评价 第 20 部分：医疗器械免疫毒理学试验原则和方法》（GB/T 16886.20—2015）

值得注意的是，GB/T 16886（ISO 10993）医疗器械生物学评价标准一直在不断更新和完善中，建议在采用这些标准时使用这些标准的最新版本。

4.2.2　生物医用材料的评价流程

生物医用材料无论是国外还是国内政府批准的是以最终产品形式提供的医疗器械产品，而不是以用于制造医疗器械的每个材料，因此生物学评价按照医疗器械法规的要求是对终产品的评价。

医疗器械中的生物学评价主要围绕医用材料展开，生物医用材料的生物学评价通常包括体外试验和体内试验两种途径，在进行试验前应进行同类上市产品以及相关生物学评价文献资料收集和分析。材料的生物相容性评价流程如图 4-5 所示，对于和上市产品在材料、加工工艺、与人体接触分类和灭菌方法都完全相同的情况下，需要写出生物学评价报告，可不必进行生物学试验，如果不同，需要进行生物学评价试验[2]。

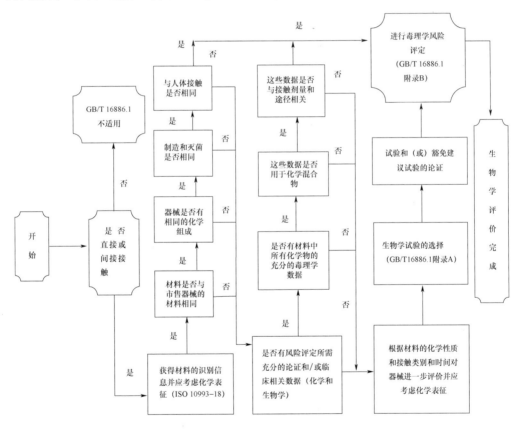

图 4-5　生物学评价流程图

4.2.3　生物医用材料生物学评价分类

1. 与人体接触性质分类[2]

（1）表面接触器械

①皮肤：仅接触未受损皮肤表面的器械。例如：电极、压缩绷带、固定带、体外假

体、各种类型的监测器。

②黏膜：与无损伤黏膜接触的器械。例如：导尿管、气管内插管、支气管镜、接触镜、阴道内或消化道器械（胃管、乙状结肠镜、结肠镜、胃镜）、某些义齿和正畸矫治器。

③损伤表面：与伤口或其他损伤体表接触的器械。例如：用于溃疡、烧伤、肉芽组织敷料或护理器械、创可贴等。

（2）外部接入器械

①循环血液：与循环血液接触的器械。例如：血管内导管、临时性起搏电极、氧合器、体外氧合器管路及附件、透析器、透析管路及附件、血液吸附剂和免疫吸附剂。

②间接血路接触：与血路上某一点接触，作为管路向血管系统输入的器械。例如：输液器、输血器、延长器和转移器等。

③组织/骨/牙本质：与组织、骨或牙髓/牙本质系统接触的器械。例如：引流系统、皮肤钉、腹腔镜、矫形钉、矫形板、骨假体、牙科水门汀和牙科充填材料等。

（3）植入器械

①血液：主要与血液接触的器械。例如：心脏瓣膜、起搏器电极、人工血管、人工动静脉瘘管、体内给药导管和心室辅助器械。

②组织/骨：主要与骨接触的器械，例如：矫形钉、矫形板、人工关节、骨假体、骨水泥和骨内器械。主要与组织和组织液接触的器械，例如：起搏器、植入性给药器械、神经-肌肉传感器和刺激器、人工肌腱、乳房植入物、人工喉、骨膜下植入物、结扎夹和宫内器械。

2. 按接触时间分类

①短期接触（A）：在 24h 以内一次、多次或重复使用或接触的器械。

②长期接触（B）：在 24h 以上 30d 以内一次、多次或重复长期使用或接触的器械。

③持久接触（C）：超过 30d 以上一次、多次或重复长期使用或接触的器械。

如果一种材料或器械兼属于两种以上的时间分类，宜考虑采用较严的试验和（或）评价；如果一个器械在使用寿命期间出现变化，比如在原位发生聚合或生物降解，应分别对器械的不同状态进行评价；对于多次接触的器械，对器械分类宜考虑这些接触总的跨越时间和潜在的累积作用；例如一次性接触镜被视为一个持久接触器械。

4.2.4 生物学评价试验中的注意事项[2]

（1）应采用最终产品或代表性样品：若最终产品不能作为测试样品，应制作测试样品。如果测试样品和终产品有差异，应进行附加试验证明测试样品的合理性；例如，测试样品的可萃取物的量和成分应基本相同，也可以采用极限萃取和表面特征的方法。

（2）样品的浸提：按照 ISO 10993—12 规定方法，首选表面积和浸提介质比例的方法，如果无法计算表面积时则采用质量的方法，采用极性和非极性浸提介质。浸提温度和时间条件，通常采用 121℃ 1h、70℃ 24h、50℃ 72h、37℃ 72h，对于长期接触和永久植入的器械，若37℃不能充分浸提出材料的可萃取物质，有必要重新研究浸提条件，确认最佳条件。应注意浸提液状态、颜色、有无颗粒等，浸提液是否处理，例如过滤、离心等。浸提液制备后应尽快使用避免储存。

（3）机械性问题引起的生物学反应：对于多种材料部件或有涂层的器械，由潜在机械性损伤引起的生物学反应，例如涂层的脱落。

（4）亚微米或纳米成分 ISO 10993 的标准对于这类材料有一定的局限性。生物学评价需要考虑浸提条件的选择、测试样品的表征，确保样品能代表临床适用情况。试验选择在参照文献中验证的试验，应尽量采用标准的生物学试验，确保亚微米成分不会干扰试验，考虑附加试验分析材料吸收、分布、蓄积、代谢和清除。

（5）原位聚合和生物降解材料：测试样品建议采用代表性的终产物，毒性试验采用终产物以及聚合或降解不同时间点，如开始、中间和最终的降解产物。体内试验观察点根据聚合和降解动力学，应观察到聚合物消失或生物学反应趋于稳定。

（6）多部件或材料器械：多部件器械并且接触时间不同，应对每个部件单独进行浸提并进行试验。多材料制备器械并且接触面积或接触部位不同，应对新材料单独进行浸提试验。

（7）进行生物学试验必须要在被认可的专业实验室进行，并由经过培训且具有实践经验的专业人员进行。对最终产品做出评价结论时，也应考虑到产品的具体用途及有关文献。

（8）生物学评价试验时，一般先进行体外试验，后进行体内动物试验。如果体外试验都通不过，就不必做动物试验。

（9）当最终产品被投放上市后，如果技术条件或制造产品的材料来源发生改变，产品的工艺、配方、灭菌条件改变，产品用途发生变化，储存期内产品发生变化或有情况表明产品用于人体时会产生副作用时，要对产品重新进行生物学评价。

4.3　医用金属材料生物相容性评价试验方法

医用金属材料不仅需要具有机械性能、稳定的物理化学性能和良好的生物力学特性，还需要具有优良的生物相容性。所有医用金属材料均需进行生物相容性评价，只有符合国际标准的方可投入临床使用。目前，针对生物相容性评价试验的方法有三部分：第一部分为初筛体外细胞毒性试验，采用体外细胞培养的方法，观察材料对细胞的毒性影响；第二部分为动物试验，主要检测材料对机体的全身毒性作用及植入区局部组织的反应，包括全身毒性试验、遗传毒性试验、变态反应试验、皮肤刺激与皮下反应试验；第三部分为临床前试验，也称应用试验，主要检测材料对拟使用部位组织的毒性作用[16]。生物相容性试验概括起来主要包括八大项基本试验和六项补充试验，基本评价试验包括：细胞毒性试验、致敏试验、植入试验、皮肤刺激或皮内反应试验、全身急性毒性试验（含热原试验）、亚慢性（亚急性）毒性试验、血液相容性试验和遗传毒性试验；补充评价试验包括：免疫毒性试验、慢性毒性试验、致癌性试验、生殖与发育毒性试验、生物降解试验、毒代动力学试验[17]。这些试验也可分为体外试验和体内试验。

4.3.1 医用金属材料生物相容性评价体外试验方法

金属材料进行体外和体内试验前要制备金属浸提液和金属试样，制备方法和要求参考 ISO 10993—12 样品制备与参照样品，试验中要设立阳性、阴性和空白对照。

1. 细胞毒性试验

细胞毒性试验是评价金属等各种生物医学材料生物相容性的最重要的体外试验，用于评价医疗器械及其浸提液中对细胞生长、增殖等影响，细胞毒性试验具有简便、快速、灵敏度高和研究周期短等优点。细胞毒性试验一般选用小鼠结缔组织成纤维细胞 L929 作为研究细胞。检测细胞毒性试验种类和方法繁多，按照 GB/T 16886 标准分为浸提液法（主要 MTT 试验）、直接接触法、间接接触法（分子滤过法和琼脂覆盖法）等；按照不同的生物学评价指标对细胞毒性检测进行评价，如细胞形态学、细胞膜效应、细胞代谢活性、细胞增殖率等方法；还有利用流式细胞仪对细胞周期、细胞凋亡和细胞增殖相关蛋白检测等方法评价细胞毒性。细胞毒性试验中，MTT 试验即四甲基偶氮唑盐微量酶反应比色法是一种重要方法，它是检测细胞生长、存活情况的方法，主要原理是活细胞中的线粒体琥珀酸脱氢酶将 MTT 分子还原，产生紫色结晶物，DMSO 溶解紫色结晶，比色测定吸光值，呈现材料的浸渍液对细胞数量及活性的影响。在一定细胞数范围内，MTT 结晶形成的量与细胞数目及活性成正比，该方法可以快速、准确、灵敏地反映出细胞增殖程度和材料对细胞造成的损害程度；直接接触试验是将细胞悬液与材料直接放在一起进行培养，若材料具有细胞毒性，则直接影响细胞的增殖与形态；间接接触试验（琼脂扩散试验和滤膜扩散试验）适用于细胞毒性定性评定，利用琼脂或者滤膜将样本与细胞分隔，观察样本中扩散过中间介质的可沥滤物对于细胞生长增殖及细胞形态学的影响[17]。

2. 血液相容性试验

血液相容性试验是生物医用金属材料与血液接触时对血液破坏作用的量度，包括是否能够导致血栓形成、红细胞的破坏、血小板的减少或激活；能否激活凝血因子和补体系统[18]；能否影响血液中各种酶的活性；能否引起有害的过敏反应等。国际标准 ISO 10993—4：2017《医疗器械生物学评价 第 4 部分：与血液相互作用试验选择》提出了评估器械和血液之间相互作用的一般要求和注意事项，对医疗器械的血液相容性评价具有重要参考意义。ISO 10993—4：2017 提出将血液相互作用试验改为两大类：血栓试验（体外试验和体内/半体内试验）和溶血试验（材料介导、机械介导），其中凝血、血小板、补体和血液学试验作为血栓试验的体外试验（表 4-1），溶血试验是常用的体外粗筛试验。

表 4-1　医疗器械与血液相互作用[19]

项目名称	常用试验	较不常用试验	不推荐试验
血栓试验项目	大体检测，阻塞百分比，光显微镜，扫描电子显微镜	流量减少，质量分析，通过器械后的压降，吸附蛋血白质分析，成像技术	——
凝血试验项目	凝血酶（TAT，F1.2），纤维原（FPA），PTT	使用显色底物，纤维蛋白原和纤维蛋白降解产物（FDP），D-二聚体测定凝血酶的产生	APTT、PT 和 TT
补体系统试验项目	SC5b-9（C3a 可选）	Bb、C3bBb、C5a	CH-50，C3 转化酶，C5 转化酶
血小板试验项目	血小板计数血小板激活产物（βTG、PF4、TxB2）以及 SEM（血小板形态学）	血小板黏附评估，血小板活化的流式细胞术分析，血小板微粒形成，放射性标记血小板的 γ 成像，血小板聚集测定	模板出血时间，血小板寿命（生存）
血液学试验项目	全血细胞计数、白细胞激活	流式细胞术测定白细胞激活，血细胞黏附评估，血小板白细胞复合物	网织红细胞计数

4.3.2　医用金属材料生物相容性评价体内试验方法

体内试验是主要在动物身上测试包括金属在内的生物医学材料的生物相容性的试验方法。动物试验可从整体上评价生物相容性，比体外细胞培养试验的结果更接近人体实际。动物试验可以产生免疫反应或激活补体，这在用培养细胞的试验中难以模拟[16]。

1. 全身毒性试验

全身毒性试验是将生物材料和医疗器械的浸提液一次或重复通过动物静脉或腹腔或其他给药途径注射到动物体内，观察动物的生物学反应，以判断生物材料和医疗器械在动物体内潜在的不良反应。这种不良反应可以是生物材料和医疗器械的浸提液直接对机体组织和器官的作用，也可以是通过吸收、分布和代谢所产生的物质对机体组织和器官的间接作用。由于医疗器械产品的范围很广，其用途也各不相同，因此对于每一种具体的生物材料和医疗器械，在进行全身毒性试验时，应和器械材料的特性和临床用途相适应。某些全身毒性试验也可以和其他生物学试验结合进行，例如和长期植入试验结合可以进行慢性毒性和局部反应的评价，也可以对致癌性或生殖毒性进行检测。全身毒性试验包括急性全身毒性试验和重复接触全身毒性试验，后者又可分为亚急性、亚慢性和慢性全身毒性试验[20]。

急性全身毒性：将试验样品在 24h 内一次、多次或连续给予后所引起的不良反应。

亚急性全身毒性：在 24h ~ 28d 内多次或持续接触试验样品后发生的不良作用。应该注意的是，亚急性静脉研究一般规定接触时间 >24h，但 <14d。

亚慢性全身毒性：在动物寿命期的某一阶段内反复或持续接触试验样品后发生的不良作用。非静脉接触途径下，亚慢性毒性研究中啮齿动物一般为90d，其他种属动物不超过其寿命期的10%。注意静脉研究一般规定接触时间为14~28d。

慢性全身毒性：在动物的主要寿命期内（一般6~12个月）反复或持续接触试验样品后发生的不良作用。

2. 刺激试验

主要包括皮肤刺激试验、皮内反应试验、眼刺激试验、口腔刺激试验、直肠刺激试验等。皮肤刺激试验是评价材料在试验条件下产生皮肤刺激反应的潜在性，主要针对皮肤表面外用的材料和器械的试验；皮内反应试验是评价通过皮内注射浸提液产生刺激反应的潜在性，主要针对体内植入的材料和器械采用的试验；对于其他材料和器械可根据其用途选择相应的试验方法，例如口腔材料选择口腔刺激试验，眼科用材料和器械可选择眼刺激试验，其他相应部位使用的材料选择相应的试验方法。

3. 过敏试验

一般人群对金属Co、Cr、Ni过敏的发生率为10%~15%，术后关节功能恢复良好的患者金属离子过敏发生率约为20%，因无菌性松动致假体固定失败患者金属离子过敏发生率达50%~60%[21]。生物医用金属材料的过敏原主要为镍、钴、铬，钛和钒作为金属过敏原相对少见。致敏试验有最大剂量法和封闭斑贴法，其基本原理是根据Ⅳ型迟发性超敏反应的基本过程。金属超敏反应是一种迟发型过敏症，临床斑贴试验虽然是诊断Ⅳ型超敏反应的金属标准，但因过敏反应的发生率低，目前指南及共识并不推荐以此作为术前的常规筛查[22]，白细胞迁移抑制试验和淋巴细胞转化试验也是常用的体外检测金属过敏的试验方法[23]。

4. 免疫毒性试验

临床前免疫毒性评价是植入性医疗器械生物安全性评价的重要内容。一般情况下，若医疗器械所含材料的化学特性提示有免疫毒性的数据或任何化学物具有不可知的潜在免疫毒性时，都应考虑进行免疫毒性试验。金属材料的可滤过物、磨损或降解产物都有可能与宿主蛋白结合而有免疫原性。免疫毒性试验应从整体状态、炎症反应、免疫抑制效应、免疫刺激效应、超敏反应、自身免疫等方面进行评价。免疫毒性试验包括功能性和非功能性两种方式。功能性试验测定细胞或器官的活性，包含体液应答和细胞应答（尤其是T细胞、NK细胞和巨噬细胞）方面的多项敏感性指征，如特异性抗体形成、细胞毒活性、细胞的吞噬作用和抗原递呈作用、淋巴细胞对有丝分裂原或特异性抗原的增殖反应等。非功能性试验研究细胞和组织形态学方面及免疫功能标志物等的变化，具体内容包括免疫复合物、T细胞亚群分型、补体、细胞因子和趋化因子等可溶性介质的变化，细胞表面标志和主要组织相容性复合体标志，变态反应，细胞化学等[24]。

5. 植入后局部反应试验

植入后局部反应试验是将材料或最终产品植入机体的组织或器官内，经过恰当的植入周期，通过在肉眼观察和显微镜观察对植入物引起的局部组织病理学反应作出评价。植入试验方法包括皮下植入试验、肌肉植入试验、骨植入试验和脑植入试验。植入试验中应根据样品大小和设计的植入周期选择合适的试验动物，对于短期试验，通常使用啮齿动物和家兔，对于长期试验，宜用啮齿动物、家兔、犬、羊、猪及其他平均寿命相对较长的动物。为保证评价结果的可靠性和有效性，试验中应植入足够的试验样品及对照品，以获取足够的样品数量。

（1）皮下植入试验

该试验方法适用于评价皮下组织对植入材料的生物学反应。各种金属和聚合物的皮下植入试验显示，材料的生物相容性不同局部反应明显轻重不一样，植入后动物的局部组织出现炎症、坏死、纤维组织增生形成纤维包裹，植入物周围的组织包囊厚度及细胞群组成在不同材料间变化明显。对照材料采用在相应用途上，已知具有相容性并被标准化的植入用金属材料（不锈钢、钴铬合金、钛和钛合金）；UHMWPE 可用作聚合物的对照材料。在研究不良反应时，非相容的材料，例如铜，可用作阳性对照材料。对照样品的表面可具有与其临床应用时相同的表面条件，或具有与试验样品最相似的表面条件[2]。

（2）肌肉植入试验

该试验方法适用于评价肌肉组织对植入材料的生物学反应，该方法系将植入物植入试验动物肌肉内，对试验样品植入物与对照样品植入物的生物学反应进行比较。试验动物可选择兔、大鼠。一般选择健康成年兔，性别不限。在进行植入试验时，家兔脊柱旁肌为植入的首选部位，较小的样品也可选用大鼠臀肌或家兔股肌。对照材料采用临床用途与试验材料相似；合金，作为金属类对照材料，可引起最低程度的组织反应[25]。

（3）骨植入试验

该试验方法适用于评价骨组织对植入材料的生物学反应。该方法系将植入物植入试验动物的骨组织内，对试验材料植入物与准许临床使用的对照材料植入物的生物学反应进行比较。

皮下、肌肉和骨植入试验所采用的植入试验样品尺寸参考表 4-2。

表 4-2　不同部位植入试验样品尺寸参考[26]

植入部位	材料形状	材料尺寸
皮下	片状	直径 10～12mm、厚度 0.3～1.0mm
	块状	直径 1.5mm、长 5mm、两端为圆头
	非固形（包括粉状）	装入直径 1.5mm、长 5mm 的管内
肌肉	/	宽 1～3mm、长度约 10mm、直径 10mm、厚度 3mm
骨	圆柱状	兔：直径 2mm、长 6mm
		犬、羊：直径 4mm、长 12mm
	螺钉式	2～4.5mm

（4）脑植入试验

该试验方法适用于评价脑组织对植入材料的生物学反应。

在进行皮下、肌肉、骨植入等试验时，不用关注动物的性别，但进行脑植入试验时，不同性别的动物对植入脑部的材料可能会产生不同反应，因此要考虑动物性别对试验的影响。在进行脑植入试验的时间周期选择，因神经病变发生迅速，所以须选择短周期（1周），对于长周期的选择，要根据临床应用和需求而定。通常采用功能观察组合试验（functional observation battery，FOB）[27]，对动物脑组织植入异物后可能产生的神经躯体症状进行评估（表4-3）。在评价植入物引起脑组织局部刺激的组织病理观察时，除常规显微镜下观察等，也可借助免疫组化染色分析神经组织病变。

表4-3　FOB 的观察指标

指标分类	具体观察指标的内容
笼内观察	饮水、进食、清醒、睡眠、运动、理毛、竖毛、发声、攻击同类
开放观察	步态、自主活动、排尿、排便、兴奋、扭体、跳跃、直立、抽搐、流泪、尾巴
手持观察	心率、僵住症、身体张力、肢体张力、腹部张力、眼睑反射、突眼、泪眼分泌
操作性观察	位置被动反应、头部接触、手指接近、畏惧、唤醒、翻正反射、瞳孔反射、声音反射、夹尾反应、视觉定位、抓握、体温

6. 热原试验

热原反应又称致热性反应，直接或间接接触心血管系统、脑脊髓液、淋巴系统、标示无热原的产品需要进行热原试验。医疗器械热原试验的常用方法有两种，即家兔法和细菌内毒素法，其中家兔法被作为仲裁法，该方法是将一定剂量的供试品或供试品浸提液从耳缘静脉注入到家兔体内，在一定时间内观察兔体温变化，观察家兔体温升高的情况，以判定供试品中所含热原是否符合规定限度。细菌内毒素检查法，是应用试样与细菌内毒素产生凝集反应的机制，以判断材料或其浸提液中细菌内毒素的限量是否符合标准要求[28]。美国 FDA 建议热原试验同时采用家兔法和内毒素法。

7. 遗传毒性试验

遗传毒性包括致突变性和致癌性，通过系列试验来检测材料或其浸提液对基因突变、染色体结构和数量畸变，以及对 DNA 的碱基序列等毒性作用，控制和消除具有潜在遗传毒性的材料或器械对人类的危害性。致癌试验通过一种或多种途径，在试验动物整个寿命期，检测生物材料和医疗器械的潜在致癌作用。致突变性可以在体内外试验中进行检测，而致癌性则需要较长时间的动物致癌试验以及人群流行病学调查。由于没有单独一个遗传毒性试验方法可检测所有的遗传毒性终点，故遗传毒性的评价大多采用组合试验的方法，国内医疗器械遗传毒性评价实验室一般的试验组合为 Ames 试验、体外染色体畸变试验和小鼠淋巴瘤细胞突变试验[29]。

8. 生殖发育毒性试验

评价生物材料和医疗器械或其浸提液对生育、生殖功能，胎儿和早期发育的潜在有害作用，试验包括一般生殖毒性试验、致畸胎试验和围产期毒性试验。

4.4　生物医用金属材料生物相容性评价趋势

随着科学技术进步和分子生物学的迅猛发展，对应用金属材料的生物相容性评价方法正在从宏观非定量的动物器官水平向定量的细胞分子水平飞跃，未来从分子水平评价材料生物相容性将会成为材料领域的研究重点，研究中应突破传统的试验方法，将传统的动物试验与最新的分子水平试验相结合[30]，在分子水平研究材料对 DAN、RNA 和蛋白的影响，将在分子水平建立综合的生物相容性评价标准体系，探索在分子水平变化与整体宏观表现相关性，从而可以建立全面的材料生物相容性的评价标准和方法。

4.5　思政小结

随着我国心血管疾病患者的增加、肥胖人数的增多、交通事故等因素，同时，随着人们经济水平和对生活质量要求的提高，医疗机构和特定人群对医疗器械多样化的需求也越来越高，临床需要具有优异生物相容性、优良性能、经济实用的新型材料来代替、改善、恢复机体病变组织或器官的功能，提高生活质量。从生物金属材料的发展历程可以看到，国内外医用金属材料的研究都取得了一定的进展，很多医用金属的生物相容性得以改善，并出现了一些相容性良好的新型材料，但目前各种材料都有自身的一些局限性，临床仍然缺乏理想的完全令人满意的医用金属材料。面对临床和患者对优良生物医学材料的强烈需求，面对我国的健康中国战略，青年学生要具有拼搏、担当的精神和创新的意识，发挥专业背景优势，尽早积极投入到科学研究中来，以临床和市场需求为导向，促进医用材料科学的发展。

4.6　课后习题

1. 什么是生物相容性？
2. 生物相容性反应类型与特点是什么？
3. 谈谈你对生物医用金属材料的生物相容性的认识。
4. 生物相容性评价原则及评价标准是什么？
5. 医疗器械评价流程是什么？
6. 谈谈对可降解金属生物相容性的认识。
7. 简述生物医用金属材料相容性试验评估方法。

4.7 参考文献

［1］吕杰，程静，侯晓蓓．生物医用材料导论［M］．上海：同济大学出版社，2016．

［2］胡盛寿．医用材料概论［M］．北京：人民卫生出版社，2017．

［3］袁毅君，王廷璞，陈学梅，等．生物医用材料生物相容性评价研究进展［J］．天水师范学院学报，2014，34（05）：17-20．

［4］熊党生．生物材料与组织工程［M］．2版．北京：科学出版社，2018．

［5］张文毓．生物医用金属材料研究现状与应用进展［J］．金属世界，2020（01）：21-27．

［6］王宏刚，葛淑萍，邹兴政，等．医用高氮无镍奥氏体不锈钢的制备与生物相容性研究［J］．功能材料，2012，43（18）：2483-2487．

［7］张辉，战德松，孙晓菊，等．医用不锈钢材料的腐蚀、磨损及其生物相容性［J］．中国组织工程研究与临床康复，2010，14（34）：6377-6380．

［8］刘莹，张文君，韩雪松，等．新型医用无镍不锈钢的生物相容性评价［J］．中国组织工程研究，2015，19（47）：7608-7612．

［9］徐晶，刘蕊，曲冠霖，等．SLM含铜钴基合金的抗菌性能及细胞相容性的初步探索［J］．表面技术，2019，48（07）：296-301．

［10］麻西群，于振涛，牛金龙，等．新型生物医用钛合金的设计及应用进展［J］．有色金属材料与工程，2018，39（06）：26-31．

［11］马凯，赵宝红，邓春富．医用钛及钛合金牙种植体生物相容性及其相关抗菌性能研究进展［J］．中国实用口腔科杂志，2016，9（07）：441-445．

［12］潘斌文，熊晓欢，徐仁峰．镍钛记忆合金骨科器械的生物相容性及在骨科应用［J］．中国医疗器械信息，2016，22（12）：31-32．

［13］王成健，孟增东，张玉勤，等．镍钛形状记忆合金的生物相容性研究进展［J］．生物骨科材料与临床研究，2016，13（01）：65-68．

［14］林正捷，赵颖，张志雄，等．医用可降解镁合金抗菌性、溶血以及生物相容性的研究进展［J］．稀有金属材料与工程，2018，47（01）：403-408．

［15］郑玉峰，刘嘉宁．从可降解金属的角度审视医用镁合金的元素选择［J］．中国材料进展，2020，39（02）：92-99．

［16］聂蕾．口腔贱金属合金修复体的生物相容性试验［J］．国际口腔医学杂志，2015，42（01）：79-83．

［17］张世明，陶树清．评价医疗器械体外细胞毒性的常用方法概述［J］．现代医学，2020，48（01）：146-150．

［18］韩清臣．生物材料血液相容性体外评价的研究进展［J］．中国医疗器械信息，

2020，26（01）：46-47.

[19] 侯丽，乔春霞，赵增琳. 解读 ISO 10993—4：2017《医疗器械生物学评价　第 4 部分：与血液相互作用试验选择》[J]. 中国医疗设备，2018，33（11）：1-6.

[20] 侯丽，施燕平. 医疗器械重复接触全身毒性试验方法研究 [J]. 中国医疗器械信息，2013，19（02）：35-38.

[21] 黄群，董启榕，陈明，等. 金属对金属全髋关节置换术后金属过敏反应的研究进展 [J]. 中华创伤骨科杂志，2013，15（11）：999-1002.

[22] 王鹤儒，张春鹏，张吉凤，等. 金属过敏患者行冠状动脉介入治疗的策略 [J]. 中华老年医学杂志，2020（04）：486-488.

[23] 张笑，彭慧明，边焱焱，等. 全膝关节表面置换术后金属过敏的研究现状 [J]. 中华骨与关节外科杂志，2018，11（07）：546-550.

[24] 王延琳，马玉媛，赵雄，等. 植入性医疗器械的临床前免疫毒性评价 [J]. 医疗卫生装备，2017，38（08）：117-121.

[25] 王涵. 肌肉植入试验用 HDPE 对照材料的研制 [D]. 中国食品药品检定研究院，2014.

[26] 向健，杨立峰，曹穗兰，等. 参照 GB/T 16886.6—2015 进行医疗器械植入试验的方法探讨 [J]. 中国医疗器械信息，2018，24（11）：15-17.

[27] 贺学英，管博. 即将转化为国家标准的 ISO 10993—6：2016 中植入试验的新增内容及重点问题提示 [J]. 医疗装备，2020，33（15）：37-39.

[28] 柯军，杨立峰，颜林. 浅谈医疗器械热原试验方法的选择及一些注意事项 [J]. 中国医疗器械信息，2013，19（08）：31-33.

[29] 曾冬明，侯丽，施燕平. 医疗器械遗传毒性评价方法的应用现状及研究进展 [J]. 中国医疗器械杂志，2012，36（05）：362-364.

[30] 刘存平，刘勇，赖啸. 材料的生物相容性评价方法和发展趋势 [J]. 科技风，2016（01）：23.

第5章 生物医用金属的毒性机理

生物医用金属材料（biomedical metallic materials）在医学治疗、修复、代替或增进人体组织或器官的作用上具有其他材料不可替代的优势。但临床应用中，作为一个外源植入体，相对于被植入体而言，它并不是绝对安全的，致毒、致敏、致炎都是其不良反应。因此，在生物医用金属材料的应用和再开发中，针对材料毒性机理的研究显得尤为重要。

5.1 医用金属材料的毒性概述

临床采用的医用金属材料一般经过较为全面的实验室和临床评价，其本体对于被植入体并不具备毒性，而金属材料与人体组织的接触才是产生毒性的基础条件。腐蚀和磨损是医用金属致毒的诱因。生物医用金属材料在体液中发生多种类型的腐蚀，如缝隙腐蚀、疲劳腐蚀、微动磨损腐蚀、均匀腐蚀、点腐蚀、电偶腐蚀、晶间腐蚀和应力腐蚀等，均会引起金属离子的释放。磨损多由于金属材料与其接触的组织表面发生相对运动，引起的金属材料的损失、金属离子的溶出（图5-1）。

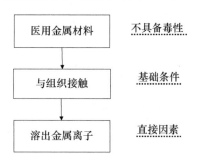

图 5-1 生物医用金属材料毒性产生概述

正常人体体液 pH 值为中性，但在受伤或发生感染时 pH 值可在 3.5 ~ 9.0 之间发生波动，体液中包含的离子和蛋白质等成分都将对医用金属材料的稳定性产生影响。患者进行金属-金属髋关节置换术后血清钴（Co）浓度为 1.0 ~ 2.0μg/L，较正常水平（0.1 ~ 0.2μg/L）高 10 倍左右；铬（Cr）浓度为 1.5 ~ 2.2μg/L，同样比正常水平（< 0.15μg/L）高得多。医用金属材料由于腐蚀和磨损所释放的金属离子、有机金属化合物和无机金属盐均可影响被植入体的健康，且毒性大小与化学物质和浓度等因素有关。

按照能斯特金属元素标准电位序（电负性由强到弱）确定的金属腐蚀顺序如下：Al、Cr、Fe、Cu、Co、Ni，当所使用的医用材料中同时存在这几种元素时，电负性最强的元素将先被腐蚀。

5.2 医用金属材料的毒性机制不同水平研究

探讨毒性机制的过程属于毒理学范畴，涉及生理学、生物化学、药理学、免疫学、病理学和分子生物学等学科知识的交叉。研究医用金属材料毒性机制的基本思路较为统一，一般需要以下三个步骤：

1. 考察致毒物是来自医用金属材料自身、溶出物，还是代谢产物；

2. 通过相关性分析，找到与毒物有关的代谢终产物；

3. 从细胞、分子等多水平、多角度，分析毒物与代谢终产物的作用机理及验证。

毒物的毒性机制的研究可以从直接作用和间接作用划分，也可以从分子水平、亚细胞水平、细胞水平、器官水平和系统水平进行划分。所谓直接作用，指毒物直接作用于生物分子而引起的反应；而间接作用则是指毒物介导中间活性分子的形成，并由中间活性分子与下游生物分子发生反应，产生一系列生物学效应。

5.2.1 分子水平

分子水平的研究主要是针对医用金属材料对细胞内 DNA、RNA、蛋白质等分子的影响展开。涉及的生物学研究技术包括 northern blot、qRT-PCR、western blot、基因表达谱芯片、iTRAQ 质谱技术和测序技术等。目前分子水平针对医用金属致毒性的研究主要集中在活性氧（reactive oxygen species，ROS）、细胞内离子稳态失调和共价结合（non-convalent binding）方面。前两者属于间接作用的范畴。

1. 活性氧及自由基

ROS 是体内一类氧的单电子还原产物，是电子在未能传递到末端氧化酶之前漏出呼吸链，并消耗大约 2% 的氧生成的。生物机体内的 ROS 包括超氧阴离子（superoxide anion，$O_2^{\cdot-}$）、过氧化氢（hydrogen peroxide，H_2O_2）、羟自由基（hydroxyl radical，$\cdot OH$）、单线态氧（singlet oxygen，$^1O_2$）等。$O_2^{\cdot-}$、$\cdot OH$ 和 H_2O_2 是 O_2 被还原生成 H_2O 的过程中产生的中间产物（图 5-2）。且前两者属于自由基范畴。自由基也称为"游离基"，是指化合物的分子在光热等外界条件下，共价键发生均裂而形成的具有不成对电子的原子或基团，化学性质较活泼。

$$O_2 \longrightarrow O_2^{\cdot-} \longrightarrow H_2O_2 \longrightarrow \cdot OH \longrightarrow H_2O$$

图 5-2 O_2 被还原生成 H_2O 的过程中产生 ROS 示意图

金属离子能够克服自旋能垒，为氧化还原反应提供低能量路径，可成为氧分子与生物有机分子之间的反应桥梁。因此，金属离子具有介导生物氧化作用的物理化学基础。医用金属材料在腐蚀和磨损情况下，所释放的金属离子等活性电子均能与生物体内代谢产生的氧分子发生作用，形成超氧阴离子，通过歧化反应产生额外的 ROS。高浓度的 ROS 可触发细胞内的氧化应激（oxidative stress）反应，对蛋白质、脂类和 DNA 造成氧化损伤，引起癌症、糖尿病、心脑血管疾病、神经退行性疾病和衰老等。比如，Ni 可以与 DNA 修复酶相结合并产生过量 ROS，使 DNA 的修复、复制及转录等过程受到影响。

1）蛋白质的过氧化损伤

机体内的蛋白质易于发生过氧化损伤。蛋白质羰基是目前应用最多的蛋白质氧化性损伤的标志物，体内羰基水平的改变可以反映蛋白质氧化损伤的程度。由 ROS 引起的蛋白质氧化性损伤与衰老、肿瘤、糖尿病及多种神经退行性疾病有关。

2）脂质的过氧化损伤

脂质过氧化（lipid peroxidation）损伤：通常主要指由自由基引起的多不饱和脂肪酸的氧化作用，对生物膜上脂类产生的强烈的破坏作用。主要损伤表现为生物膜结构的改变和功能障碍，或产生具有细胞毒性的氧化产物，如不饱和醛类等。其反应机制较明确：

（1）针对脂肪族氨基酸将在 α-位置的氢原子除去，加氧生成过氧化氢衍生物。该衍生物进一步分解为 NH_3 及 α-酮酸（或 CO_2 与醛类或羧酸），造成脂肪族氨基酸的结构被破坏。

（2）针对芳香族氨基酸以促进羟基衍生物形成为主，造成苯环解环或在酪氨酸处交联成二聚体，破坏原有结构和功能。

3）DNA 的过氧化损伤

ROS 对 DNA 的损伤作用较严重时可导致突变、细胞凋亡或癌变等。ROS 可直接攻击 DNA 的腺嘌呤与鸟嘌呤的 C8、嘧啶的 C5 与 C6 双键位置，引起碱基损伤、DNA 链断裂和碱基缺失，引发原癌基因活化和抑癌基因的失活。

2. 细胞内离子稳态失调

细胞内液是机体细胞总体所含的液体，其中不乏各种具有重要生物学功能的离子成分，如常见的 K^+（约 150mmol/L）和 Mg^{2+}（20mmol/L）。离子的转运过程大多需要特异性转运系统的帮助，若转运系统直接或间接被医用金属材料及其溶出的离子影响转运功能，将引起多种新陈代谢功能的紊乱。

3. 共价结合

共价结合指材料或其具有活性的代谢产物与生物大分子之间通过共价键形成的稳定复合物的过程，可改变核酸、蛋白质、酶、膜脂质等生物大分子的化学结构与其生物学功能。因反应过程是不可逆的，易于产生较大毒性损伤。

1）与蛋白质的共价结合

共价结合是不可逆反应过程，当致毒金属离子与蛋白质发生共价结合时，往往会严重影响蛋白质发挥正常功能。

还原型谷胱甘肽（glutathione，GSH）是由谷氨酸、半胱氨酸及甘氨酸组成的一种三肽，可以清除自由基，防止机体发生脂质氧化，与外源物质或重金属离子结合形成复合物，在机体内发挥重要作用。有学者以还原性谷胱甘肽（GSH）为研究对象，采用密度泛函理论（DFT）计算等方法研究 GSH 与碱金属离子（Li^+、Na^+、K^+）、碱土金属离子（Be^{2+}、Mg^{2+}、Ca^{2+}）和 Al^{3+} 离子之间的相互作用[1]。研究结果显示：碱土金属离子与 GSH 的结合能大于碱金属离子与 GSH 的结合能，两类离子与 GSH 分子中成分结合倾向性由高到低依次是：氧原子、氮原子、硫原子。而且，金属离子与 GSH 的结合会破坏 GSH 分子内的氢键。与碱金属和碱土金属不同，Al^{3+} 在与 GSH 相互作用过程中改变了 GSH 的骨架结构，部分复合物中巯基的硫原子与相邻的酰基氧原子以共价键形式结合，形成了一个五元环，且在部分复合物中 GSH 末端的羧基发生脱羧现象。

2）与核酸分子的共价结合

致毒物质及其代谢产物与核酸分子的共价结合，是研究化学毒物致癌作用的热点。有学者在研究 Al 暴露对小鼠脑神经细胞 DNA 损伤作用时，提出 Al 暴露可损伤脑神经细胞核 DNA[2]。他们将雄性小鼠经饮水中加入 10mg/（kg/d）、50mg/（kg/d）和 300mg/（kg/d）三氯化铝（$AlCl_3$）进行染毒，饲养 100 天后处死小鼠，运用单细胞凝胶电泳技术（SCGE 彗星实验）观察 DNA 损伤程度。结果显示：各组脑海马、皮质部位神经细胞彗星拖尾率差别显著。进一步用 Ridit 分析，染毒各组海马神经细胞核拖尾长度等级 Ridit 值与对照组相比差异显著（$P < 0.001$），且 Ridit 值有随剂量增加而增大的趋势，提示 Al 影响了脑神经细胞核 DNA。何丽敏等[3] 将 40 只 SPF 级雄性 Wistar 大鼠分为对照组、缺 Fe 组、10 倍 Fe 剂量补充组和 20 倍 Fe 剂量补充组，采用隔日腹腔注射右旋糖酐铁，每次注射含 Fe^{2+} 分别为 0.9、0.3、9.0 和 18.0（mg），连续注射六周。采用 SCGE 彗星实验测定大鼠外周血淋巴细胞 DNA 损伤状况。结果显示：10 倍和 20 倍 Fe 剂量补充组 DNA 自发损伤水平分别为对照组的 3.9 倍和 8.0 倍，显著高于对照组（$P < 0.01$）；与正常 Fe 摄入水平相比，Fe 缺乏未见 DNA 本底及 H_2O_2 联合损伤增加，而 Fe 补充过量可引发机体外周血淋巴细胞 DNA 本底损伤增加及 H_2O_2 联合损伤加剧。

5.2.2　亚细胞水平

亚细胞通常指细胞内含有的具有相对完整结构的成分，如线粒体、核糖体、细胞核等，这里仅以线粒体研究为例。线粒体（mitochondrion）是真核生物进行氧化代谢的主要场所，磷脂和蛋白质成分是其维持生物膜物理结构所必需的。高浓度的 ROS 存在时，磷脂的多聚不饱和脂肪酸残基、蛋白质侧链的半胱氨酸、甲硫氨酸残基将被过氧化修饰，造成生物膜脂质双分子层的破坏，膜通透性改变，有氧代谢功能被抑制。有学者为了探讨 Ti 离子引起线粒体钙转运功能变化的可能作用机制，以 Jurkat T 细胞为研究对象，设计了 4 部分实验[4]：

1. 利用钙离子特异性荧光标记探针 Fluo-3、Rhod-2 结合激光共聚焦显微镜扫描技术，分析 Ti 离子对 Jurkat T 细胞胞浆及线粒体内钙离子浓度的影响，结果表明：Ti 离子无论是单独作用还是协同植物血凝素（PHA）共同作用时，Jurkat T 细胞胞浆及线粒体内钙离子平均荧光强度，均随 Ti 离子作用时间延长逐渐升高，且升高的程度呈一定的浓度依赖性，但协同 PHA 刺激作用史显著。

2. 利用线粒体特异性荧光探针 Mito-tracker Green 结合激光共聚焦扫描、流式细胞术，分析 Ti 离子对 Jurkat T 细胞内线粒体的数目及位置分布的影响。结果表明：Ti 离子或 PHA 单独作用均可引起胞质内线粒体数量的增加，同时刺激线粒体由散在分布趋向于胞膜附近区域集中分布。

3. 利用 JC-1 线粒体膜电位检测试剂盒结合流式细胞术，分析 Ti 离子作用不同时间（3h、6h、12h、24h）后线粒体膜电位的变化。结果显示：Ti 离子单独作用及 Ti 离子与 PHA 协同作用，24h 后 Ti 离子与 PHA 共刺激组细胞线粒体膜电位开始下降，其中高浓度组较对照组显著降低，差异具有统计学意义。

4. 应用实时荧光定量 PCR 技术，分析 Ti 离子对线粒体钙单向转运体 MCU mRNA 表达的影响。结果显示：Ti 离子与 PHA 协同作用时线粒体单向钙转运体（MCU）mRNA 表达水平上升，但 Ti 离子单独作用并未引起线粒体 MCU mRNA 表达的显著变化。

通过环环相扣的实验设计，作者得出研究结论：Ti 离子可通过增加线粒体数量、改变其空间分布以及激活 MCU 通道调控线粒体钙转运功能，促进线粒体摄取胞膜附近局部过高的钙离子，从而维持胞外钙离子的内流。随着 Ti 离子浓度的升高及作用时间的延长，线粒体内钙离子浓度过度增高，可诱发线粒体膜电位下降。

5.2.3 细胞水平

细胞水平的研究被广泛用于评价医用金属材料，将植入体和被植入体的互相作用复制到实验室之中，将更有利于对两者关系的观察。通常观察焦点在材料溶出的金属离子对细胞的形态、黏附与迁移、增殖与凋亡的影响上。由于实验周期短，重复性好，成本低且操作简单，成为研究人员的首要选择。例如，在对 Ni 的细胞水平研究中，发现 Ni 离子可明显引起人类肾细胞 HK-2 的凋亡，使细胞周期停在 G1 期，并且会使线粒体膜电位下降；Ni^{2+} 会使人血红细胞内 GSH 含量降低，同时会使红细胞发生形态改变。

Ag、Zn 和 Cu 因其耐热性好、分散性好及抗药性小等优异性能而应用于各种生物材料和医疗器械中，但既往研究中，关于三者的细胞和组织毒性损伤方面研究还不够全面。有学者通过细胞增殖实验、细胞形态观察和半抑制浓度 IC_{50} 计算，研究 Ag、Zn 和 Cu 离子浓度变化对小鼠成纤维细胞 L929 细胞毒性的影响[5]。结果表明：当 Ag 离子浓度范围为 $2.5 \times (10^{-7} \sim 10^{-6})$ mol/L、Zn 离子浓度范围为 $10^{-5} \sim 10^{-4}$ mol/L 及 Cu 离子浓度范围为 $10^{-5} \sim 10^{-4}$ mol/L 时，对 L929 细胞有高于 80% 的增殖率。于文雯等[6]将镍钛-不锈钢复合弓丝浸提液配置成体积分数为 50%、40%、30%、20% 和 10% 的稀释液，采用甲基噻唑基四唑（methyl thiazolyl tetrazolium，MTT）检测培养 24h 和 48h 后，各稀释液对小鼠成纤维细胞 L929 的细胞毒性，探讨镍钛-不锈钢激光焊复合弓丝的生物安全性。结果显示：复合弓丝的细胞毒性作用与浸提液体积分数、培养时间有一定相关性，较不锈钢弓丝、镍钛弓丝明显。各浸提液细胞毒性作用较小，在材料毒性反应安全级别范围内。

5.2.4　器官水平

生物体作为一个有机系统，在整体上讨论金属材料的毒性机制更有利于对金属材料的评判和研究。就医用金属材料溶出的金属离子而言，机体各器官对金属离子的敏感性不同，即机体对不同种类和浓度的金属离子的抵抗能力、反应强弱和反应时间不同。比如，Al 易于富集在肺等脏器中，但阿尔茨海默病或精神异常患者，脑内含 Al 量比正常人高 10~30 倍，Al 在脑中的累积可引起大脑神经的退化、记忆力衰退等，甚至导致阿尔茨海默病。因此大脑与相对易于富集 Al 的器官相比受到了更严重的影响。因 Al 的毒害与其不同化学形态密切相关，因此其毒性机理较复杂，但脏器水平的研究更直观地反映了医用金属材料的毒性特点。

器官敏感性的机制研究尚需完善，已完成的研究表明，与下列因素有关：

（1）与外源性化学物质在体内的分布和蓄积有关：如甲基汞能通过血脑屏障，对神经系统具有毒性；

（2）与某些酶的脏器分布有关：如人类眼中缺少将甲醛变为甲酸的酶，因此对甲醛的毒性敏感较高；

（3）与生物转化有关：如有机氟可在机体内发生代谢反应，产生氟离子，对肾脏产生毒性；

（4）与器官的自身结构特异性有关：如神经元和心肌不能进行无氧代谢，因此对缺氧状态较敏感。

器官水平研究机制的方法较多，因此评价某一材料的器官毒性时，宜采用一系列实验互相验证。同时，也可将机体整体筛查评价与体外实验相结合，实现多水平、多方法的相互验证。

1. 肝脏

肝脏是外源性化学物质在机体内发生生物转化的主要场所，对肝脏具有一定损害作用的外源性化学物质称为肝脏毒物（hepatotoxic agent）。肝脏损害不仅取决于化学物质本身的性质，还与机体或肝脏所接触的化合物的剂量、浓度、时间等有关。常见肝脏损害包括急性肝损伤和慢性肝损伤。急性肝损伤又包括细胞毒损伤和胆汁淤积性损害；慢性肝损伤包括肝硬化、门静脉硬化、静脉阻塞性疾病和癌变等（图 5-3）。

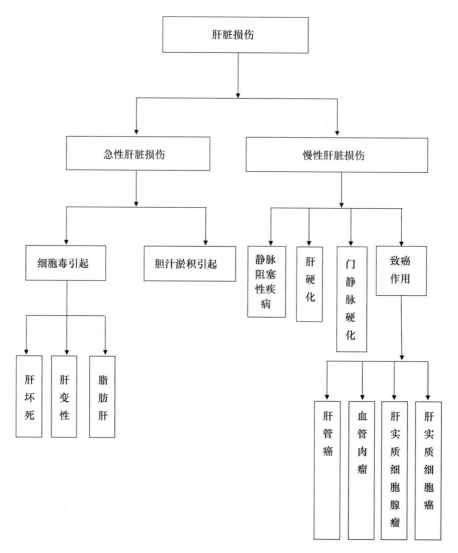

图 5-3　常见肝脏损伤分类示意图

Fe 在机体生长发育中占据重要地位，肝脏是 Fe 的主要储存和代谢器官，Fe 过负荷最先累及肝脏。Fe 以 Fe^{2+} 形式与铁蛋白（ferritin）结合，被肝细胞储存和调控。肝脏通过分泌铁调素（hepcidin）调节 Fe 代谢，细胞外 Fe 主要以 Fe^{3+} 形式与转铁蛋白（transferrin，Tf）结合进行运输。Fe 代谢产生的 ROS 介导肝损伤途径研究较为广泛。当 ROS 导致肝细胞脂质过氧化和蛋白质变性时，易于诱发细胞内线粒体功能紊乱等一系列不良反应，最终引发细胞凋亡。凋亡的细胞在代谢时又会激活促炎、促纤维化的细胞因子，如肿瘤坏死因子-α（TNF-α）、白细胞介素（IL）、碱性成纤维细胞生长因子（bF-GF）等，促使损伤朝着不可逆方向发展[7]。除经 ROS 介导损伤，Fe 代谢引起的氧化应激反应也会耗竭机体的抗氧化物质，影响肝细胞功能。而 Wiseman 等[8] 的研究还发现，超负荷的外源性 Fe 会引起巨噬细胞的肿瘤杀伤能力减弱，并抑制淋巴细胞增生等，不利于机体免疫系统对抗肿瘤细胞。若此时机体肝脏组织已发生癌变，过量外源性 Fe 的存在将会对机体免疫系统发挥正常功能产生不利影响。

当然，外源金属离子的存在也有有利的一面。Cr 是生物医用金属材料中常用元素之一，通常以 Cr^{3+} 形式从合金中被溶出释放到环境中，既往研究均证明其生物安全性很高。有研究人员选取 SMMC-7721 细胞和小鼠作为研究对象，探究三价铬离子（Cr^{3+}）在非酒精性脂肪肝病（NAFLD）病程中所起到的作用[9]。结果显示，Cr^{3+} 不仅生物安全性高，还可降低 NAFLD 小鼠模型的脂累积、肝重、体重和转氨酶，并稳定紊乱的脂代谢基因和炎症因子。

肝脏毒理常常通过体内、体外实验进行研究（图5-4）：

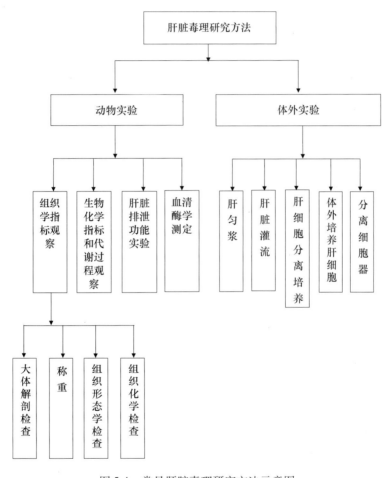

图 5-4　常见肝脏毒理研究方法示意图

1）动物实验

常规动物模型来源包括大鼠、小鼠和兔等，常用观察方法或指标有：

（1）组织学观察指标和方法：包括大体解剖检查与称重、组织形态学检查和组织化学检查几个方面。

（2）生物化学指标和代谢过程观察：包括脂质、GSH 含量、丙二醛等测定，肝脏生物合成尿素、甘油三酯、胆固醇、血浆白蛋白、凝血因子等。

（3）肝脏排泄功能实验：如酚红（BSP）和靛青（ICC）排泄实验等。

（4）血清酶学测定。

2）体外实验

（1）肝匀浆：在毒理学领域，肝匀浆可用于毒物代谢、蛋白合成与机理等研究。

（2）肝脏灌流：肝脏灌流是介于整体实验与肝薄片培养试验之间的体外试验。

（3）肝细胞分离培养：采用胶原蛋白酶将肝细胞分离，在体外进行一系列操作。

（4）原代培养肝细胞和多代培养肝细胞株：由肝组织直接分离细胞进行实验研究，即原代培养肝细胞实验法。

（5）分离肝细胞细胞器：即在超离心法的帮助下收集肝细胞的胞膜、线粒体、细胞核、溶酶体和内质网等亚细胞结构，再利用生物化学方法测定其某些功能，或借助电子显微镜观察其结构完整性。

2. 肾脏

肾脏的基本功能是生成尿液，借以清除体内代谢产物及某些废物、毒物，同时经重吸收功能保留水分及其他有用物质，如葡萄糖、蛋白质、氨基酸、钠离子、钾离子、碳酸氢钠等，以调节水、电解质平衡及维护酸碱平衡。肾脏同时还有内分泌功能，生成肾素、促红细胞生成素、活性维生素 D3、前列腺素、激肽等，又为机体部分内分泌激素的降解场所和肾外激素的靶器官。肾脏的这些功能，保证了机体内环境的稳定，使新陈代谢得以正常进行，因此，肾脏相较于其他器官更容易受到致毒物质影响，严重时可造成肾功能衰竭。

1）肾脏毒性的发生机制

（1）肾脏细胞直接受到损伤

其指某些金属来源的致毒物质可直接对肾脏细胞膜、细胞器或酶等产生直接作用，导致细胞死亡或凋亡。镍铬烤瓷铸造合金可在口腔环境中溶出金属离子进入到周围牙龈组织、人体血液和脏器中。过量 Ni 可诱发机体产生金属硫蛋白，结合 Ni 的同时也可结合其他的二价金属离子，如 Zn^{2+}、Mg^{2+} 等，由于二价离子竞争多功能位点作用可导致体内对 Zn^{2+}、Mg^{2+} 等离子浓度下降，影响相关酶的功能，干扰组织器官代谢。当这些金属离子与酶蛋白功能位点结合，抑制 Na^{+}-K^{+}-ATPase 活性，使肾小管细胞膜 Na^{+}/K^{+} 交换障碍，造成肾小管细胞的损伤[10]。

有研究人员以镍铬离子混合液经尾静脉注射染毒建立小鼠研究模型，观察小鼠肾脏等的 Ni、Cr 元素含量的变化，辅以 SCGE 彗星实验检测小鼠肾脏等 DNA 的损伤情况，评价溶出的金属离子 Ni、Cr 的脏器安全性[11]。结果显示：小鼠染毒 7d 及 30d 后，高浓度组、对照组及低浓度组相比，Ni、Cr 的含量差异均有统计学意义（$P < 0.05$）。肾脏与血液中 Ni、Cr 的含量呈正相关。SCGE 实验显示：较高浓度的 Ni、Cr 离子对小鼠的肾脏有轻微的损伤，损伤的表现主要以Ⅰ级（75%）和Ⅱ级为主（15%）。因此作者提出口腔内多牙齿或多组固定桥修复时，不建议选择镍铬烤瓷合金。

（2）有活性的中间代谢物对肾脏细胞的影响

以肾脏脂质过氧化损伤为例，在体外通过模拟肾脏的条件，证明自由基可引起肾上皮细胞损伤。正常体内自由基与其防御体系之间处于动态平衡，如果金属离子如 Ni、Cr 等的浓度超过机体负荷，机体内就会产生氧自由基，造成细胞膜脂质过氧化反应，使生物膜的结构和功能发生改变，影响生物膜功能。除此之外，金属离子还可以进入细胞内致使各种蛋白质和酶活性改变，影响细胞内重要的生化反应，最终使得肾脏细胞无法发挥正常功能。

2）肾脏毒理研究方法

因肾脏是机体内排泄的主要器官，易于受到致毒金属物质的损害，容易成为多种致毒物质的作用器官。因此，应用生物化学和病理学等方面的技术，分析肾小管、肾小球受损时特点，是肾脏毒理研究的主要途径。常见的研究方法如图 5-5 所示。

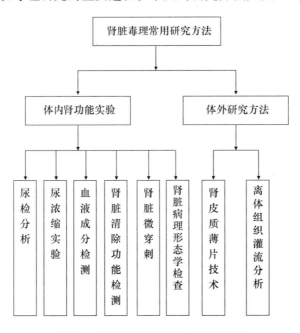

图 5-5　常见肾脏毒理研究方法示意图

（1）尿检分析：也叫尿液分析（urinalysis），通常指通过目测和理化手段，对尿液组成进行分析的过程。常规检测指标包括尿蛋白、尿糖、尿氨基酸、尿 pH 值、尿钠、钾排泄与尿酶等测定及尿沉渣细胞镜检。可用于多种疾病的预防、诊断和预后判断等。

（2）尿浓缩实验：肾脏本身对尿液的浓缩与稀释能力非常强大，因此尿浓缩实验常被用于检测肾功能情况，尿液比重（specific gravity）是尿液浓缩或稀释的指标。常用方法有尿液比重计法和尿折射率测定。通常操作是在禁水 12～24h 后，测定尿量及尿比重，或尿渗透压。

（3）血液成分检测：较为常规的临床筛查手段，在肾脏研究时主要观察尿素氮和肌酐两个指标的变化情况。

（4）肾脏清除功能检测：包括肾小球滤过率测定、肾血流量测定和肾小管功能检测。

（5）肾脏微穿刺：用于确定毒物的作用部位以及在单个肾单位中的转运过程。

（6）肾脏病理形态学检查：指为了解损害部位、严重程度而针对肾脏组织进行的病理形态学观察。

（7）肾皮质薄片技术：肾小管间质可以分为皮质和髓质两种，均是肾脏极其重要的组成部分。肾皮质薄片技术不仅可以用于研究肾脏对有机酸、有机碱和氨基酸等的转运功能，还可研究肾组织对葡萄糖合成的功能。

（8）离体组织灌流分析：通过研究灌流肾脏功能的动态变化过程，了解离体条件下肾脏功能损伤的关键因素。

5.2.5　系统水平

1. 神经系统

神经系统（nervous system）是机体内对生理功能活动的调节起主导作用的系统，它有独特的血脑和血神经屏障作保护。其主要由神经组织组成，可分为中枢神经系统和周围神经系统两大部分。中枢神经系统又包括脑和脊髓，周围神经系统包括脑神经和脊神经。神经系统因代谢率高、具有电兴奋性和再生能力差等特点，因此对毒物非常敏感。以下将从生物医用金属材料中常见的金属元素，与神经系统病变关系的研究角度，对神经系统毒理学研究思路和方法举例说明。

1）Fe 与阿尔茨海默病

阿尔茨海默病（AD）是一种起病隐匿的进行性发展的神经系统退行性疾病。早期研究表明 AD 患者脑组织中 Fe 含量较高。神经炎性斑块（Neuritic plaques，NPs）和神经纤维缠结（neurofibrillary tangles，NFTs）是 AD 主要的病理学特征。NFTs 的主要成分是成对螺旋丝，tau 蛋白是组成螺旋丝的唯一必需成分。Fe 与 AD 之间的互作关系可以从直接和间接作用两个方面进行阐述[12]：

（1）直接作用：通过在体实验研究表明，Fe 可与细胞外 β 淀粉样蛋白（β-amyloid peptide，Aβ）的 ASP1、Glu3 和组氨酸位点结合，引起 Aβ 的沉积，加速 AD 的发生发展。Fe^{3+} 可与 tau 蛋白结合，影响宿主神经系统功能。

（2）间接作用：体外实验证实，Aβ 亲水性 N-末端的 3 个组氨酸残基（His-6、13 和 14）和 1 个酪氨酸残基（Try-10）都具有绑定 Fe 的能力[13]。Fe^{3+} 能够与 Aβ 相互作用产生 H_2O_2，产生的 H_2O_2 如果没有及时地被抗氧化酶清除，就会使 Fe^{2+} 发生 Fenton 反应生成羟基自由基。即，神经系统中 Fe 沉积可导致 ROS 的产生过量，可破坏各种生物大分子的结构，影响神经细胞的正常生理功能，最终导致细胞的死亡。NFTs 与 Fe 结合同样可以促进 ROS 产生。除此以外，Fe 自身在氧化还原过程中与氧结合形成的复合物也能够导致脂质、蛋白质和 DNA 等各种生物大分子的氧化损伤。

2）Al 与神经元退行性病变

在探讨 Al 过负荷致小鼠学习记忆功能障碍的可能机制时，有学者以立体定位向小鼠侧脑室内注射微量 AlCl₃ 建立 Al 负荷动物模型，并通过行为学观察动物模型自发活动、跳台、水迷宫等行为表现，辅以石蜡切片、HE 染色技术、离子体原子发射光谱（ICP-AES）法等方法的研究结果，证明 Al 过负荷能明显导致小鼠海马神经元丢失、核固缩及学习记忆功能障碍，且这一过程与脑内 Fe、Cu、Zn、Mn 等金属离子代谢紊乱，单胺氧化酶 B 及胆碱酯酶活性升高有关[14]。

3）Cu 与朊蛋白、β 淀粉样蛋白和神经损伤

朊蛋白（prion protein，PrP）是一类能侵染动物并在宿主细胞内复制的无免疫性疏水蛋白质，因此又被称为朊病毒。Cu 可特异性地与 PrP 蛋白质肽链的特定位置的组氨酸残基进行结合，对朊病毒疾病的病理过程进行调节。Cu 离子在朊病毒疾病的病理过程发挥的作用较为复杂[15-16]：有研究显示 Cu 离子能够促进 PrP 形成神经毒性的可溶性寡聚体；但在体外实验中，Cu 离子展现了它能抑制典型 PrP 淀粉样纤维形成的一面。因此，关于 Cu 与 PrP 之间的关系，还需进一步深入研究。

在分析 Cu^{2+} 与 Aβ 相互作用的机制时，有学者以 Aβ16 为研究模型，设计了野生型 Aβ16 和 D7N、H6R 两种家族型突变体。利用荧光标签淬灭的手段和快速停流动力学的方法，发现 Cu^{2+} 与上述三种 Aβ16 相互作用的动力学曲线均存在明显的两个淬灭阶段，且第二个过程的结合反应速率均比第一个过程约小两个数量级。Aβ 肽中位于第 6 位的组氨酸是 Cu^{2+} 结合 Aβ 一个十分重要的结合位点。作者结合互作的热力学信息设计了两组富组氨酸短肽：6-H（0-6）D 和 4-H（0-4）D，二者与 Cu^{2+} 的表观结合稳定常数均要比野生型 Aβ16 高出 1～4 个数量级，对于 Cu^{2+}/Aβ 相互作用具有较好的调控作用[17]。

值得一提的是，长久以来，过渡态的金属离子被认为是诱发 AD 的重要致病因素之一，与 Aβ 结合，Cu^{2+} 可促进 β 折叠结构的形成，进而引发神经毒性。但在一些研究中，关于 Cu 离子究竟是促进还是抑制 Aβ 形成尚存有争议。有学者在针对 Cu 与 Aβ 相互作用的研究结果显示：Cu 离子可以通过破坏 β 折叠结构，从而达到减弱毒性作用的效果，具有一定的神经保护作用。且以小胶质细胞为研究对象的实验中，Aβ 活化小胶质细胞的过程可被 Cu 离子所抑制，又进一步证实了 Cu 离子积极方面的作用[18]。因此，Cu 离子复合物在 AD 淀粉样斑块蛋白的形成、沉积和代谢过程中的作用尚需要深入研究。

在动物水平，有研究人员以 Cu 处理小鼠建立研究模型，探索 Cu 对小鼠的神经毒性作用及分子机制[19]。通过电感耦合等离子体质谱（ICP-MS）分析、Morris 水迷宫检测、Western-blot 检测、免疫荧光技术和 TUNEL 染色的分析，认为 Cu 长期暴露导致小鼠血清、海马区和皮层自由 Cu 含量显著升高，Cu 代谢相关蛋白 Cu 蓝结合蛋白和超氧歧化物酶-4（SOD-4）的水平发生改变，且双链 RNA 依赖蛋白激酶-真核翻译起始因子

（PKR-e IF2α）信号通路可被激活，并诱导小鼠海马区的突触蛋白选择性丢失和神经细胞的凋亡，最终导致小鼠空间记忆的损伤。

4）Mn 与神经毒性

在细胞水平的研究中，有研究人员以 PC12 细胞染 Mn 实验为基础，探讨 cAMP-PKA-CREB 信号通路在 Mn 致神经毒性作用的潜在机制[20]。结果表明：当染 Mn 浓度等于或高于 $300\mu mol/L$ 时，PC12 细胞存活率随着染 Mn 浓度的升高显著下降（$P < 0.05$），且 Mn 可导致体外培养的 PC12 细胞形态改变和细胞凋亡。Mn 可以影响 cAMP-PKA-CREB 信号转导通路相关蛋白的含量，而该信号转导通路可能在 Mn 致 PC12 细胞凋亡中发挥了重要作用。

在动物水平的研究中，有学者探讨了 Mn 中毒性帕金森综合征大鼠脑黑质二价金属离子转运体（DMT1）、铁转运蛋白（FP1）的表达变化及互作关系[21]。以腹腔注射 $MnCl_2$ 溶液的方法构建动物模型，通过平衡木实验、水迷宫实验、应用电感耦合等离子体原子发射光谱法（ICP-AES）和免疫组织化学染色方法评判模型构建成功与否。16 周后，大鼠出现体重增长缓慢、学习记忆能力下降、运动障碍、肌张力增高、平衡功能受损等症状，判定成功制备 Mn 中毒性帕金森综合征大鼠模型。在随后的分子生物学分析中，发现动物模型中 DMT1 表达增加及 FP1 表达降低显著，提示两者可能参与脑黑质 Mn 积聚及帕金森综合征的发生发展过程。

在人体水平上，有研究人员选择某建筑机械制造公司 43 名男性焊接作业工人作为 Mn 暴露组，通过无创性磁共振成像（MRI）和氢质子磁共振波谱（1H-MRS），对 Mn 神经毒性相关问题进行研究[22]。结果表明：无论是低水平还是高水平 Mn 暴露，均可引起脑功能及代谢改变。锰暴露可导致工人血清神经内分泌激素水平紊乱，且可干扰机体金属元素稳态。红细胞和尿 Zn、Cu、Fe、Ca、Mg 和 Al 可能是锰神经毒性的外周性生物标志物，可为筛查锰中毒易感人群及无症状锰中毒工人的早期诊断和防治提供科学依据。

5）常见的神经毒理研究方法

（1）形态学方法：观察中毒后神经系统病理形态或组织化学改变。

（2）电生理方法：包括脑电图检测、诱发电位检测和肌电图检测等。

（3）行为学方法：是研究致毒物质对神经系统功能和引起行为活动改变的最直接的方法。动物试验常采用经典式条件反射或应答性行为；机器性条件反射或操作性行为，如大鼠压杆等。对人则采用成套神经生理学和心理学测试方法，如智力商测定和记忆商测定。

（4）组织细胞培养的方法：体外培养神经细胞用于实验研究，优点是实验结果易于重复。

（5）神经化学检测方法：将神经学作为研究目标，以生物化学方法进行检测和分析，为了解中毒机理和病理生化过程，提供了有效的手段和方法。常用的生物化学方法包括酶化学法、酶动力学法、放射自显影法、同位素示踪法、配体结合法、受体动力学法、放射免疫法等（图 5-6）。

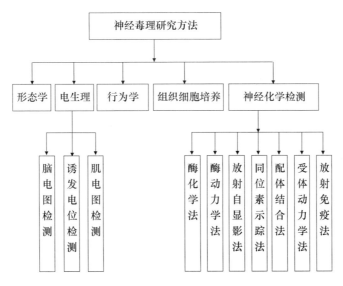

图 5-6　常见神经毒理研究方法示意图

2. 其他系统

除了神经系统，人体系统组成还包括：运动系统、内分泌系统、循环系统、呼吸系统、消化系统、泌尿系统、生殖系统。作为一个有机的整体，人体八大系统之间可谓"牵一发而动全身"。

神经系统的损伤直接影响运动系统功能的正常发挥。肺是呼吸系统中最重要的器官。有学者发现在关节腔注射一定浓度 TiO_2 颗粒，模拟金属离子溶出状态时，TiO_2 可以被心血管系统（属于循环系统范畴）中的血液运输至肺，且可观察到肺中颗粒沉积现象及肺损伤。前文 5.2.4 节中提到 Cr^{3+} 对人体有益的一面，但也有 Cr^{6+} 被溶出的情况，后者的毒性比前者约高 100 倍。有研究表明，Cr 可积累在肝脏，引起肝细胞坏死等，而肝脏是消化系统最大的消化腺。除消化系统，临床上 Cr 及其化合物还可影响消化系统和呼吸系统的健康，引起咽炎、胃痛、胃肠道溃疡等病症。而当金属颗粒不能被组织代谢降解消除，只能通过肾脏或肠胃排泄时，Cr 还会引起肾脏的损伤。此外，有研究发现 Cr 对生殖系统有直接的毒害作用，Co 过量可导致内分泌系统的甲状腺功能减退，且 Cr、Co 两种离子同时可以通过种Ⅳ型过敏反应，影响人体的免疫系统[23-24]。

5.3　医用金属材料的毒性机理概述

一般而言，医用金属材料的毒性产生过程包括以下步骤：

1. 致毒物质进入被植入体内；

2. 致毒物质在靶部位富集，并开始与被植入体内生物分子发生反应；

3. 反应的蓄积影响生物体新陈代谢环境，使被植入体组织功能紊乱；

4. 被植入体启动修复机制，但当紊乱与修复无法平衡时，机体产生病变（图5-7）。

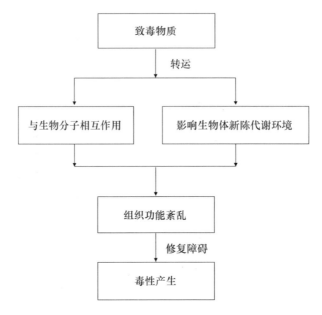

图 5-7　医用金属材料毒性产生过程概述

5.3.1　氧化损伤途径

生物医用金属材料对机体的氧化损伤过程，除了与自身材料理化性质有关外，与 ROS 和自由基也密切相关。5.2.1 节做有详述，这里不再赘述。值得一提的是，氧化损伤虽然普遍存在于生物体内，但生物机体内的防御系统时时刻刻发挥着抗氧化损伤的作用，常见的如超氧化物歧化酶（SOD）、谷胱甘肽还原酶（GR）、维生素 C、维生素 E、GSH、尿酸、牛磺酸和次牛磺酸等，它们均属于抗氧化系统内成员。

5.3.2　改变原有生物分子构成或结构途径

在生物体内，金属（Fe、Cu、Co、Mo、Zn、Mg、K、Na）离子通过与生物大分子的相互作用，参与许多重要的生命过程，与生命活动的维持息息相关。而医用金属材料通过腐蚀和磨损溶出的金属离子，一旦进入被植入体体液里，往往易于引发一系列可以改变生物体分子构成或结构的生物反应，临床展现形式为水肿或栓塞等。与氧化损伤不同，这一类作用更加直接，是金属离子与生物分子的直接作用。如，316L 奥氏体不锈钢是最常用的支架材料，虽然具有较好的血液相容性，但血液中白蛋白、球蛋白和纤维蛋白原可吸附在支架表面，引起血小板的黏附和聚集，并激活凝血因子，有加速血栓的形成的风险。而该材料溶出的带正电荷的金属离子同样存在与血小板等血液成分发生反应，形成血栓的风险；且不锈钢中 Ni、Cr、Mo 等金属离子的释放还会诱发炎症反应和免疫反应，进而引起内膜增生和支架内再狭窄。

不仅在体液中，当溶出的金属离子有机会进入组织，还会表现出一定的选择性富集特点，不同的金属离子在被植入体中的富集部位不同。如医用钛合金 Ti6Al4V 易于释放 Al 和 V 于被植入体内，Al 倾向于富集在肺、肾、心脏、肝脏和脾脏，V 在肺组织中富集显著。虽然富集部位略有差异，但两者均可通过改变生物分子的构成或结构影响被植入体。Al 离子在机体内可与无机磷结合，会致使磷缺失，诱发阿尔茨海默病等；也可取代与酶活性相关的 Mg^{2+}，从而影响细胞机能；若与细胞内的钙调蛋白结合，将导致钙离子浓度失衡，同样会影响细胞机能。V 在人体内易于以 V^{5+}、V^{4+}、VO^{2+} 和 VO^{3-} 形式被还原，并与磷酸盐、蛋白质、乳酸和柠檬酸等配位体结合，对被植入体产生毒性。

5.3.3　损伤生物膜途径

生物膜一般由脂质和蛋白质成分组成。金属离子对生物膜的损伤包括直接损伤和间接损伤两种作用途径。以 Al 为例，Al 可直接与细胞膜上磷脂成分中带负电荷的磷酸基团结合，引起细胞膜流动性降低，并抑制细胞膜对阳离子的转运作用。Al 也可通过干扰 Ca^{2+}、Mg^{2+} 和 Fe^{2+} 等二价金属离子在细胞内的代谢活动，影响生物膜的形态维持和发挥功能。当然，Al 除了直接作用于生物膜成分形成损伤，更为常见的是金属离子介导产生 ROS，再由 ROS 引起氧化损伤这种间接作用形式。ROS 可作用于生物膜上的多聚不饱和脂肪酸，使其发生脂质过氧化反应，反应的中间产物脂自由基、脂氧自由基、脂过氧自由基可以与生物膜上的蛋白成分发生攫氢反应生成蛋白质自由基，使蛋白质发生聚合和交联，影响生物膜功能。此外，脂质过氧化的羰基产物（如丙二醛）也可攻击膜蛋白分子的氨基，影响蛋白功能。另一方面，自由基也可直接与膜上的酶或与受体共价结合。这些氧化损伤破坏了镶嵌于膜系统上的许多酶和受体、离子通道的空间构型，使膜的完整性被破坏、膜流动性下降，膜脆性增加，细胞内外或细胞器内外物质和信息交换障碍，影响膜的功能与抗原特异性，导致广泛性损伤和病变。

5.3.4　炎症反应途径

炎症反应是机体对致炎因子等发生的组织、细胞反应，是机体的一种防御反应。致炎因子侵入时会引发生物活性物质如肿瘤坏死因子、白细胞介素 1（IL-1）、白细胞介素 18（IL-18）、白细胞介素 8（IL-8）等细胞因子的释放，与致炎因子发生作用。

Zn、Ni、Co 均为人体所需的微量元素，但被金属材料释放出来时易于诱导被植入体产生炎症过程，并发现即使亚微摩尔的浓度，也能诱导内皮细胞 E-选择素（E-selectin）的表达。E-selectin 可通过介导粒细胞与内皮细胞的起始黏附作用，参与炎症反应。

在口腔修复的临床研究中，修复过程中使用的金属材料一旦溶出金属离子，离子可通过局部黏膜组织吸收，对黏膜组织产生直接或间接的刺激作用。当发生细胞营养障碍时，细胞易于死亡或凋亡。此时，巨噬细胞开始吞噬离子颗粒，将导致组织炎症反应，表现为炎症细胞浸润、组织水肿、局部细胞反应性增殖等。

5.4 结论与展望

生物医用金属材料长期使用的安全性是材料选择的首要考量。本章内容首先从医用金属材料的毒性机制的不同研究水平：分子水平、亚细胞水平、细胞水平、器官水平和系统水平对材料致毒机制做一梳理。紧接着又从被植入体角度对医用金属材料的毒性机理进行阐述，该部分内容从氧化损伤、构成或结构改变、损伤生物膜和炎症反应角度进行详述。目前，针对生物医用金属材料的有害离子释放机制、致病机理和防护涂层等领域的研究还有待进一步完善。加强生物医用金属材料的基础应用研究，不仅可以提高材料使用安全性，也可以促进医用金属材料的升级换代和新产品研发、应用。

5.5 思政小结

生物医用金属材料在临床上已经取得了广泛的应用，常用种类包括不锈钢、钛及钛合金、钴基合金等，种类十分有限。因此，发展新型医用金属材料，有着巨大的临床应用市场。新材料的发展离不开科技创新，党的十八大明确提出"科技创新是提高社会生产力和综合国力的战略支撑，必须摆在国家发展全局的核心位置"。除了科技创新，成果转化也是新材料发展所面临的问题之一。我国生物材料科学与工程研究虽已进入国际先进水平，但成果工程化、产业化水平低，大部分研究成果仍停留在实验室。为此《中华人民共和国促进科技成果转化法》修订实施，使得全社会创新意识和创新活力显著增强。在我国，高新技术材料市场长期被"进口材料"垄断，而"重点新材料研发及应用"已被列入"十三五"国家科技创新规划"科技创新2030-重大项目"中，因此抓住材料科学发展的有利时机，不仅可以促进我国生物医用金属材料科学与产业赶超世界先进水平，而且可为人类科学事业的发展做出贡献。

5.6 课后习题

1. 简述生物医用金属材料的毒性机制研究的不同水平。
2. 研究生物医用金属材料毒性机制的基本思路包括哪些步骤？
3. 脂质过氧化损伤的机制都包括什么？
4. 简述器官敏感性的基本概念及其机制。
5. 肝脏毒性机理的研究方法包括哪些？
6. 肾脏毒性机理的研究方法包括哪些？
7. 神经毒性机理的研究方法包括哪些？
8. 生物医用金属材料的毒性产生过程包括哪些步骤？

5.7　参考文献

［1］刘建华. 谷胱甘肽及衍生物与金属离子相互作用理论研究［D］. 无锡：江南大学，2012.

［2］杨永坚，胡浩，李小平，等. 亚慢性铝暴露致小鼠脑神经细胞 DNA 损伤［J］. 中国工业医学杂志，2005（03）：150-152.

［3］何丽敏，孙永叶，蔡静，等. 铁过量对大鼠淋巴细胞 DNA 损伤的影响［J］. 癌变·畸变·突变，2015，27（01）：59-63.

［4］陈静. 钛离子对 T 淋巴细胞线粒体钙转运功能的影响及其在钙信号调节中的作用［D］. 南宁：广西医科大学，2018.

［5］王晓岚. 金属离子的抗菌性能及其抗菌机理研究［D］. 广州：华南理工大学，2015.

［6］于文雯，张超，张兵，等. 镍钛-不锈钢激光焊复合弓丝细胞毒性的检测［J］. 中华口腔医学杂志，2014，49（04）：239-243.

［7］张银银，王冬尧，沈慧，等. 铁代谢紊乱与肝癌的研究进展［J］. 生命科学，2019，31（11）：1148-1157.

［8］WISEMAN D H，MAY A，JOLLES S，et al. A novel syndrome of congenital sideroblastic anemia，B-cell immunodeficiency，periodic fevers，and developmental delay（SIFD）［J］. Blood，2013，122（1）：112-123.

［9］王松. 金属离子铬和镁参与 NAFLD 脂代谢调控研究［D］. 上海：华东理工大学，2018.

［10］樊灿灿，宁静，孟松，等. 镍铬合金烤瓷牙的肾毒性：理论研究与临床验证［J］. 中国组织工程研究与临床康复，2010，14（03）：517-520.

［11］邱莎. 口腔镍铬合金析出的镍铬在小鼠肝肾的沉积及 DNA 损伤的影响［D］. 长春：吉林大学，2011.

［12］李传盛，魏文华，沈正荣，等. 金属离子在阿尔兹海默症发病机制中的作用［J］. 中国现代应用药学，2017，34（03）：470-474.

［13］周阳，严丽荣，袁少飞，等. 氧化应激与阿尔茨海默病［J］. 生命科学研究，2015，19（03）：265-275.

［14］何百成. 铝过负荷致小鼠学习记忆功能障碍与脑内金属离子失衡关系研究［D］. 重庆：重庆医科大学，2003.

［15］施冲旭，于宏业，张杰. 二价金属离子在朊蛋白致病机理中的作用［J］. 中国兽医科学，2014，44（02）：217-220.

［16］吴頔. 铜离子在朊蛋白聚集过程及其致病机理中所发挥作用的研究［D］. 武汉：

武汉大学，2010.

[17] 李皓然. Cu^{2+} 与 β 淀粉样多肽相互作用机制及其调控方法的研究［D］. 中国石油大学（华东），2017.

[18] 杨小慧. Cu（Ⅱ）诱导的 beta-淀粉样蛋白结构的改变及其在小胶质细胞活化中的作用研究［D］. 北京：首都师范大学，2009.

[19] 马佺. 长期铜暴露导致小鼠空间记忆损伤，海马突触蛋白选择性丢失及 PKR/eIF2α 信号通路激活［D］. 深圳：深圳大学，2015.

[20] 马书言. cAMP-PKA-CREB 信号转导通路在锰致 PC12 细胞中的毒性作用及其机制研究［D］. 南宁：广西医科大学，2016.

[21] 庞霖霖. 锰中毒性帕金森综合征大鼠脑 DMT1、FP1 表达变化的实验研究［D］. 南宁：广西医科大学，2015.

[22] 区仕燕. 锰暴露对工人脑神经代谢物、血清神经内分泌激素和血尿金属元素水平的影响［D］. 南宁：广西医科大学，2015.

[23] HALLAB N J，JACOBS J J. Biologic effects of implant debris［J］. Bulletin of the NYU hospital for joint diseases，2009，67（2）：182.

[24] 邱晓明，甄平，李光勇. 人工关节置换后不同磨损颗粒对全身多系统的影响［J］. 中国组织工程研究，2016，20（53）：8051-8056.

第6章 医用金属的分子遗传毒性表达

医用金属材料（medical metallic materials）制备而成的医疗器件主要用于植入体内，执行治疗、修复、替代人体组织或器官等功能，在整形外科、骨科等应用较为广泛。理想的医用金属材料应该是具有良好的生物相容性和无毒性作用，但是医用金属材料作为无活性的外来植入物，其在机体的体液环境中会产生腐蚀和磨损并释放磨损产物，释放的磨损产物的种类和浓度在一定程度上决定医用金属材料的毒性作用。

了解医用金属材料对宿主细胞增殖、细胞周期和细胞凋亡的影响能够初步判断医用金属材料对细胞的毒性作用；研究医用金属材料对遗传物质的作用及对基因表达、蛋白酶的影响能够确定医用金属材料的分子遗传毒性，进而能够为医用金属材料的生物安全评价和标准制定均有重要的理论意义和实际价值。

6.1 医用金属材料的遗传毒性概述

史料记载，腓尼基人在公元前400—300年时，开始使用金属丝进行牙缺失的修复。纯金薄片也在1546年用于颅骨的缺损修复。贵金属银也在1880年开始用于膝盖骨的缝合。直到1896年，随着镀镍钢螺钉用于骨折治疗才真正开启医用金属材料的系统研究和广泛应用。20世纪30年代，钴铬合金、不锈钢、钛及其合金的开发成功，使得由这些医用金属材料制备而成的医疗器件在牙科和骨科中得以广泛应用。20世纪70年代，随着镍钛形状记忆合金和金属表面生物医用涂层材料的发展，医用金属材料才取得长足发展并成为整形外科不可或缺的医用金属材料[1]。

医用金属材料植入人体内后要在人体正常生理环境下长期停留并发挥作用，那么了解医用金属材料的分子遗传毒性显得尤为重要。理想的医用金属材料首先应该具备相对稳定的化学性能、较低的金属毒性、较强的耐生理腐蚀性、优良的机械性能和适当的生物相容性。医用金属材料因很难与生物组织产生亲合，因而植入人体组织后一般不具有生物活性。医用金属材料在含有1%氯化钠及少量其他盐类的体液和37℃恒温条件下会被腐蚀，可能为离子、氧化物、氯化物的医用金属材料腐蚀产物会对正常组织产生影响和刺激，引起机体细胞周期紊乱、细胞增殖抑制和细胞凋亡发生，进而使机体组织产生非正常生长、畸变、炎症或过敏等不良生物反应[1]。因此，医用金属材料的无毒性是满足医用的基本条件之一。

医用金属材料的毒性作用主要是作用于宿主细胞，进而影响宿主细胞的细胞周期、细胞增殖、抑制酶的活性、破坏溶酶体等。医用金属材料的毒性反应常与金属材料释放的化学物质和浓度有关。有毒的金属单质与其他金属元素形成合金后，其毒性可以减小甚至消除毒性。因此，医用生物材料中需要引入有毒金属元素时，首先应该考虑通过制备合金来降低毒性或消除毒性；通过材料表面涂层技术和提高材料光洁度等措施来提高医用金属材料的抗腐蚀性能。

医用金属材料的毒性检测手段主要包括组织或细胞培养、活体动物急性和慢性毒性试验、溶血实验[1]。

生物相容性评价试验主要包括体外实验和体内实验，属于非功能性试验（图6-1）。

（1）体外实验

材料溶出度指将材料浸泡在模拟体液中，动态测定材料的主要组分在模拟体液中的浓度或溶出的量。

溶血实验是将材料与血细胞直接接触，检测血红蛋白从红细胞中释放的量，进而确定材料的溶血作用。

细胞毒性试验指将细胞和材料直接接触，或者用材料的浸提液添加到细胞培养基中进行细胞培养，观察单层细胞的增殖、生长抑制和细胞形态改变情况，进而确定材料对细胞的毒性作用。

（2）体内实验

急性全身毒性试验又称为急性安全试验，通过将一定量的金属材料浸提液注射到实验动物体内，在规定的时间内观察金属材料浸提液对实验动物的致残情况，进而确定金属材料的毒性。

刺激试验是将金属材料植入体内与有关组织直接接触，或将金属材料浸提液注入到有关组织内，一定时间后观察有关组织的病理表现，主要是红肿、出血、变性和坏死等病理现象。

致突变试验也称Ames突变试验，指将金属材料植入体内与有关组织直接接触，或将金属材料浸提液注入到有关组织内，一定时间后通过分子生物学手段进行基因扩增和基因测序，确定靶标基因的突变情况。

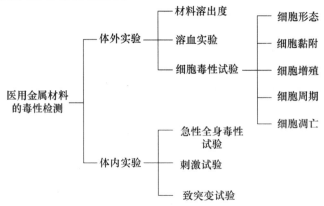

图6-1　医用金属材料的毒性检测

6.2　医用金属材料的细胞毒性研究

6.2.1　医用金属材料对细胞增殖率的影响

细胞是构成组织和器官的基本结构单位。单个细胞内通过完成糖类、脂类和蛋白质的生物化学过程，进而完成细胞的增殖、机体发育、运动等各种生理活动。细胞依据其结构的复杂程度，可以分为原核细胞和真核细胞。动植物和人均由真核细胞构成[1]。细胞膜、细胞质和细胞核是细胞的三大基本结构，如图 6-2 所示。线粒体、内质网、高尔基体和溶酶体是细胞的主要细胞器，具体功能见表 6-1。

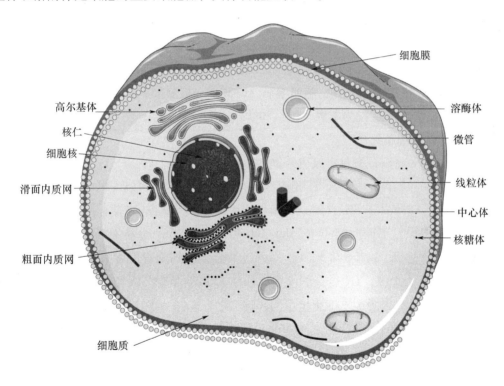

图 6-2　细胞结构模式图

表 6-1　细胞的主要细胞器及其功能

细胞器	主要功能
线粒体	细胞能量中心，是三磷酸腺苷（ATP）的形成部位，储存与细胞呼吸有关的酶类物质
内质网	蛋白质及细胞分泌物的主要合成部位
高尔基体	对来自内质网的合成物进行加工和存储，并将其排出细胞
溶酶体	细胞的消化器官和防御器官

1. 铜钴基合金对人牙周膜成纤维细胞增殖的影响

使用选择性激光熔化技术（SLM）在医用钴基合金中加入铜元素制备成一种新型铜钴基合金，采用人牙周膜成纤维细胞（PDLF）检测新型铜钴基合金的生物相容性，使用新型铜钴基合金浸提液与 PDLF 进行共培养 1d、3d 和 7d 后，CCK-8 细胞毒性检测结果显示 PDLF 细胞增殖良好，两种新型铜钴基合金材料浸提液共培养后的 PDLF 细胞的细胞增殖率（FGR 值）均 >99%，达到 0 级细胞毒性，说明新型铜钴基合金材料不具有细胞毒性，能够满足医用金属植入材料对细胞毒性的要求。不同新型铜钴基合金材料的浸提液与 PDLF 细胞共培养 140h 后，RTCA 实时监测曲线结果显示各组 PDLF 细胞生长状态良好，新型铜钴基合金材料不会抑制 PDLF 细胞的增殖[2]。

2. 钛合金对人成骨样细胞增殖的影响

根据国标 GB/T 16886.5—2017 所规定的方法，检测口腔正畸支抗种植体的医用金属材料商业纯钛（cpTi）、钛合金（Ti6Al4V）和医用 316L 不锈钢的生物安全性。体外细胞毒性实验结果显示使用纯钛和钛合金浸提液处理人成骨样细胞（MG-63）后的第 1d、3d 和 5d 后，细胞伸展充分、胞质饱满，CCK-8 法检测细胞毒性后显示纯钛细胞毒性为 0 级、钛合金细胞毒性为 1 级，纯钛和钛合金无细胞毒性；然而不锈钢的细胞毒性为 2 级，具有轻度细胞毒性[3]。

3. AlCoCrCuFe 高熵合金对小鼠成纤维细胞增殖的影响

AlCoCrCuFe 高熵合金中添加 Ti 元素制备成 AlCoCrCuFeTix（x = 0，0.25，0.5，1）系列高熵合金，AlCoCrCuFeTix（x = 0，0.25，0.5，1）系列高熵合金浸提液处理小鼠成纤维细胞（L929）不同时间点（24h、72h 和 120h）后，随着 Ti 元素含量的递增，AlCoCrCuFeTix（x = 0，0.25，0.5，1）系列高熵合金的细胞毒性增大，Ti0，Ti0.25 和 Ti0.5 的细胞毒性为 1 级，Ti1 合金的细胞毒性在 120h 时呈现 2 级轻微的细胞毒性[4]。

4. 镁锌合金对大鼠肠上皮细胞增殖的影响

20% 和 40% 浓度的镁锌合金（Mg-6Zn）浸提液处理大鼠肠上皮细胞（IEC-6 细胞）7d 后，IEC-6 细胞分布较密，细胞轮廓清晰，胞质分布均匀，核浆比例正常，细胞增殖率分别为 88% 和 98%，细胞毒性分别为 0 级和 1 级，为无细胞毒性[5-6]。

5. 镁合金对小鼠胚胎成骨细胞增殖的影响

10%、50% 和 100% 镁合金 Mg-Nd-Zn-Zr 浸提液处理小鼠胚胎成骨细胞（MC3T3-E1）1d、4d 和 7d 后，不同浓度镁合金 Mg-Nd-Zn-Zr 浸提液处理后的 MC3T3-E1 细胞呈现扁平梭形、轮廓清晰、核质比例正常。MTT 细胞毒性实验检测表明不同浓度浸提液对 MC3T3-E1 细胞没有明显的细胞毒性，镁合金 Mg-Nd-Zn-Zr 具有良好的细胞相容性[7]。

6. 钴铬钼合金对小鼠成纤维细胞增殖的影响

医用纯钛、钴铬钼合金、钴铬合金和镍铬合金的浸提液处理小鼠成纤维细胞（L929），24h、48h 和 72h 后观察细胞形态，镍铬合金组能使少量细胞核固缩并呈现轻微细胞中毒状态，医用纯钛、钴铬钼合金、钴铬合金对 L929 细胞形态没有影响且对 L929 的细胞毒性为

1 级；镍铬合金对 L929 细胞的毒性为 2 级，呈现轻微的细胞毒性[8]。

7. 镁钙合金对小鼠成纤维细胞增殖的影响

镁钙合金浸提液处理小鼠成纤维细胞（L929）7d 后，L929 细胞突起较长、细胞更为成熟；MTT 实验检测结果显示镁钙合金浸提液对 L929 的细胞毒性为 0 级，无明显的细胞毒性[9]。

8. 新型无镍 ZrCuFeAlAg 非晶态合金对人骨肉瘤细胞增殖的影响

新型无镍 ZrCuFeAlAg 非晶态合金浸提液处理人骨肉瘤细胞（MG-63）1d、3d 和 5d 后，MG-63 细胞相对增殖率大于 85%，其毒性为 1 级。直接接触细胞毒性实验表明 MG-63 细胞黏附和平铺于新型无镍 ZrCuFeAlAg 非晶态合金表面，细胞骨架清晰、细胞形态基本正常、细胞饱满且自由伸展，未见 MG-63 细胞发生明显的细胞凋亡和坏死。扫描电镜观察人骨肉瘤 MG-63 细胞大量黏附在新型无镍 ZrCuFeAlAg 非晶态合金表面、MG-63 细胞呈长梭形、纺锤形或三角形，MG-63 细胞牢固贴壁在材料表面且紧密链接完好、细胞呈现良好的延伸生长，同样没有明显的凋亡和坏死的细胞[10]。

9. Mg-Zn-Sr 合金对大鼠成骨细胞增殖的影响

医用可降解 Mg-Zn-Sr 合金材料浸提液经小鼠尾静脉注射，进行体内急性全身性毒性试验，Mg-Zn-Sr 合金材料浸提液注射 72h 后的实验小鼠一般状态良好、体重未下降、未见毒性反应和死亡情况。Mg-Zn-Sr 合金材料浸提液处理大鼠成骨细胞（MC3T3-E1）24h、48h 和 72h 后，大鼠成骨细胞呈现长梭形或多角形、细胞贴壁情况良好且生长状态良好，毒性评价为 0～1 级，Mg-Zn-Sr 合金材料对大鼠成骨细胞增殖无显著影响，具有良好的生物相容性[11]。

10. 锌合金对小鼠成纤维细胞增殖的影响

医用可降解锌合金的 100%、50% 和 10% 浸提液处理小鼠成纤维细胞（L929）5d 后，L929 细胞生长密集、排列紧密、未出现细胞坏死和萎缩等，不同浓度的可降解锌合金浸提液处理 L929 细胞 1d、3d 和 5d 后，L929 细胞相对增殖率（RGR）均大于 75%，其细胞毒性为 0～1 级，说明可降解锌合金具有良好的细胞相容性。MC3T3-E1 细胞黏附实验表明，MC3T3-E1 细胞呈现圆梭形黏附在可降解锌合金表面，MC3T3-E1 细胞的细胞核呈圆形或椭圆形且位于细胞中央、细胞骨架完整、核质比例正常[12]。

11. β 型 Ti3Mo2Sn3Zr25Nb 合金小鼠成纤维细胞增殖的影响

不含毒性元素的用于冠脉支架的新型生物医用 β 型 Ti3Mo2Sn3Zr25Nb 合金的溶血率为 1.5%，不会产生急性溶血，符合医用材料的溶血要求。毒性实验表明 Ti3Mo2Sn3Zr25Nb 合金对小鼠成纤维细胞的毒性为 0 级，不会对细胞产生毒性。Ti3Mo2Sn3Zr25Nb 合金冠脉支架植入犬冠状动脉 1 个月后，由肌性纤维细胞和胶原纤维组成的新生内膜包绕支架，内膜增生主要在支架附近且内膜中偶尔有淋巴细胞浸润，平滑肌细胞为合成型。Ti3Mo2Sn3Zr25Nb 合金冠脉支架植入 6 个月后，Ti3Mo2Sn3Zr25Nb 合金冠脉支架位于新生内膜内，纤维肌性细胞和大量的胶原纤维组成增生内膜且增生内膜在

Ti3Mo2Sn3Zr25Nb 合金冠脉支架附近较厚，支架周围无炎性细胞浸润、平滑肌细胞为收缩型[13]。

12. Mg-2Zn-0.5Nd 镁合金对大鼠骨骼肌细胞增殖的影响

新型 Mg-2Zn-0.5Nd 镁合金、317L 合金、Ti6Al4V 合金材料表面的大鼠骨骼肌细胞黏附结果显示，与 317L 合金和 Ti6Al4V 合金相比，Mg-2Zn-0.5Nd 镁合金能够增加大鼠骨骼肌细胞在 Mg-2Zn-0.5Nd 合金表面的细胞黏附。同时 Mg-2Zn-0.5Nd 镁合金能够增加大鼠骨骼肌细胞的相对增殖率[14]。

13. TiO$_2$ 纳米管层对小鼠胚胎成骨细胞增殖的影响

将小鼠胚胎成骨细胞（MC3T3-E1）接种在不同硅含量的 TiO$_2$ 纳米管层 EBE-2min、EBE-5min 和 EBE-8min 表面上 24h 后，EBE-2min、EBE-5min 和 EBE-8min 材料表面上的成骨细胞 MC3T3-E1 的肌动蛋白和黏着蛋白的分布、表达得到增强。电镜观察显示 MC3T3-E1 细胞铺展好、覆盖面积较大、有细丝伪足伸展且 EBE-8min 表现最好。不同硅含量的 TiO$_2$ 纳米管层对成骨细胞无明显的细胞毒性，且呈现出良好的蛋白吸附能力，促进细胞增殖[15]。

6.2.2 医用金属材料对细胞周期的影响

细胞周期是指一个细胞从上一次分裂结束到下一次分裂结束所经历的全过程，通常分为细胞间期和细胞分裂期（图 6-3）。G1 期主要为 S 期的 DNA 合成进行准备，其中 RNA 和蛋白质的合成在 G1 期完成。S 期主要进行 DNA 的合成。G2 期又称为有丝分裂准备期，该时期内 DNA 合成终止而 RNA 和蛋白质的合成又重新开始。细胞分裂期又称为 M 期，根据细胞的形态变化不同，又分为前期、中期、后期和末期[16]。

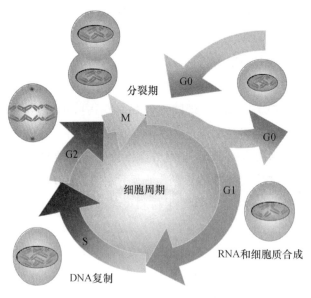

图 6-3 细胞周期模式图

宿主细胞的细胞周期是通过细胞周期蛋白（cyclin）、细胞周期蛋白依赖性激酶（cyclin-dependent kinases，CDKs）和细胞周期蛋白依赖性激酶抑制因子（CDK inhibitors，CKIs）严格进行调控的。cyclin-CDK-CKI 间的有序的磷酸化和去磷酸化完成宿主细胞周期的内源性调控。细胞周期中，G1 期向 S 期的转变（G1/S）、G2 期向 M 期的转变（G2/M）和纺锤体的装配是细胞周期的 3 个重要节点。cyclins 通过结合和分离 CDKs 实现对 CDKs 的活化和失活，进而正性调控细胞周期；CKIs 则通过结合 cyclin-CDK 复合物进而抑制 CDK 的催化活力，最终负向调控细胞周期。Cyclin、CDK 和 CKI 之间的正负调控平衡严格控制着细胞周期，一旦三者之间的平衡关系遭到破坏，正常细胞就会因细胞周期调控失败而进行异常增殖，正常细胞开始转变为癌细胞[16-17]。

1. 纳米金对人皮肤成纤维细胞周期的影响

采用 200μmol/L 粒径为 20nm 的纳米金处理人皮肤成纤维细胞（HDF-f）1h、4h 和 8h 后，MTT 检测细胞增殖活力，结果显示纳米金不影响 HDF-f 细胞的细胞增殖，细胞毒性为 0 级。流式细胞仪检测纳米金处理对 HDF-f 细胞的细胞周期影响，结果显示纳米金处理使 HDF-f 细胞的 S 期比例上升、G2/M 期比例下降，HDF-f 细胞发生 S 期阻滞，特别是纳米金处理 HDF-f 细胞 4h 后，G2/M 期比例下降最明显，S 期阻滞最严重，细胞凋亡比例也最多[18]。

2. 镍基合金对人牙龈成纤维细胞周期的影响

表面氮化的镍铬合金和镍钛合金对人牙龈成纤维细胞的增殖率大于未改性的镍铬合金和镍钛合金。表面氮化的镍铬合金和镍钛合金能够提升人牙龈成纤维细胞 S 期比例、降低 G_0/G_1 期和 G2/M 期比例，同时降低细胞凋亡率[19]。

3. 掺硅 TiO_2 纳米管层对小鼠胚胎成骨细胞周期的影响

掺硅 TiO_2 纳米管层 EBE-8min 可以上调小鼠胚胎成骨细胞（MC3T3-E1）的 S + G2/M 期细胞比例和抑制 MC3T3-E1 的早期凋亡来促进成骨细胞 MC3T3-E1 的增殖能力[15]。

6.2.3　医用金属材料对细胞凋亡的影响

细胞作为生命体的基本组成单位，其生存时间也是有限的，最终也会死亡。细胞凋亡、坏死和自噬是细胞的程序性细胞死亡（programmed cell death，PCD）的主要 3 种形式。针对机体来说，细胞发生的 PCD 过程对于维持整个生物体的正常生长发育及生命活动必不可少，与细胞增殖一样重要。宿主细胞凋亡时会经历细胞表面的微绒毛等特化结构消失，细胞间接触消失，核糖体逐渐与内质网脱离，内质网囊腔开始膨胀并逐渐与质膜融合，细胞核内染色质固缩并形成新月形帽状结构等凋亡起始阶段；随后进入凋亡小体的形成阶段；最后凋亡小体逐渐被邻近细胞或吞噬细胞吞噬，并最终在溶酶体内被消化分解[16]。细胞内癌基因活化、DNA 损伤、细胞缺氧、低血糖、氧化应激和感染等均会触发细胞凋亡发生。目前已知的细胞凋亡发生途径主要包括：（1）死亡受体介导的外源性凋亡途径；（2）线粒体介导的内源性凋亡途径；（3）穿孔素/颗粒酶介导的凋亡途径；（4）内质网应激引起的内源性凋亡途径。参与细胞凋亡途径的主要蛋白有 caspases 蛋白酶，涉及线粒体凋亡途径的接头蛋白 Apaf-1 和 RAIDD，涉及外源性凋亡的接头蛋白 FADD 和 TRADD、Bcl-2 和 IAPs 等。其中 caspases 属于半胱氨酸蛋白酶类，在其活性位点半胱氨酸残基能够特异性切割靶蛋白中天冬氨酸残基上的肽键。caspase 在细胞中以失活的酶原形式存在，一旦被活化就能够通过活化自身或其他 caspase 酶原，最终产生相关蛋白酶的级联反应。caspases 根据其效应功能不同，可以将 caspases 划分为：（1）起始凋亡蛋白酶，主要为 caspase-2、caspase-8、caspase-9 和 caspase-10，这类蛋白酶通过 CARD-CARD 或 DED-DED 基序实现起始凋亡蛋白酶和接头蛋白结合；（2）效应凋亡蛋白酶，主要为 caspase-3、caspase-6 和 caspase-7，这类蛋白酶通过蛋白酶解导致细胞的结构破坏、DNA 发生损伤断裂并成片段化，最终引起细胞死亡；（3）炎症介导因子蛋白酶，主要为 caspase-1、caspase-4 和 caspase-5。根据是否需要 caspases 蛋白酶，可以将细胞凋亡划分为 caspases 依赖性细胞凋亡和 caspases 非依赖性细胞凋亡。caspases 依赖性细胞凋亡途径主要包括死亡受体介导的外源性凋亡途径和线粒体介导的内源性凋亡途径；caspases 非依赖性细胞凋亡主要有凋亡诱导因子（AIF）介导细胞凋亡[20-21]。

1. 新型铜钴基合金对人牙周膜成纤维细胞凋亡的影响

新型铜钴基合金材料浸提液与人牙周膜成纤维细胞（PDLF）共培养 24h 后，PDLF 细胞形态良好、细胞在铜钴基合金材料表面黏附良好。细胞凋亡检测结果显示新型铜钴基合金材料浸提液与 PDLF 细胞共培养 24h 后，PDLF 细胞凋亡率小于 1%；共培养 3d 后，新型铜钴基合金材料致 PDLF 细胞凋亡率小于 5%，所有实验组 PDLF 细胞凋亡率与对照组无显著性差异，新型铜钴基合金材料与 PDLF 细胞具有良好的细胞相容性[2]。

2. AlCoCrCuFe 高熵合金对小鼠成纤维细胞凋亡的影响

AlCoCrCuFeTix（x = 0、0.25、0.5、1）系列高熵合金浸提液处理小鼠成纤维细胞（L929），Ti0 组、Ti0.25 组、Ti0.5 组和 Ti1 组浸提液处理 L929 细胞 96h 后，L929 细胞的凋亡率分别为（8.00 ± 1.81）%、（10.74 ± 0.69）%、（15.29 ± 1.32）% 和（20.11 ± 3.11）%，与对照组相比，随着 Ti 元素含量递增，L929 细胞的凋亡比率呈现显著递增趋势[4]。

3. 镁锌合金对大鼠肠上皮细胞凋亡的影响

20% 和 40% 浓度的镁锌合金（Mg-6Zn）浸提液处理大鼠肠上皮细胞（IEC-6 细胞）7 天后，IEC-6 细胞的凋亡率分别为 1.95% 和 4%。Mg-6Zn 浸提液对 IEC-6 细胞的凋亡发生呈现显著的浓度依赖性[6]。

4. 钴铬钼合金对小鼠成纤维细胞凋亡的影响

医用纯钛、钴铬钼合金、钴铬合金和镍铬合金的浸提液处理小鼠成纤维细胞（L929）48h 后，流式细胞仪检测 L929 细胞凋亡情况，结果显示医用纯钛、钴铬钼合金、钴铬合金和镍铬合金致 L929 细胞凋亡比率分别为（2.77 ± 0.14）%、（3.54 ± 0.16）%、（4.08 ± 0.17）% 和（5.05 ± 0.18）%。L929 细胞的材料表面黏附情况显示医用纯钛具有较高的细胞黏附[8]。

5. 微弧氧化镁合金对兔骨骼肌细胞凋亡的影响

微弧氧化（MAO）镁合金直接接触培养兔骨骼肌细胞 2h、6h 和 24h 后，微弧氧化镁合金能显著提高兔骨骼肌细胞的黏附率，且细胞黏附率呈现时间依赖性增加。微弧氧化镁合金浸提液处理兔骨骼肌细胞 1d、3d、5d 和 7d 后，对兔骨骼肌细胞的细胞增殖没有显著影响，其细胞毒性为 1 级，具有良好的生物相容性；同时微弧氧化镁合金浸提液不促进兔骨骼肌细胞发生细胞凋亡，表明微弧氧化镁合金无明显细胞毒性[22]。

6. 硅-二氧化钛微孔涂层材料对小鼠胚胎成骨细胞凋亡的影响

小鼠胚胎成骨细胞（MC3T3-E1）接种在硅-二氧化钛微孔涂层材料（Si-TiO$_2$）表面后的第 1 天，MC3T3-E1 细胞状态良好且凋亡细胞少见；第 4 天时，MC3T3-E1 细胞凋亡增加；第 7 天时，MC3T3-E1 细胞凋亡最明显；第 4 ~ 7 天时，MC3T3-E1 细胞的 caspase-3 的活性明显升高。第 14 天时，MC3T3-E1 细胞 caspase-3 的活性下降且细胞凋亡有所减轻。Si-TiO$_2$ 在早期和中期能够显著诱导成骨细胞 MC3T3-E1 发生细胞凋亡[23]。

6.3　医用金属材料的分子遗传毒性机制

根据中心法则，可以看出蛋白质是生命活动的主要体现者，而核酸（nucleic acid）则是生物体遗传信息的承载者，生物体的遗传特性是由核酸决定的。核酸是以核苷酸（nucleotide）为基本单位组成的生物信息大分子，具有复制的结构和重要的生物学功能。核酸在核酸酶作用下可以水解成为其基本组成单位核苷酸，根据碱基和核糖的不同，可以将核酸划分为脱氧核糖核酸（deoxyribonucleic acid，DNA）和核糖核酸（ribonucleic acid，RNA）。DNA 中的碱基为腺嘌呤（adenine，A）、鸟嘌呤（guanine，G）、胞嘧啶（cytosine，C）和胸腺嘧啶（thymine，T）；RNA 中的碱基为 A、G、C 和尿嘧啶（uracil，U）（图 6-4）。DNA 是遗传信息的载体，是细胞基因复制和转录的模板。DNA 以双股螺旋形式存在，碱基的排列顺序决定遗传信息。动物细胞中 DNA 主要存在于细胞核，同时线粒体中也有 DNA 存在[24]。

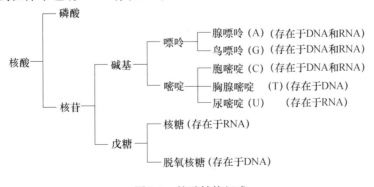

图 6-4　核酸结构组成

RNA 与 DNA 一样，在细胞生命活动过程中有着同样重要的作用。RNA 以单链形式存在，但 RNA 可以通过链内的碱基配对形成局部的双链二级结构和立体高级结构。RNA 种类、大小和结构比 DNA 复杂，因此形成 RNA 功能的多样化。目前已知有核糖体 RNA（rRNA）、信使 RNA（mRNA）、转运 RNA（tRNA）、微小 RNA（microRNA）、胞质小 RNA（scRNA）、不均一核 RNA（hnRNA）、核小 RNA（snRNA）、核仁小 RNA（snoRNA）、线粒体核糖体 RNA（mt rRNA）、线粒体信使 RNA（mt mRNA）和线粒体转运 RNA（mt tRNA）[24]，其对应的细胞内存在位置和功能见表 6-2。

表 6-2　RNA 的种类和功能

RNA 种类	英文缩写	胞内位置	具体功能
核糖体 RNA	rRNA	细胞质	核糖体组成成分
信使 RNA	mRNA	细胞质	蛋白质合成模板
转运 RNA	tRNA	细胞质	转运氨基酸
微小 RNA	microRNA	细胞质	翻译水平调控
胞质小 RNA	scRNA	细胞质	信号肽识别体的组成成分
不均一核 RNA	hnRNA	细胞核	成熟 mRNA 前体
核小 RNA	snRNA	细胞核	参与 hnRNA 的剪接和转运
核仁小 RNA	snoRNA	核仁	rRNA 的加工和修饰
线粒体核糖体 RNA	mt rRNA	线粒体	核糖体的组成成分
线粒体信使 RNA	mt mRNA	线粒体	蛋白质合成模板
线粒体转运 RNA	mt tRNA	线粒体	转运氨基酸

6.3.1　直接作用于遗传物质

1. 纯钛、钛合金和医用 316L 不锈钢

采用单细胞凝胶电泳实验进行商业纯钛（cpTi）、钛合金（Ti6Al4V）和医用 316L 不锈钢的遗传毒性检测，以细胞尾部 DNA 百分含量和 Olive 尾相（OTM）作为人成骨样细胞 MG-63 的 DNA 损伤指标。结果显示医用 316L 不锈钢的彗星实验呈现阳性，具有轻微的遗传毒性；商业纯钛（cpTi）和钛合金（Ti6Al4V）不具有遗传毒性。急性全身毒性实验结果显示商业纯钛（cpTi）、钛合金（Ti6Al4V）和医用 316L 不锈钢未见明显的毒性反应，无动物死亡现象，动物体重变化不明显[3]。

2. 纳米二氧化钛

正常的小鼠单核巨噬细胞（RAW264.7）的细胞形态不规则、细胞膜上具有为数不多的较短的微绒毛、线粒体具有较为清晰的嵴、粗面内质网不扩张、细胞核不规则且染色质细密。使用含有 $50\mu g/mL$ 的纳米二氧化钛（TiO_2）培养 RAW264.7 细胞 1h 和 2h 后，RAW264.7 细胞可以伸出伪足包裹 TiO_2 纳米颗粒并通过胞吞方式进入细胞，吞噬后

的 TiO$_2$ 纳米颗粒聚集成簇且分散在细胞质中，线粒体呈现轻度肿胀；4h 后 RAW264.7 细胞的线粒体肿胀、出现空泡化、内质网开始轻度扩张，细胞核正常；8h 后较多的 TiO$_2$ 纳米颗粒分散在 RAW264.7 细胞的细胞质中且多数 TiO$_2$ 纳米颗粒为无膜包裹，细胞出现空泡、内质网扩张、部分 RAW264.7 细胞的细胞核出现核仁帽；经过 16h 后，RAW264.7 细胞的线粒体肿胀、内质网轻度扩张、细胞核偏于细胞一侧、核膜皱褶、核周间隙增大、部分 RAW264.7 细胞的染色质边集且呈新月状；24h 后，RAW264.7 细胞的细胞质电子密度增加、细胞核中染色质聚集、部分细胞可见核固缩现象。因此 TiO$_2$ 纳米颗粒对 RAW264.7 细胞的线粒体、内质网和细胞核具有一定的损伤作用且损伤程度呈现 TiO$_2$ 纳米颗粒对 RAW264.7 细胞作用时间的依赖性，特别是细胞核的易受 TiO$_2$ 纳米颗粒的影响[25]。

6.3.2 间接作用于遗传物质

蛋白质组学研究表明 200μmol/L 的粒径为 20nm 的纳米金处理 HDF-f 细胞 1h、4h 和 8h 后，3 个时间点共同差异表达的蛋白质为 29 个，其中锌指蛋白 9 亚基 3（CNBP）、凝集素相关蛋白（CLEC3B）、核纤层蛋白 A/C 亚基 2（LMNA）、ATP 合成酶（ATP5H）和延胡索酸水合酶（FH）为共同上调表达的差异蛋白质。上调表达的差异蛋白质涉及器官发育、肌肉发育、细胞骨架发育等细胞发育过程，细胞周期、细胞催化、ATP 生物合成、核酸代谢、辅酶合成、延胡索酸代谢、细胞周期调控和细胞周期负调控等生理过程和生物学过程调控。ITCH 蛋白（ITCH）、未修饰白蛋白 ALB（ALB）、细胞骨架相关蛋白 4（CKAP4）、不均一核糖核酸核内核糖核蛋白 K（HNRNPK）、PGAM1 磷酸甘油酸变位酶（PGAM1）、翻译延伸因子 2（EEF2）、组织蛋白酶 D 前蛋白原（CTSD）、核纤层蛋白 A/C 亚基 1 前体（LMN1）和组织蛋白酶 B（STSB）为共同下调表达的差异蛋白质，其涉及病毒进入宿主细胞、与宿主相互作用、体液调节、非凋亡细胞程序死亡、糖酵解、细胞蛋白组代谢、非凋亡细胞程序死亡负调控等应激反应、病毒生命周期、器官相互作用、生理过程和生物学过程调控[18]。

6.4 医用金属材料的分子遗传毒性表达

6.4.1 医用金属材料对蛋白酶表达的影响

库尼（Kuhne）于 1878 年将酵母中进行酒精发酵的物质定义为酶（enzyme）。长期以来，人们对酶的认识都局限在酶是对作用底物具有高度特异性和高效催化活性的蛋白质。特别是萨姆纳（Sumner）在 1926 年从刀豆提取液中分离纯化到的脲酶结晶更加证实"酶是具有生物催化活性的蛋白质"。改变蛋白质的氨基酸组成或空间结构将导致酶的活性发生改变，因此酶具有高度专一性。然而，1982 年切克（Cech）等在四膜虫

（*Tetrahynena*）细胞中发现具有催化活性的 26S rRNA；1983 年阿尔特曼（Altman）等发现核糖核酸酶 P 的 RNA 部分具有核糖核酸酶 P 的催化活性后彻底改变了人们对"酶的本质是蛋白质"的传统认识[26]。因此"核酸类酶是具有生物催化活性的 RNA"弥补了人们对酶认识的不足。

准确的酶的界定应该是"酶是具有生物催化功能的生物大分子"。根据酶中起催化作用的主要组分不同，可以将酶划分为蛋白类酶（proteozyme，P 酶）和核酸类酶（ribozyme，R 酶或核酶），见图 6-5。P 酶中起催化作用的主要组分是蛋白质，R 酶中起催化作用的主要组分是核糖核酸（RNA）。

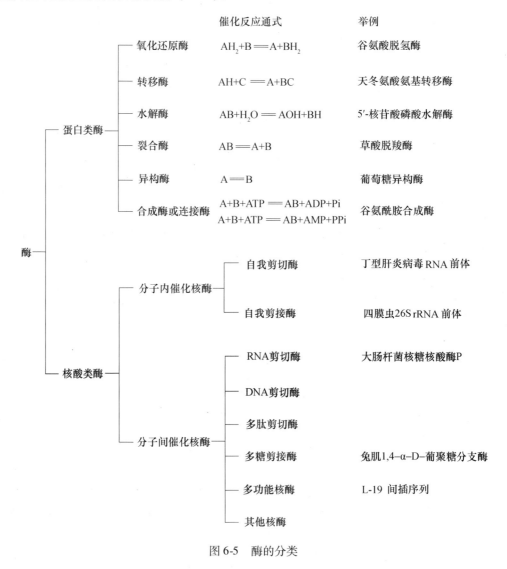

图 6-5　酶的分类

1. 镁锌合金

20% 和 40% 浓度的镁锌合金（Mg-6Zn）浸提液处理 IEC-6 细胞 7d 后，细胞凋亡过程中最主要的末端剪切蛋白酶 caspase-3 的 mRNA 转录水平明显高于对照组，同时

caspase-3 的 mRNA 转录水平与镁锌合金（Mg-6Zn）浸提液的浓度呈现明显的浓度依赖性[6]。

2. 无镍奥氏体不锈钢

25%、50% 和 100% 的金合金、无镍奥氏体不锈钢、钴铬合金和奥氏体不锈钢浸提液作用于 L929 细胞 4h 后，caspase-3 活性随着浸提液浓度的增大而增加，4 种金属材料活化 caspase-3 的能力依次为奥氏体不锈钢 > 钴铬合金 > 无镍奥氏体不锈钢 > 金合金[27]。

3. 磷酸钙表面涂层镁合金

体外接触细胞毒性实验和 MTT 比色法检测确定磷酸钙（CA-P）表面涂层镁合金（AZ31B）能显著促进成骨细胞的增殖。同时能够明显提升成骨细胞的碱性磷酸酶（ALP）的活性，说明 CA-P/AZ31B 可以提升成骨细胞的分化成熟程度及细胞成骨矿化能力[28]。同样采用表面氟化处理的 AZ31B 能显著提高人骨髓间充质干细胞的存活率，细胞毒性为 1 级，对人骨髓间充质干细胞基本无毒性作用[29]。氧化镁膜 AZ31B 镁合金能够有效地延缓 AZ31B 镁合金降解产物的释放速度、显著降低合金的致突变反应和溶血反应，氧化镁膜对成骨细胞的 ALP 活性没有显著影响[30]。

6.4.2 医用金属材料对基因表达的影响

1. AlCoCrCuFe 高熵合金

AlCoCrCuFeTix（x = 0、0.25、0.5、1）系列高熵合金浸提液处理小鼠成纤维细胞 L929，经过 72h 后，Ti0 组不影响 L929 细胞 I 型胶原蛋白的表达，随着 Ti 元素含量的递增，L929 细胞 I 型胶原蛋白的表达呈现明显的递减趋势，因此 AlCoCrCuFe 合金具有较好的生物相容性。AlCoCrCuFeTix（x = 0、0.25、0.5、1）系列高熵合金中，Ti 元素抑制 L929 细胞 I 型胶原基因的表达[4]。

2. 镁锌合金

20% 和 40% 浓度的镁锌合金（Mg-6Zn）浸提液处理大鼠肠上皮细胞（IEC-6 细胞）7 天后，RT-PCR 检测 IEC-6 细胞的紧密连接基因 ZO-1、闭合蛋白（Occludin）和紧密连接蛋白（Claudins）的基因转录水平变化情况，结果显示 20% 和 40% 浓度的镁锌合金（Mg-6Zn）浸提液促进 ZO-1、Occludin 和 Claudins 的基因转录水平且增加水平呈现浓度依赖性[5]。

3. 表面活化改性的钛

人脂肪干细胞-细胞外囊泡（hADSC-EV）表面活化改性的钛（Ti）材料表面接种 MG-63 细胞培养 14 天后，碱性磷酸酶（ALP）、I 型胶原（COL1）和骨钙素（OCN）基因的表达量与未改性 Ti 材料相比分别提高 1.27 倍、1.68 倍和 1.82 倍，经 hADSC-EV 修饰后的 Ti 材料能够促进成骨细胞的早期黏附与伸展[31]。

4. Mg-2Zn-0.5Nd 镁合金

Mg-2Zn-0.5Nd 镁合金浸提液处理大鼠骨骼肌细胞 24h 后能够提升 BMP-2、

p-FoxO1、p-mTOR 和 p-AKT 的蛋白的表达量，但对 t-FoxO1、t-mTOR、p-P38 和 t-P38 蛋白表达无影响。体外实验研究结果显示 Mg-2Zn-0.5Nd 镁合金通过 AKT-mTOR 途径影响 BMP-2 蛋白的表达进而促进大鼠骨骼肌细胞的黏附能力[14]。

5. 二氧化钛纳米管层

二氧化钛（TiO$_2$）纳米管层 EBE-8min 能够上调小鼠胚胎成骨细胞（MC3T3-E1）的碱性磷酸酶（ALP）活力，通过上调 miR-125a-5p、miR-125b-5p、miR-199a 和 miR-331-3p，同时下调 miR-760-3p、miR-324-3p 和 miR-139-3p 的表达，同时上调 ALP、Runx2、Col-1、OCN 和 OPN 基因的转录水平，进而促进成骨细胞 MC3T3-E1 的分化[15]。

6. 硅-二氧化钛微孔涂层

硅-二氧化钛微孔涂层材料（Si-TiO$_2$）能够有效促进小鼠胚胎成骨细胞（MC3T3-E1）在其表面的黏附，并提高 MC3T3-E1 的增殖活力。MC3T3-E1 细胞接种在 Si-TiO$_2$ 表面第 4 天和第 7 天后，ALP 基因转录水平得到提升，同时 ALP 活性得到提高。Si-TiO$_2$ 能够提高 Runx2 和 Coll-1 基因的转录水平进而在早期促进成骨细胞 MC3T3-E1 的分化；通过提高骨唾液蛋白（BSP）和骨钙素（OCN）的 mRNA 转录水平和蛋白翻译水平，促进成骨细胞 MC3T3-E1 的矿化；Si-TiO$_2$ 能够上调低密度脂蛋白相关受体（Lrp5）、ERK1 和 c-fos 的 mRNA 转录水平，下调 Dkk1 的 mRNA 转录水平，进而通过活化 Wnt 通路和 EPRK 通路来调控成骨细胞 MC3T3-E1 的生物学活性[23]。

7. 多孔钽支架

兔颅盖骨成骨细胞能很好黏附在国产多孔钽支架周围，扫描电镜观察显示兔颅盖骨成骨细胞能够在多孔钽支架的表面和内部空隙内生长、黏附和增殖，同时分泌大量的细胞外基质。多孔钽支架能够上调 Runx-2、OSX、OC 和 OPN 的 mRNA 转录和蛋白表达水平，最终影响成骨转录因子 Runx-2 和 OSX、成骨因子 OC 和 OPN 的表达，最终促进成骨细胞的增殖、生长与矿化，促进成骨。蛋白质组学技术检测多孔钽支架浸提液与 MG63 细胞共培养 7 天后，共鉴定出 56 个差异表达蛋白，已知差异表达蛋白共 50 个，其中上调差异表达蛋白 35 个、下调差异表达蛋白 15 个，主要为转谷氨酰胺酶 2（TGM2）、脯氨酸羟化酶（P4HA2）、α-2 巨球蛋白（A2M）、驱动蛋白-1（KTN1）、肌动蛋白（ACTG1）和角蛋白 10（KRT10）；MG63 细胞在多孔钽支架共培养 7 天后，共鉴定出 150 个差异表达蛋白，已知差异表达蛋白共 124 个，其中上调差异表达蛋白 104 个、下调差异表达蛋白 20 个，主要为驱动蛋白-1（KTN1）、肌动蛋白（ACTG1）、角蛋白 10（KRT10）、细胞骨架相关蛋白 4（CKAP4）、凝溶胶（GSN）、过氧化氢酶（CAT）、磷脂酶 A2（PLA2）、整合素 β-1（ITGB1）、钙结合蛋白（S100A4）和细胞外基质蛋白-1（ECM1）；差异表达蛋白主要参与成骨细胞的细胞黏附、运动、分泌过程[32]。多孔钽能够上调大鼠软骨细胞的 Aggrecan 的 mRNA 转录水平，对金属基质蛋白-13（MMP-13）和 II 型胶原的 mRNA 转录没有影响，多孔钽材料具有良好的生物相容性且无明显的炎症反应，同时能够促进软骨细胞正常分泌 II 型胶原[33]。

6.5　思政小结

生物医用金属材料在人类疾病诊断、治疗、修复过程中具有重要的作用，特别是在口腔、骨科和心脑血管疾病的支架中应用较为广泛。然而医用金属材料做成的医疗器件一旦植入人体就将长达数年或数十年，因此医用金属材料的生物安全性和与人体组织的生物相容性成为医用金属材料能否用于人体的关键。为此研究医用金属材料及其制备的医疗器件的分子遗传毒性显得尤为重要。

常用的体外细胞毒性实验和体内急性毒性实验能够评价医用金属材料及其制备的医疗器件对宿主细胞或实验动物的毒性作用。然而现有的实验检测手段仅能在一定程度上评价其毒性作用，从全局宏观角度阐明医用金属材料及其制备的医疗器件对人体的毒性作用更能客观展示其毒性机制。目前高通量测序及其组学技术已经日臻成熟且已有大规模应用。将转录组学、蛋白质组学、代谢组学、miRNA 高通量测序等组学技术应用到医用技术材料的生物相容性和分子遗传毒性评价中；此外将医用金属材料的表面改良技术应用到医用金属材料的改良中，创造出更多生物相容性好、生物安全性高的改良医用金属材料将能够更为精准地评价医用金属材料及其制备的医疗器件的潜在危害，不断完善医用生物材料的生物相容性和生物安全性评价标准，为医用生物材料从现阶段的"可接受"水平发展到"安全应用"到人体。

6.6　课后习题

1. 常用的医用金属材料的毒性评价手段有哪些？
2. 医用金属材料对宿主细胞的毒性作用主要表现在哪些方面？
3. 如何才能更加精准地检测医用金属材料的毒性和生物相容性？

6.7　参考文献

[1] 李世普. 生物医用材料导论 [M]. 武汉：武汉理工大学出版社，2006：1-71.

[2] 朱伟尧，刘蕊，战德松，等. 3D 打印含铜钴基合金与 PDLF 细胞生物相容性初探 [J]. 表面技术，2019，48（07）：324-331.

[3] 张清华，范红. 3 种应用于正畸支抗的金属材料的细胞毒性和遗传毒性检测 [J]. 实用口腔医学杂志，2017，33（02）：179-183.

[4] 肖睿，孙宇，喻望清，等. AlCoCrCuFeTix 高熵合金细胞毒性评价及对 L929 细胞凋亡与 I 型胶原合成的影响 [J]. 口腔医学，2019，39（06）：500-504.

[5] 于嵩，王啸虎，阎钧，等. Mg-6Zn 合金对大鼠肠上皮细胞紧密连接蛋白表达的影

响［J］. 中国现代普通外科进展，2015，18（06）：430-434.

［6］ 王啸虎，陈义钢，于嵩，等. 不同浓度 Mg-6Zn 合金浸提液对肠上皮细胞凋亡及其相关基因 Caspase-3 表达的影响［J］. 材料导报，2015，29（08）：47-51.

［7］ 王勇平，何耀华，朱兆金，等. Mg-Nd-Zn-Zr 镁合金体外降解行为及生物相容性［J］. 科学通报，2012，57（32）：3111-3118.

［8］ 周群，苗磊，冯靖雯，等. 钴铬钼合金对 L929 细胞生物学行为的影响［J］. 上海口腔医学，2013，22（04）：407-413.

［9］ 李子剑，张克，娄思权，等. 镁钙合金的细胞毒性研究［J］. 中国骨与关节损伤杂志，2007（09）：740-742.

［10］ 庞慧芳，许琮，覃华，等. 新型无镍 ZrCuFeAlAg 非晶态合金的体外细胞毒性［J］. 生物医学工程学杂志，2015，32（02）：380-386.

［11］ 甘雨，赵晶凤，马杰，等. 医用可降解 Mg-Zn-Sr 合金材料体内外生物安全性评价［J］. 生物骨科材料与临床研究，2017，14（05）：1-4.

［12］ 张波，周潘宇，邱超，等. 医用可降解锌合金材料抗菌性能及细胞相容性的体外实验研究［J］. 中华损伤与修复杂志（电子版），2016，11（03）：191-197.

［13］ 皇甫强，于振涛，韩建业，等. 用于冠脉支架的 Ti3Mo2Sn3Zr25Nb 合金研究［J］. 中国材料进展，2016，35（05）：386-390.

［14］ 卢伟. Mg-2Zn-0.5Nd 合金干预大鼠骨骼肌细胞黏附和细胞内 BMP-2/FoxO1 活性的作用及其分子机制［D/OL］. 沈阳：中国医科大学，2018.

［15］ 王涛. 不同硅含量的掺硅纳米管层对成骨细胞活性影响的实验研究［D/OL］. 苏州：苏州大学，2017.

［16］ 翟中和，王喜忠，丁明孝. 细胞生物学［M］. 北京：高等教育出版社，2011.

［17］ 刘厚广，刘卓，姜颖，等. 细胞周期蛋白与黑色素瘤的研究进展［J］. 中国地方病防治杂志，2015，30（01）：30-33.

［18］ 吕晓迎，瞿颖华，杨雅敏，等. 纳米金与细胞相互作用机理的蛋白质组学研究［J］. 功能材料，2011，42（06）：1016-1020.

［19］ 马昕. 表面氮化对口腔医用镍基合金性能影响的实验研究［D/OL］. 兰州：兰州大学，2010.

［20］ 李敏，林俊. 细胞凋亡途径及其机制［J］. 国际妇产科学杂志，2014，41（02）：103-107.

［21］ 李帅，张炳东. 细胞凋亡途径的研究进展［J］. 山东医药，2017，57（37）：103-106.

［22］ 张涛，尹庆水，夏虹，等. 微弧氧化镁合金对兔骨骼肌细胞黏附和增殖的影响［J］. 中国骨科临床与基础研究杂志，2012，4（05）：367-372.

［23］ 王全明. 硅-二氧化钛人工关节假体微孔涂层材料促成骨能力及其机理的体外实验

研究［D/OL］. 兰州：苏州大学，2012.

［24］查锡良，药立波. 生物化学与分子生物学［M］. 北京：人民卫生出版社，2013：36-50.

［25］汤莹，谢高明，雷长海，等. 纳米二氧化钛颗粒对小鼠单核细胞超微结构的影响［J］. 解剖学杂志，2009，32（01）：16-18.

［26］郭勇. 酶工程原理与技术［M］. 北京：高等教育出版社，2005：1-11.

［27］石涛，秦廷朕，战德松. 医用无镍奥氏体不锈钢的生物相容性 caspase-3 表达强度评价［J］. 口腔生物医学，2010，1（03）：143-145.

［28］郭磊，刘魁，高晓宇，等. 磷酸钙涂层的 AZ31B 镁合金材料对成骨细胞功能的影响［J］. 中国现代医学杂志，2009，19（02）：161-163.

［29］姜海英，闫征斌，张照，等. 人骨髓间充质干细胞检测表面氟化处理镁合金材料的细胞相容性［J］. 中国组织工程研究与临床康复，2011，15（51）：9553-9556.

［30］郭磊，刘魁，张世亮，等. 氧化镁膜 AZ31B 镁合金材料的细胞毒性研究［J］. 稀有金属材料与工程，2008（06）：1027-1031.

［31］陈雳风. 脂肪来源间充质干细胞外囊泡行钛材料表面改性促进骨再生的相关研究［D/OL］. 武汉：华中科技大学，2019.

［32］王茜. 国产多孔钽对成骨生物学效应影响机制的体外研究［D/OL］. 广州：南方医科大学，2015.

［33］张岭. 国产多孔钽对大鼠软骨细胞生物学行为及功能变化的体外研究［D/OL］. 唐山：河北联合大学，2014.

第7章 传统典型不可降解生物医用金属材料

生物医用材料指的是一类具有特殊性能、特种功能，可用于人工器官、外科修复、理疗康复、诊断和治疗疾患，并对人体组织无不良影响的材料。目前用于临床的生物医用材料主要包括：生物医用金属材料、生物医用有机材料、生物医用无机材料、生物医用复合材料等。相比于其他医用材料，生物医用金属材料一般具有较高的强度、良好的韧性、较高的抗弯曲疲劳强度、优异的加工性能以及许多其他材料不能替代的优良性能。在医学应用中主要作为承力材料，有修复骨骼、关节、血管、牙齿等多种临床应用。

7.1 典型不可降解生物医用金属材料研究现状

生物医用金属材料是指一类用作生物材料的金属或合金，又称外科金属材料。它是一类生物惰性材料，通常用于整形外科、牙科等领域，具有治疗、修复固定和置换人体硬组织系统的功能。文献记载，1588 年人们就用黄金板修复颚骨。1775 年，就有金属固定体内骨折的记载。到了 19 世纪，1800 年有大量有关应用金属板固定骨折的报道。1809 年有人用黄金制成种植牙齿，之后由于金属冶炼技术的发展，人们开始尝试使用多种金属材料以解救在临床上由于创伤、肿瘤、感染所造成的骨组织缺损患者，如用银汞合金（主要成分：汞、银、铜、锡、锌）来补牙等；或者半永久性或永久性地植入体内，以进行骨骼、关节、血管等的修复。

医用金属材料除了具有较高的机械强度和抗疲劳性能、良好的生物力学性能和物理性质外，还要具有优良的抗生理腐蚀性、生物相容性、无毒性和简易可行及确切的手术操作技术。

（1）生物相容性

生物相容性即对人体的适应性和亲和性。具体包括：①化学稳定性、无毒性和变态反应；②良好的生物组织适应性；③无致癌性和抗原性；④不引起血栓和溶血；⑤不引起新陈代谢异常；⑥在人体中无降解和分解；⑦不产生吸附和沉淀物。

（2）优良的机械性能

人骨的强度不高，健康骨骼还具有自行调节能力，不易损坏或断裂。与人骨相反，生物医用金属材料通常具有较高的弹性模量，一般高出人骨一个数量级，即使模量较低的钛合金也高出人体骨 4~5 倍。

所以生物医用金属材料具有适当的力学性能是至关重要的，对其要求主要有以下几个方面：

①足够的强度和韧性，包括静力学和动力学强度，能承受人体某些部位机械作用力，不因生理环境而降低强度；②弹性疲劳、变形；③磨损及摩擦性能与组织相容，即耐磨性要好；④硬度与组织植入区相近或适应；⑤弹性与组织相容；⑥表面光洁度根据具体情况决定，如人工髋关节对此要求较高，而埋入组织时需要获得附着或固定的植入物则较低。

（3）金属材料的毒性

若在材料中需引入有毒金属元素来提高其他性能，首先应考虑采用合金化来减小或消除毒性，并提高其耐蚀性能；其次采用表面保护层和提高光洁度等方法来提高抗蚀性能。金属的毒性主要作用于细胞，可抑制酶的活动，阻止酶通过细胞膜的扩散和破坏溶酶体。其毒性一般可通过组织或细胞培养、急性和慢性毒性试验、溶血试验等来检测。

（4）耐生理腐蚀性

医用金属材料植入体内后处于长期浸泡在含有有机酸、碱金属或碱土金属离子（Na^+、K^+、Ca^{2+}）等构成的恒温（37℃）电解质的环境中，加之蛋白质、酶和细胞的作用，其环境异常恶劣，材料腐蚀机制复杂。此外，磨损和应力的反复作用，使材料在生物体内的磨损过程加剧，可能发生多种腐蚀机制协同作用的情况。生物医用金属材料在人体生理环境下的腐蚀主要包括：均匀腐蚀、点腐蚀、电偶腐蚀、缝隙腐蚀、晶间腐蚀、磨蚀、疲劳腐蚀、应力腐蚀。

生物医用金属材料，包括可降解医用金属材料和不可降解医用金属材料。其中可降解医用金属材料一般包括镁基合金、铁基合金、锌基合金等，它们在人体的体液环境中逐渐降解，并伴随着腐蚀产物的释放在宿主体内产生适当的宿主反应，而且在帮助宿主完成组织修复之后完全降解，不在宿主体内残留金属材料。

不可降解医用金属材料，一般是指具有高韧性和高机械性能的"外置金属"，具有很好的耐腐蚀性。在临床已经使用的不可降解医用金属材料主要有纯金属铌、锆、钛、钽、不锈钢、钴基合金、钛基合金等[1]。

7.2 医用纯金属材料

人体中存在多种不同种类的金属元素，如：宏量金属元素 K、Na、Ca、Mg，微量金属元素 Fe、Cu、Zn、Mn、Co、Mo、Cr、Sn、V、Ni 等，它们在人体中都会发挥不同的生物功能。如果人体中缺失哪种金属元素，可能就会引发某种疾病；如果在人体中适量补充某种金属元素，可能会有助于治愈一些疾病。另外，对人体基本无毒金属单质有Al、Ga、In、Sn、Ti、Zr、Mo、W、Au、Ta、Pt，这些元素都是我们选择生物医用材料的重要基础。当然，某些有毒金属元素与其他金属元素形成合金后，可以减小甚至消除毒性。因此采用合金化在提高力学性能同时，还可减小或消除毒性。

纯金属生物医用金属材料一般包括医用纯钛和医用贵金属等。其中医用贵金属又包括金、银、钽、铌、锆等。

7.2.1 医用纯钛

1. 纯钛的性能

钛位于元素周期表中 IVB 族，原子序数为 22，原子核由 22 个质子和 20~32 个中子组成，钛的密度为 4.505g/cm³（20℃），只相当于钢的 57%，属轻金属。它的熔点较高，约为 1168℃，沸点约为 3535℃，临界温度 4350℃，临界压力 1130 大气压。它的导电性差，热导率和线膨胀系数均较低，热导率只有铁的 1/4，铜的 1/7。钛无磁性，在很强的磁场下也不会磁化，用钛制人造骨和关节植入人体内不会受到雷雨天气的影响。表 7-1 是金属钛的主要物理性能，在 -253~600℃ 范围内，它的强度在金属材料中几乎是最高的。

表 7-1 金属钛的主要物理性能

名称	数值	名称	数值
原子序数	22	转变潜热	2838kJ
相对原子质量	47.9	热膨胀系数	$8.2 \times 10^{-6}/℃$（0~100℃）
克原子体积	10.7cm³/克原子	弹性模量	10850kg/mm²
密度（20℃）	4.505g/cm³	拉伸强度	10340kg/mm²
熔点	1668℃	压缩强度	10550kg/mm²
沸点	3535℃	剪切强度	4500kg/mm²
熔化潜热	20.9kJ	导热系数	0.15J/（cm·s·℃）
汽化潜热	（471.02±0.3）kJ	电阻系数	$47.8 \times 10^{-6}\Omega \cdot M$
同素异晶转变温度	882℃	转变时体积的变化	5.5%
转变时熵的变化	0.587℃	磁化率	3.2×10^{-6}cm³/g
比热容	520J/（kg·K）		

纯钛具有无毒、质轻、强度高、生物相容性好等优点。20 世纪 50 年代美国和英国开始把纯钛用于生物体。20 世纪 60 年代后，钛合金开始作为人体植入材料而广泛应用于临床。从最初的 Ti-6Al-4V 到随后的 Ti-5Al-2.5Fe 和 Ti-6Al-7Nb 合金以及近些年发展起来的新型 β 钛合金，如表 7-2 所示，钛合金在人体植入材料方面的研究获得了较快的发展。

表 7-2 生物医用钛合金的分类和典型性能[2]

分类	典型性能	典型合金
α	低强度，较好的加工性能和最好的生物相容性	TiAl-TiAl₃
近 α	中强度，良好的加工性能和生物相容性	Ti₃Al₂.₅V
α + β	高强度，良好的综合性能，通过时效增加强度和良好的生物相容性	Ti₆Al₄，Ti₆Al₇Nb
β	中强度，低模量，良好的加工性能和生物相容性	Ti₃₀Mo
亚稳 β	中高强度，更低模量，更好的综合性能	Ti₁₂MoZr₂Fe
近 β	可时效加强，更好的加工性能和生物相容性	TiNb₁₃Zr

钛的密度与人骨近似,质轻。纯钛生物相容性好,强度为 390 ~ 490MPa。实验证明,钛相比于钴基合金和不锈钢的抗疲劳性和耐蚀性能更优越,钛的表面活性好,组织反应轻微,容易与氧发生反应建立致密氧化膜,钛的氧化层比较稳定。因此,钛与钛合金具备生物医用材料的条件,是一种较为理想的、适于植入体内的、具有发展前途的植入材料。临床上广泛采用钛与钛合金制造人工关节部件、接骨板和螺钉等,还用于制成人造椎体(脊柱矫正器)、人工心脏(心脏瓣膜)、人工种植牙、心脏起搏器外壳等[3]。

纯钛与其他金属和合金相比,主要有以下特点:①无毒、不致癌、不致畸、不诱发变态反应;②良好的耐腐蚀性,其表面致密的氧化膜能抵抗多种电解质的腐蚀,包括人体的组织液、唾液等;③适宜的力学性能,纯钛强度适中、硬度较低。对于内固定来说,钛植入物一般是在患者对镍敏感时,成为不锈钢的替代物,因为它不会产生敏感症,所以当临床上使用其他材料可能冒感染的危险时,就使用钛植入物。

2. 医用纯钛的临床应用

由于钛金属无毒、质轻、强度高、抗腐蚀、抗疲劳,因而成为口腔人工种植牙和颌骨骨折的内固定等外科手术中最引人注目的金属材料。在口腔医学领域的应用主要有种植体、纯钛支架义齿、钛合金烤瓷冠等。纯钛支架义齿与钴铬合金支架义齿相比,具有质量轻、强度高、没有生物毒性、制作过程对环境没有污染等特点,是所有牙科医生乐于使用的新型假牙材料。

在牙科修复的应用中,纯钛具有其他金属或合金无法代替的优越性能:①极好的生物相容性;②良好的抗腐蚀性;③不会产生过敏症状;④最轻的牙科金属;⑤极低的热传导性;⑥没有金属味道;⑦单一金属、单一熔点、较低的铸造收缩变形率;⑧X 线可透性。

陈德胜等[4]在 1999 年至 2004 年间采用纯钛重建钢板治疗 26 例锁骨骨折患者,探讨纯钛重建钢板在成人锁骨骨折中的治疗效果,随访 9 ~ 13 个月,26 例患者采用纯钛重建钢板内固定,达到解剖复位,固定确切可靠,全部骨性愈合。患者肩关节活动良好,外形满意。他们认为采用纯钛重建钢板内固定治疗锁骨骨折,特别是中段不稳定骨折,是一种理想的、值得推荐的手术方法。

郭吕华等[5]通过检测患者戴整体铸造纯钛基托义齿 2 年后,义齿性口炎发生率以及满意度,和传统的整体铸造钴铬合金基托义齿相比较,评估了整体铸造纯钛基托义齿的临床应用情况,结果发现,患者戴整体铸造纯钛基托义齿半年和 2 年后均比铸造钴铬合金基托义齿的舒适性、语音功能、咀嚼功能好($p < 0.05$),纯钛义齿性口腔炎症发生率远低于后者($p < 0.01$)。表明整体铸造纯钛基托义齿更适用于临床。

7.2.2 医用贵金属

用作生物医用材料的金、银、铂、钽等及其合金总称为医用贵金属。由于贵金属材料具有独特的抗腐蚀性、生理上的无毒性、良好的延展性以及生物相容性,在医学领域的应用越来越受到重视,其应用领域也日益拓展(表7-3)。

表7-3　典型贵金属的主要物理性能

性质	钌	铑	钯	银	锇	铱	铂	金
元素符号	Ru	Rh	Pd	Ag	Os	Ir	Pt	Au
原子序数	44	45	46	47	76	77	78	79
相对原子质量	101.07	102.91	106.4	107.87	190.2	192.2	195.09	196.9
颜色	蓝白色	银白色	刚白色	银白色	蓝白色	白色	锡白色	黄色
晶格结构	密排六方	面心立方	面心立方	面心立方	密排六方	面心立方	面心立方	面心立方
电导率273K, $10^8/(\Omega \cdot M)$	0.149	0.241	0.1024	0.689	0.122	0.209	0.1024	0.485
密度（莫氏）	6.5	6.0	4.8	2.7	7.0	6.5	4.3	2.5
熔点（℃）	2320	1963	1555	961.9	3045	2447	1769	1064
沸点（℃）	4880	3700	2900	2210	5020	4500	3800	2808
比热容（$J \cdot kg^{-1} \cdot K^{-1}$）	230.7	246.6	244.5	234.0	128.8	129.4	131.5	128.0
热导率（$W \cdot m^{-1} \cdot K^{-1}$）	103.67	150.72	75.36	418.68	104.92	146.5	71.18	309.8
密度（$g \cdot cm^{-3}$）	12.45	12.41	12.02	10.49	22.61	22.65	21.45	19.32

1. 金

金在自然中通常以其单质形式出现，即金属状态，但常与银形成合金。天然金通常会含有8%～10%的银，而银含量超过20%称为银金。当银含量上升时，物件的颜色会变得较白及较轻。

金是延性及展性最高的金属，一克金可以打成一平方米薄片。

牙科修复用金合金包括加工用金合金、铸造用金合金、陶瓷熔覆牙冠金合金以及钎焊合金。加工用金合金的典型成分为：56%～67% Au、8%～12% Ag、10%～20% Cu、0%～17% Pt、0%～10% Pd、0%～1.7% Zn、0%～6% Ni（质量分数）。铸造用金合金与加工用金合金并无本质差异，只是P含量少，大多数牙科铸造金合金以Au、Ag、Cu为主要成分，有时添加Pd和P以提高合金的机械性能和抗腐蚀性，也有加入少量Ir和Ru使金的晶粒细化。

金还可以用作金针用于治疗疾病。市售的金针通常是用开金材料制作，如10、12、14和18开金针。典型的金针组成见表7-4。

表7-4　典型的金针组成[6]（%）

	Au	Ag	Cu	Zn
18 开	75	5～15	10～20	—
14 开	58	15～25	15～25	0～5
12 开	50	25～35	7～17	0～5
10 开	42	30～40	10～20	0～5

2. 银

银以自然形式存在，在矿石中以辉银矿（Ag_2S）和角银（$AgCl$）形式存在。

银的氧化态有 +1 价和不常见的 +2 价，更高的化合价很少见。纯银具有银白色的金属光泽。它比金稍硬，延展性比金稍差。纯银具有所有金属中最高的导电率和导热率，也有最低的接触电阻。它在空气和水中很稳定，但是暴露在臭氧、硫化氢或含有硫化合物的空气中时就会失去光泽。银可以和铜、汞以及其他金属形成重要的合金。

银在医学上的应用比金广泛。纯银具有优异的导电性能，可用于制作植入型的电极或电子检测装置，采用电的生物刺用银可以促进骨头和皮肤的生长。另一方面，Ag 也是良好的牙科材料，其中 Ag-Pd 系牙科合金的材料见表 7-5。

表 7-5　Ag-Pd 系牙科合金的组成[7]　（%）

合金系	Ag	Pd	Cu	In	其他金属
Ag-Pd-In	48 ~ 67	10 ~ 25	0 ~ 4	16 ~ 20	0 ~ 5
Ag-Pd-Cu	55 ~ 58	25 ~ 29	8 ~ 18	—	0 ~ 8

纳米银因其独特的光学、电学、生物学特性而引起了科技界和产业界的广泛关注，成为近年来的研究热点之一。纳米银的波长低于光的临界波长，赋予了其透明的特性，所以被广泛应用在化妆品、涂层及包装上。银纳米粒子具有表面效应、小尺寸效应、宏观隧道效应、量子尺寸效应，开创了在催化剂材料、防静电材料、低温超导材料、导电涂层、导电油墨等领域的应用。银纳米粒子能横穿血管，到达目标器官，而且能附在 DNA 单链中，促使其出现了生物传感、生物标记、生物成像、医疗诊断及治疗等生物医学领域上的应用。纳米银具有良好的广范抗菌能力，被应用在药膏和面霜中，防止烧伤及开放性伤口表面被细菌感染。银纳米材料也被应用于医疗器械及设备、水净化装置、运动设备、抗菌类医药、植入体、抗菌涂料等领域[8]。

3. 铂

长期以来，铂一直是使用最广泛的刺激电极材料，在医学研究或临床使用中具有很好的安全性和激发作用。电极材料一般为 Pt 或 Pt-20Ir 合金。Pt-20Ir 合金的电极性能与铂相似，但强度比铂好，因而得到广泛的应用。铂和铂合金材料可以以棒、片、箔的形式购得，为了增加电极的表面积，也可以在基体上电沉积一层多孔的铂层。

1965 年，美国密执安州立大学教授卢森堡（B. Rosenberg）在研究微电流对细菌的作用时，发现铂配合物对大肠杆菌的分裂繁殖产生强烈的抑制作用，在此基础上他继续深入研究，于 1969 年首次报道了顺铂具有广范的抗癌活性，开拓了抗癌药物研究的新领域[9]。经历了约 30 年的研究和发展，相继成功开发了顺铂、卡铂、奈达铂、奥沙利铂、舒铂和洛铂等抗癌药物并用于临床治疗。在临床使用的联合化疗方案中，有 85% 的方案是以顺铂或卡铂为主药，顺铂和卡铂在 1996 年进入全球销售额领先的十大抗癌药物之列。

4. 钽

钽（Ta），过渡金属元素，颜色呈现钢灰色，在元素周期表中属ⅤB族，原子序数73，原子量180.9479，体心立方晶体，常见化合价为+5。钽的硬度较低，并与含氧量相关，普通纯钽退火态的维氏硬度仅有140HV[10]。

钽具有很好的化学稳定性和抗生理腐蚀性，钽的氧化物基本上不被吸收和不呈现毒性反应，可以和其他金属结合使用而不破坏其表面的氧化膜。在临床上，钽也表现出良好的生物相容性。铌、钽及锆与钛都具有极相似的组织结构和化学性能，在生物医学上也得到一定应用。但总的来说，医用贵金属和钽、铌、锆等金属因其价格较贵，广泛应用受到限制。

钽可用作人工骨、矫形器件、钉、缝针和缝线，尤其是钽丝缝合修复肌腱、神经和血管，更显优越。钽片或箔可修复颅骨、腹壁。五氯化钽与少量三氯化铁的混合物还可用来加速血液的凝固。只是由于钽的资源少，价格高，其推广应用受到限制。

5. 医用稀土金属

稀土金属包括钪（Sc）、钇（Y）、镧（La）、铈（Ce）、镨（Pr）、钕（Nd）、钷（Pm）、钐（Sm）、铕（Eu）、钆（Gd）、铽（Tb）、镱（Yb）、镝（Dy）、钬（Ho）、铒（Er）、铥（Tm）、镥（Lu）17种金属，是镧族元素的总称，常用R或RE表示，它们的性质十分相似，在自然界中常共生在一起，同时用途也非常广泛。

稀土金属可以掺杂在镁合金中用于镁合金的表面改性，主要是采用物理或化学方法在基体表面生成具有较强耐蚀性能的膜层，加强对基体的防腐保护，从而达到提高和改善其耐蚀性能的目的。Rudd等人[11]采用Ce、La、Pr的硝酸盐对纯镁及WE43镁合金进行化学处理，在表面制备出稀土转化膜。处理过的纯镁与WE43镁合金在pH=5的硼酸溶液中进行动态极化测试。结果表明，在$Ce(NO_3)_3$中处理5min后的纯镁，阳极电流密度降低近100倍。膜层浸泡实验的初期阶段腐蚀呈加剧的趋势，实验时间延长到10h时，膜层的抗腐蚀性能提高了3倍。

7.3　医用不锈钢材料

不锈钢是最早的人体植入材料，医用不锈钢具有良好的耐腐蚀性能和综合力学性能，且加工简便，比较廉价，是目前生物医用金属材料中应用最多、最广的一类材料。医用不锈钢主要应用于骨骼系统的置换和修复方面，此外在齿科、心脏外科、心血管植入支架等方面也得到应用。

7.3.1　医用不锈钢的范围及分类

302不锈钢是最早使用的生物医用金属材料，抗腐蚀性能较好，强度较高。有研究人员将钼元素加入不锈钢中制作316不锈钢，有效地改善了医用不锈钢的抗腐蚀性。20

世纪 50 年代，研究人员研制出新的 316L 不锈钢，将不锈钢中的最高碳含量降至 0.03%，使得材料的抗腐蚀性能得到进一步提高。从此，医用不锈钢便成为国际上公认的外科植入体的首选材料。根据不锈钢的金相组织可将不锈钢分为 5 大类：奥氏体型、奥氏体-铁素体型、铁素体型、马氏体型和沉淀硬化型。耐腐蚀性以奥氏体型最强，马氏体型最弱。

目前常用的医用不锈钢为 316L、317L，不锈钢中的 C 质量分数≤0.03%，可以避免其在生物体内被腐蚀，主要成分为 Fe60%～65%，添加重要合金 Cr17%～20% 和 Ni12%～14%，还有其他少量元素成分，如 N、Mn、Mo、P、Cl、Si 和 S。为了避免镍的毒性作用，研究人员研制出了高氮无镍不锈钢。近年来，低镍和无镍的医用不锈钢逐渐得到发展和应用。日本的物质材料研究所（筑波市）开发了一种不含镍的硬质不锈钢的简易生产方法，解决了无镍不锈钢难以加工而制造成本太高的问题，生产成本低廉，有望广泛用于医疗领域。

1. 304 及 304L 不锈钢

其主要成分：C≤0.08%、Si≤1.00%、Mn≤2.00%、8%≤Ni≤15%、18%≤Cr≤20%。

304 型不锈钢是使用最普遍和广泛的不锈钢钢种，是奥氏体不锈钢，可以进行很大程度的拉伸，304L 不锈钢是在 304 不锈钢的基础上通过降低碳含量开发的，焊接性得到了提高。

304 不锈钢是一种通用性的不锈钢材料，防锈性能比 200 系列的不锈钢材料要强，耐高温方面也比较好。304 不锈钢具有优良的耐腐蚀性能。在实验中得出：浓度≤65% 的沸腾温度以下的硝酸中，304 不锈钢具有很强的抗腐蚀性。对碱溶液及大部分有机酸和无机酸亦具有良好的耐腐蚀能力。

2. 316 及 316L 不锈钢

其成分范围：C≤0.03%、Mn≤2.00%、P≤0.045%、S=0.03%、11%≤Ni≤14%、16%≤Cr≤18%、2%≤Mo≤3%。

316 型不锈钢是标准的含钼不锈钢类型，也属于奥氏体不锈钢类型，钼的添加全面提高了它的抗腐蚀性能，并且优于 304 型，特别是在含氯离子的环境中具有高的抗点蚀和隙间腐蚀性能。316L 是在 316 型不锈钢基础上降低碳含量发展起来的类型，是制作医用人工关节比较廉价的常用金属材料，主要用作关节柄和关节头材料。但临床显示 316L 不锈钢植入人体后，在生理环境中，有时产生缝隙腐蚀或摩擦腐蚀、疲劳腐蚀破裂等问题，并且会因摩擦磨损等原因释放出 Ni^{2+}、Cr^{3+} 和 Cr^{5+}，从而引起假体松动，最终导致植入失效。目前，对 316L 不锈钢的研究体现在腐蚀行为、表面改性以及在腐蚀环境中的磨损行为上，以 316L 不锈钢在蒸馏水和 Hank's 模拟体液条件下的磨损行为进行了具体举例说明[12]。

实验材料为市售 316L 不锈钢棒材，磨损试验在 MM200 型磨损试验机上进行，采用环环滚动摩擦方式，对磨偶件为 GCr15 轴承钢。热处理工艺为：316L 不锈钢在 1050℃固溶

1.5h 然后水淬；GCr15 轴承钢在 840℃加热 0.5h 油淬，350℃回火 2h，炉冷。热处理后，316L 不锈钢的硬度为 95HRB，GCr15 轴承钢的硬度为 58HRC。按金属磨损试验方法《金属材料 磨损试验方法试环-试块滑动磨损试验》（GB/T 12444—2006）加工磨损试样，对加工后的试样环面进行机械抛光处理。试验介质为蒸馏水和 Hank's 溶液（pH = 7.2 ~ 7.4）。液体以滴液的形式与零件接触，滴液速度控制为 1mL/min。试验后试样采用 PHOENTX60S 能谱仪（EDS）分析试样表面成分，用分析天平称量试样磨损前后的质量。

（1）以 316L 不锈钢试样在蒸馏水及 Hank's 溶液润滑条件下磨损 6h 前后的质量损失来考察 316L 不锈钢的磨损特性。表 7-6 为磨损试验结果。由表 7-6 可知，316L 不锈钢在蒸馏水润滑条件下随着载荷的增大其质量损失逐渐增大；而在 Hank's 溶液的润滑条件下其质量损失先小后大，当载荷处于 10kg 时磨损值最小，大于或小于 10kg 时的磨损值均有所增加，抗磨损性有所下降。这是由于随着载荷的增加，促进了金属材料原有钝化膜或保护膜的破坏，导致了裸露金属表面的增加。但与此同时金属表面与 Hank's 溶液中的 Na_2HPO_4 及 KH_2PO_4 介质有交互作用，HPO_4^{2-} 和 $H_2PO_4^-$ 能够吸附在金属表面，形成 $M_{(OX)}^{n+} H_2PO_{4(ads)}^- \cdot xH_2O$ 或 $M_{(OX)}^{n+} HPO_{4(ads)}^{2-} \cdot xH_2O$ 或 $M_{(OX)}^{n+} PO_{4(ads)}^{3-} \cdot xH_2O$ 的吸附膜，形成边界润滑，使耐磨性有所提高。膜的破坏与新的吸附膜的形成维持着一种动态的平衡，但这种平衡只在一定范围内存在，随着载荷的增加保护膜很容易被破碎驱除，腐蚀速度大大增加，从而导致了材料磨损的增加。此外，由于在模拟体液中 316L 不锈钢还具有晶间腐蚀倾向和孔隙腐蚀敏感性，除了一般磨损，还有腐蚀磨损，所以在相同载荷条件下磨损量较蒸馏水中多。

表 7-6　316L 不锈钢的磨损试验结果

每次磨损的时间（h）	磨损量（g）
1	0.0032
2	0.0002
4	0.0013
8	0.0023
12	0.0220

（2）15kg 载荷下 Hank's 溶液中长时间磨损以 316L 不锈钢在 Hank's 溶液中分段磨损来考察其长时间的磨损特性。同一试样第一次磨损时间为 1h，其后磨损 2h，接着依次磨损 4h、8h 和 12h，分别测量每次磨损时的质量损失，载荷恒定为 15kg。表 7-7 为其磨损试验结果。

从表 7-7 可知，刚开始磨损时，物体微观表面粗糙不平，磨损只是表面微凸体的相互接触。在此过程中，伴随着高微凸体首先剪切破坏直到摩擦表面逐渐磨平。随着接触面积增大，相应的磨损量增加很快，然后逐渐变慢。其最初 1h 的磨损质量损失就为 0.0032g，而磨损 8h 质量损失也仅为 0.0023g，到最后磨损阶段 12h 的磨损质量损失也达到了 0.0220g。所以，尽管此试验是在 Hank's 溶液中进行的，但其磨损特性仍然符合黏着磨损的一般规律。

表 7-7　316L 不锈钢在 15kg 载荷下 Hank's 溶液中长时间的磨损性

每次磨损的时间（h）	磨损量（g）
1	0.0032
2	0.0002
4	0.0013
8	0.0023
12	0.0220

和 6h 连续磨损比较，其长时间磨损稳定磨损阶段的每段时间内的磨损质量损失都比其小一个数量级，也比同样载荷时蒸馏水下的磨损质量损失小得多。这说明与蒸馏水相比，Hank's 溶液尽管是一个比较容易腐蚀的环境，但在长时间稳定磨损时，腐蚀发生时伴随有极细小的氧化物磨屑出现。正是这些磨屑在其后的磨损过程中发挥了固体润滑剂的作用，从而出现在长时间稳定磨损时，Hank's 溶液中的磨损质量损失反而会比在蒸馏水中的小，这和 Thomann 等人[13] 在试验中观察到的现象是一致的。

3. 317L 不锈钢

其成分范围：C≤0.030% 、Mn≤2.00% 、11%≤Ni≤15% 、Si≤1% 、P≤0.045% 、S≤0.030 、18%≤Cr≤20% 、3%≤Mo≤4% 。

合金 317LMN 和 317L 是含钼的奥氏体不锈钢，与常规的铬镍奥氏体不锈钢（如合金 304）相比，其抗化学侵蚀性能更佳。此外，在高温环境中，317LMN 和 317L 合金比常规的不锈钢具有更大的断裂应力强度和更好的延展性。它们都是低碳等级或"L"等级，在焊接过程及其他热处理过程中能提供抗敏化作用。"M"和"N"指成分中含有增量的钼和氮，钼和氮的结合有利于提高抗点蚀性和抗隙蚀性，尤其处于含酸性化合物、氯化物和硫化物的高温环境中时，氮也有利于提高这些合金的强度。两种合金都是专为苛刻的作业环境（如烟气脱硫系统）而设。合金 317L 和 317LMN 不锈钢比常规的铬-镍不锈钢更能抵受大气及其他温和的腐蚀。一般而言，对 18Cr-8Ni 钢没有腐蚀性的环境不会对含钼的合金造成腐蚀，但强氧化性酸（如硝酸）除外。

合金 317LMN 和 317L 不锈钢比常规的铬-镍不锈钢更能抵挡硫酸溶液的腐蚀。其耐蚀性随合金钼成分的增加而提高。这些合金能在温度达 49°C 的环境中抵受浓度高达 5% 的硫酸。在温度低于 38°C 的环境中，这些合金具有卓越的耐蚀性，能抵挡浓度更高的溶液的腐蚀。但是，应用测试应考虑可能影响腐蚀行为的特定作业因素。在含硫气体发生浓缩情况的加工过程中，这些合金比常规的合金 316 更能抵挡浓缩气体的侵蚀。酸的浓度对在这类环境中的腐蚀率有举足轻重的影响，应根据具体的应用测试作慎重的决定。317LMN 和合金 317L 不锈钢的物理和机械性能与常规的奥氏体不锈钢相似，因此可以用加工合金 304 和 316 的方法对其进行加工。

4. 医用无镍奥氏体不锈钢

从 20 世纪 20 年代初至 50 年代初，人们相继发现了 N 元素对不锈钢中奥氏体组织稳定性、力学性能和耐蚀性等方面的强烈影响。第二次世界大战的爆发使 Ni 的供应短缺，并刺激了以 N 代替 Ni 稳定不锈钢组织的研究，相继开发出中氮不锈钢和高氮不锈钢。由于高氮无镍不锈钢中的 N 含量超过了常压下冶炼的极限值，高压冶炼设备限制了高氮钢的开发。直到 20 世纪 80 年代才出现商业化的高氮无镍不锈钢。

作为一种生物惰性材料，减少有害金属离子释放是提高不锈钢生物相容性的重要方式。无镍不锈钢以 N 元素代替 Ni 元素，避免了 Ni 离子溶出对人体的危害。大量细胞实验结果表明，与含 Ni 的传统不锈钢（如 316L）相比，无镍不锈钢表现出更优异的生物相容性。在动物体内实验研究中，Fini 等[14] 在羊胫骨中长期植入不同材料后发现，无镍不锈钢的骨结合能力高于含 Ni 不锈钢以及钛合金。近期，国内研究者同样发现无镍不锈钢比传统 316L 不锈钢的骨结合更高，新生骨面积更大。研究还发现，无镍不锈钢具有促进骨诱导和长期骨整合的能力。综上所述，作为骨植入材料，无镍不锈钢具有优异的生物相容性以及骨修复能力。此外，为了充分发挥无镍不锈钢的综合性能，一些研究者开始利用羟基磷灰石表面处理进一步提高其骨修复能力。

7.3.2 医用不锈钢的生物性能

（1）机械性能。生物医用不锈钢材料一般应具有足够的强度和韧性，适当的弹性和硬度，良好的抗疲劳、抗蠕变性能以及必需的耐磨性和自润滑性。优良的机械性能可以使不锈钢作为医用剪刀和止血钳，如图 7-1 和图 7-2 所示。

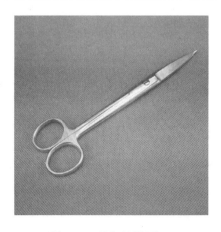
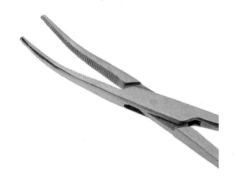

图 7-1　医用不锈钢剪刀　　　　　图 7-2　医用不锈钢止血钳

（2）抗腐蚀性能。生物医用不锈钢材料发生的腐蚀主要有：植入材料表面暴露在人体生理环境下发生电解作用，属于一般性均匀腐蚀；植入材料混入杂质而引发的点腐蚀；各种成分以及物理化学性质不同引发的晶间腐蚀；电离能不同的材料混合使用引发的电偶腐蚀；植入材料和人体组织的间隙之间发生的磨损腐蚀；有载荷时，植入材料在某个部位发生应力集中而引起的应力腐蚀；长时间的反复加载引发植入材料损伤断裂的疲劳腐蚀等。

（3）生物相容性。生物相容性是指材料在宿主的特定环境和部位，与宿主直接或间接接触时所产生相互反应的能力。材料在生物体内处于静动态变化过程中，能耐受宿主各系统作用而保持相对稳定，不被排斥和破坏的生物学性质，又称为生物适应性和生物可接受性，是现阶段评价生物材料性质的最重要的指标。生物医用不锈钢材料必须具备优异的生物相容性，具体体现在：对人体无毒、无刺激、无致癌、无突变等作用；人体无排异反应；与周围的骨骼及其他组织能够牢固结合，最好能够形成化学键以及具有生物活性；无溶血、凝血反应，即具有抗血栓性。生物相容性是衡量生物材料优劣的重要指标。

7.3.3　医用不锈钢在医学上的应用

医用不锈钢是最早开发应用的医用金属材料之一，其加工性能优异、制造技术成熟、价格低廉，因而在临床上被广泛应用于加工各种器件或植入件。医用不锈钢的发展一直和工业不锈钢的发展同步，不锈钢在 1913 年发明后，304 不锈钢在 1926 年就开始用作人体骨科植入材料，同时随着耐蚀性更好的 316 不锈钢的发明，临床上从 20 世纪 50 年代开始逐渐用 316 不锈钢取代了 304 不锈钢。在 20 世纪 60 年代，冶金技术的进步使 316 不锈钢中的碳含量降低到 0.03% 以内，不仅解决了不锈钢的晶间腐蚀问题，而且使其具有优异的生物相容性，从此超低碳的 316L 不锈钢在医学领域被广泛应用。由于氮能显著提高不锈钢的力学性能和耐蚀性，近几十年氮强化的医用不锈钢以及无镍的高氮不锈钢也开始应用于临床。

（1）不锈钢含有丰富的铬元素，铬的钝性使不锈钢具有耐腐蚀性，不锈钢的钝化层（氧化铬）并不像钛或钴-铬合金表面的钝化层一样坚固。对于奥氏体类 316、316L 和 317 不锈钢，它们都含有 2.5% ~ 3.5% 的钼元素，被广泛用来制作各种人工关节、骨折内固定器械和心血管支架等高端医疗器械产品。在应力较高和缺氧的条件下，即使是上述不锈钢也不能耐受螺钉周围的剥蚀和缝隙腐蚀。有三种方法可以提高耐腐蚀性：高浓度的硝酸增加氧化保护层的厚度（钝化作用）；在蒸馏水中煮沸；电化学方法（阳极化）。当不锈钢中的碳含量小于 0.03% 时，碳化铬在晶界沉淀，导致晶间腐蚀的发生。但非常遗憾的是，降低不锈钢的碳含量又会降低其极限抗拉强度。

另一个值得关注的问题是金属材料固定物对骨折愈合的影响，通常认为，骨折愈合早期，固定需要足够的强度和刚度，而骨折愈合的后期，固定往往需要满足弹性固定的原则。对于不锈钢金属（316L）固定物来说，其弹性模量为 207GPa，是皮质骨（10 ~ 20GPa）的 10 ~ 20 倍，这将明显导致固定后骨折愈合后期骨重建和骨构型的异常，从而使得固定物拆除后再骨折现象的发生。因此高弹性模量的不锈钢固定物引起的应力遮挡效应一定程度上限制了不锈钢材料的应用。

（2）我们知道，镍元素易引起组织的过敏反应，而不锈钢材料中含有 10% ~ 14% 的镍元素，这也是不锈钢材料引起组织不良反应的重要原因。最近，国外对低镍及无镍医用不锈钢的研究开发比较活跃。对于低镍医用不锈钢，国际标准化组织制定了外科植入物金属材料标准——《锻造高氮不锈钢》（ISO 5832-9）[15]。

我国含氮钢的研究开始于 20 世纪 50 年代。到了 20 世纪 70 年代，中国科学院金属研究所就成功地开发出含氮无镍双相不锈钢（0Cr17Mn14Mo2N），并获得了一定应用。从 21 世纪初开始，中国科学院金属研究所在国家"863"项目以及国家基金等相关国家项目的支持下，开发出一种新型医用高氮无镍奥氏体不锈钢 BIOSSN4［名义成分是 Fe17Cr15Mn2MoN（0.5～1.0）］，在材料、材料制造及相关植入器件方面已获得 4 个国家发明专利授权，并且早在 2008 年就由中国科学院金属研究所修订发布了外科植入用《高氮无镍不锈钢》（Q/KJ.05.10—2008）。这种新型医用高氮无镍不锈钢在北京国家药品生物制品检定中心通过了全身毒性、血栓形成、遗传毒性、溶血、细胞毒性、致敏性等 3 类外科植入物要求的全部生物相容性检验，其强度、耐蚀性和生物学性能均优于 316L 不锈钢，《科学时报》在 2010 年 1 月 18 日对中国科学院金属研究所在高氮无镍不锈钢方面的研究进展做了"医用植入不锈钢迎来无镍时代"的特别报道。

目前心血管支架的发展趋向精细网丝支架的开发，新型医用无镍不锈钢的优良力学性能和血液相容性使其成为一种潜在理想的支架材料，如图 7-3 和图 7-4 所示。2009 年德国人的研究将高氮无镍奥氏体不锈钢 DINEN1.4452（成分接近 Bio Dur108 不锈钢）设计成为新型冠动脉支架，结果表明高氮无镍奥氏体不锈钢制作心血管支架具有更优良的支撑力，适合进一步开发更为精细的支架网格。美国 Existent 公司采用 108 不锈钢开发的低靶血管血运重建率的冠脉支架，其最细网丝直径达到 45μm，血管表面覆盖率低至 8%～9%，为期 6 个月的临床结果也表明仅 3.51% 的不良病例。在国内中国科学院金属研究所和中科益安科技公司合作开发的新型抗凝血高氮无镍不锈钢冠脉支架，平均网丝直径 70μm，目前已经完成所有的动物实验和必要检测，准备应用于临床实验。

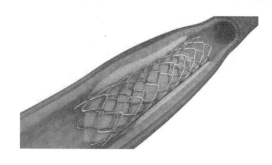

图 7-3　形状记忆合金心血管支架 1

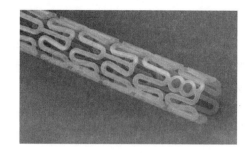

图 7-4　形状记忆合金心血管支架 2

7.4　医用钴基合金材料

随着当前社会健康产业的迅猛发展，医用金属材料研究已成为当今全球材料产业的一大热点。目前，临床应用的生物医用金属材料主要有不锈钢、钴基合金、钛及钛合金、镍钛形状记忆合金等几大类，从耐蚀性和力学性能综合衡量，钴基合金是最优良的材料之一，其生物相容性与其在植入机体的腐蚀行为密切相关，合金植入机体后一般会保持钝化状态且点蚀倾向非常小，对应力腐蚀断裂也不敏感。钴基合金的耐腐蚀性远强于不锈钢的，生物相容性与不锈钢的相当，耐磨性是所有医用金属材料中最好的，因此，相对于传统的医用不锈钢，钴基合金更适合用作体内承载条件苛刻的长期植入品。

钴基合金作为人工关节应用始于 20 世纪 40 年代。由于早期产品设计和加工工艺方面的不足以及较高的摩擦扭矩等原因，全金属髋关节的临床效果并不理想。取而代之的是金属-超高分子量聚乙烯髋关节产品，这种产品在 20 世纪 70 年代得到了广泛的应用。几十年的临床使用表明：聚乙烯髋臼磨损较快，磨屑与人体的生物学反应是骨质溶解和髋关节植入体松动的重要原因。使用全金属髋关节植入体能够有效地减少磨屑的产生，从而提高植入体的使用寿命，因此近十年来具有耐磨表面的钴基合金全金属髋关节的研究重新得到了广泛的重视。

钴基合金作为医用金属材料，最初用作口腔铸造合金及高温合金来发展，也是早期制造人工关节的首选材料。但是由于钴基合金价格昂贵并且合金中的 Co、Ni 元素存在着严重致敏性等生物学问题，应用受到一定的限制，近些年通过表面改性技术来改善钴基合金的表面。钴基合金如同其他合金材料一样，强度提高的同时降低了塑性，其弹性模量不随极限抗拉强度的变化而变化。

7.4.1　医用钴基合金的范围及分类

钴基合金是以钴作为主要成分，含有相当数量的镍、铬、钨以及少量的钼、钽、钛等合金元素，是一种耐磨损、耐腐蚀以及耐高温氧化的合金。根据合金中成分不同，常用的医用钴基合金有：铸造 CoCrMo 合金、锻造 CoCrWNi 合金、锻造 CoNiCrMo 合金、锻造 CoNiCrMoW 合金，其中应用较为广泛的医用钴基合金主要是指锻造 CoCrMo 合金，该合金具有 Co、Cr、Mo 等耐蚀性元素，具有较强的耐蚀性以及抗磨损能力[16]。在牙科领域中的应用长达几十年之久，除此之外还能作为金属假体材料并应用于骨关节外科，如肩关节、膝关节以及髋关节等；而可锻造加工的 CoNiCrMo 合金是一种新型材料，由于 Ni 元素的加入，提高了韧性，同时具有较高的机械强度，可承受较大的载荷，用来制作髋关节替换假体等。

1. Co-Cr-Mo 合金

Co-Cr-Mo 合金微观组织为钴基奥氏体结构，能够锻造或铸造，但制作加工非常困难，其机械性能和耐蚀性优于不锈钢，是现阶段比较优良的生物医用金属材料。锻造钴基合金是一种新型材料，用于制造关节替换假体连接件的主干，如膝关节和髋关节替换假体等。Co-Cr-Mo 合金是一种很好的植入人体金属材料，它是以 Co 为基体加入 30% Cr和 5% Mo 的合金，由于含 Cr 量高，使其具有很高的抗腐蚀性，这是不锈钢无法比拟的，人体生理液含有 1% NaCl 溶液，还有少量的有机化合物，温度为 36.7 ~ 37.2℃，pH 值约为 5.5。从人体中取出的 Co-Cr-Mo 合金关节,绝大多数未产生腐蚀。

众所周知,几乎所有金属或合金(金等除外)暴露在空气下都会发生钝化,表面钝化层阻止了深层材料的进一步腐蚀,起到了一定的保护作用。对于人工关节材料而言,机体内的微环境(体温 37℃,盐分、有机成分共存)为材料表面钝化提供了更为有利的条件。有研究报道,由于受到体液的腐蚀,Co-Cr-Mo 合金表面极易钝化。钝化层厚度在 2.5nm 左右,且钝化层的主要成分为铬氧化物(Cr_2O_3)及水合物 $[Cr(OH)_3]$。铸造 Co-Cr-Mo 合金含有不超过 0.35% 的碳,是多孔层人工关节的首选材料。Co-Cr-Mo 合金的碳含量较高,其上限为 $C = 0.35\%$,相当于中碳钢。Co、Cr、Mo 等合金元素均为强碳化物形成元素,因而退火、固溶和时效等热处理方式,将对 Co-Cr-Mo 合金的硬度值产生明显的影响,见表 7-8。其次由于合金元素的多元化,碳化物的结构组成很丰富,因此控制合金中 C 含量至关重要,不仅影响合金元素固溶强化作用,而且对碳化物的组成、形态和分布有一定影响,见表 7-9。

表 7-8 退火、固溶和时效处理对 Co-Cr-Mo 合金硬度值的影响[17]

试样编号	热处理制度	硬度值 HRC
1	退火 + 1050℃保温 – 40min 水冷 + 500℃ – 6h 空冷	30.0;32.1;30.4
2	退火 + 1050℃保温 – 40min 水冷 + 550℃ – 6h 空冷	31.8;31.7;32.4
3	退火 + 1050℃保温 – 40min 水冷 + 600℃ – 2h 空冷	32.0;33.0;32.0
4	退火 + 1050℃保温 – 40min 水冷 + 600℃ – 6h 空冷	34.0;35.0;37.0
5	退火 + 1050℃保温 – 40min 水冷 + 600℃ – 10h 空冷	35.0;35.0;37.0
6	退火 + 1050℃保温 – 40min 水冷 + 600℃ – 16h 空冷	36.0;36.0;37.0
7	退火 + 1050℃保温 – 40min 水冷 + 650℃ – 6h 空冷	32.1;33.8;33.7
8	退火 + 1050℃保温 – 40min 水冷 + 700℃ – 6h 空冷	32.5;30.8;31.5

表 7-9 铸造 Co-Cr-Mo 合金人工关节与试样之间力学性能差异[17]

1	2	3	4	5	6	7	8	9
炉批号	取样部位	含碳量(%)	σ_b(MPa)	$\sigma_{0.2}$(MPa)	δ_5(%)	ψ(%)	硬度 HRC	结论
00S	试样	0.29	734.5	489	11.6	18.9		合格
00S	关节	0.29	756	487	8	13	32.0 32.0	合格
关节与试样差异	—	0	+11.5 1.5%	–2 0.4%	–3.6 31%	–5.9 31%	—	—
00X	试样	0.23	669	556	8.8	16.0		合格
00X	关节	0.19	601	422	4.7	9.6	27.5/28.0	不合格
关节与试样差异	—	– 0.04 17%	–98 15%	–134 24%	–4.1 47%	5.4 34%	—	—
技术要求	—	≤0.35	≥665	≥450	≥8	≥8	最佳值 29 ~ 33	—

2. Co-Ni-Cr-Mo 合金

Co-Cr-Mo 合金具有优异的耐蚀性和耐磨性，常被用作医疗整形外科的人工关节等。但是其铸造材料总是含有微小孔隙和基体成分偏析等缺陷，导致韧性、延塑性等力学性能显著较差。因此，人们一直都在寻求提高其强度和韧性的途径。一般采取添加 Ni 以提高这一合金的韧性。Co-Ni-Cr-Mo 合金是一种最有名的钴基合金，它大约含有 Ni35%（质量分数）和 Co35%（质量分数），这种合金在压力下对海水有很强的抗蚀性，用冷加工可大大增加它的强度。但在提高材料力学性能的同时，也增加了材料的加工难度。因此，现在采用热锻方法制造这种合金的植入器械。

锻造 CO-Ni-Cr-Mo 合金和铸造 Co-Cr-Mo 合金一样具有相似的耐磨性能，在关节模拟测试中大约是每年被磨损 0.14mm。但是，由于 CO-Cr-Mo 合金较差的耐磨性能而不提倡用来制作关节假体的摩擦面。锻造 Co-Ni-Cr-Mo 合金具有很高的疲劳强度和极限抗拉强度，植入很长时间后，也很少会发生断裂。

Co-Ni-Cr-Mo 合金优良的综合性能主要源自基体马氏体相变强化和析出相强化。通过向该合金中添加 Cr、Mo、W 等碳化物形成元素，经高温回火处理后，利用合金元素的固溶强化作用和析出相的沉淀强化作用，使其达到较高的强硬度和优良的塑韧性能。

7.4.2　医用钴基合金的生物性能

（1）机械性能

钴基合金具有优异的对磨性能，硬度比不锈钢高 1/3，承载能力较强。对于钴基合金来说，耐磨性与基体具有较低的层错能及基体组织在应力作用或温度影响下由面心立方转变为六方密排晶体结构有关，具有六方密排晶体结构的金属材料，耐磨性是较优的。此外，合金的第二相如碳化物的含量、形态和分布对耐磨性也有影响。由于铬、钨和钼的合金碳化物分布于富钴的基体中以及部分铬、钨和钼原子固溶于基体，使合金得到强化，从而改善耐磨性。在铸造钴基合金中，碳化物颗粒尺寸与冷却速度有关，冷却快则碳化物颗粒比较细。

（2）耐腐蚀性

钴基合金优良的耐腐蚀性能源于其自发形成的钝化膜，钝化膜稳定，耐腐蚀性好，耐蚀性比不锈钢高数十倍，一般无明显的组织反应。钝化膜的形成会降低金属离子释放，而钝化膜的破坏则是产生点蚀和间隙腐蚀的原因。科学研究认为人体环境中的钝化膜会随时间而改变，电解液中的某些离子会吸附到钝化膜上与某些元素起作用促使钝化膜选择性溶解。并且当电位达到一定时，Co^{2+} 与柠檬酸盐会发生络合反应使 Co 溶解率升高，钝化膜进一步被破坏，从而降低了合金的耐腐蚀性能。而 Hank's 溶液中有些无机离子如 $H_xPO_4^{n-}$、SO_4^{2-} 及葡萄糖的影响下会使 Cr^{3+} 转化为 Cr^{6+} 的氧化物，使合金产生一个二次钝化行为，二次钝化阶段的存在提高了合金的耐腐蚀性能。

钴基合金钝化膜的主要成分是 Cr 的氧化物，它对合金的耐腐蚀性能起主要作用，而 Ni 对于钴基合金的耐腐蚀性能则没有明显作用，锻造合金与铸造合金相比组织更为均匀，缺陷更少，成分相同时锻造合金的耐腐蚀性能更好。因此相对较高的 Cr 含量和均匀的组织保证了锻造 CoCrMo 合金耐腐蚀性能最好，铸造 CoCrMoC 次之，锻造 CoNi-CrMo 最差。

从耐蚀性看，生物医用钴基合金材料植入人体后，一般没有明显的组织等反应。但用铸造钴基合金制作的人工髋关节在体内的松动率较高，其原因是由于金属磨损腐蚀造成 Co、Ni 等离子溶出，在体内引起巨细胞和组织坏死，从而导致患者疼痛以及关节的松动、下沉。钴、镍、铬还可以产生皮肤过敏反应，其中以钴最为严重。

7.4.3　医用钴基合金在医学上的应用

医用钴基合金一方面具有优异的耐腐蚀性、耐磨损性、杨氏模量不随其强度变化而变化等优良的力学性能；另一方面热导率高，热膨胀系数低，生物相容性好，在金属髓关节植入材料中得到了普遍的应用，是目前使用最广泛并且最具有代表性的生物医用金属材料。

随着新型金属材料和精密制造技术的不断发展，特别是 RP 技术的广泛应用，DMD 技术已经被广泛应用到医学领域的众多学科中。有资料显示，用 DMD 技术制备的个体化植入体或者医疗器械，被广泛地应用于外科修复领域，降低了传统制作方法的误差累积，极大地提高了诊断的准确性，获得了满意的临床效果，是医学今后发展的方向和热点。

目前 Co-Cr 合金作为最常用的骨关节植入材料，已被用作人工关节（图 7-5 和图 7-6）、骨折连接板、手术用螺钉、义齿基托、铸造桥、嵌体、支架合金等，除此之外被广泛应用于国防、化工、能源等领域。钴基合金在医学领域应用主要体现在以下几个方面：

（1）制作医用模型，为临床提供医疗诊断、手术过程的模拟及医用教学；

（2）作为植入体和修复体，植入人体后可以起到治疗和康复作用；

（3）组织工程支架，开发用于恢复、维持或改善受损组织或器官。

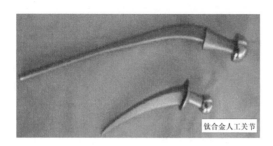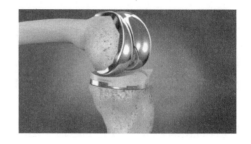

图 7-5　医用钴基合金人工关节　　　图 7-6　钴铬钼合金-聚乙烯人工关节

7.5　医用钛基合金材料

20 世纪 50 年代，随着冶金业的发展，钛合金的冶炼技术获得重大突破，使得钛合金也作为生物医用材料走入人们的视线中，并且因其优异的综合性能而备受瞩目，而且美国相关机构预测未来钛合金将在众多生物性材料中脱颖而出，并且会不断扩大其应用领域，包括关节置换系统、牙科植入物、外壳辅助器、接入性心血管支架等方面。生物医用钛基合金的研发与应用可以分为三个时代：

第一个时代是临床医学的主要应用材料为纯钛和 Ti-6Al-4V 合金，追溯到 20 世纪 50 年代，纯钛被英国和美国的科研人员首先应用于生物体中，从此开创了钛及钛合金应用于生物医学中的先河。自此以后，经过特殊处理后的纯钛被用来制造骨板、螺钉等。以 Ti-6Al-4V 合金为代表的钛合金由于其良好的性能和成本效益，开始作为外科修复材料（人工关节等）不断地被应用到临床中。然而 Ti-6Al-4V 合金自身耐磨性能较差，仍然会影响到植入体的寿命。Ti-6Al-4V 合金中包含有害元素（Al、V），可能会被释放到人体体液中，此类材料长期植入可最终导致严重的健康疾病。

第二个时代是以新型钛合金 Ti-5Al-2.5Fe 合金、Ti-6Al-7Nb 合金等为代表的 α + β 型合金。Ti-6Al-7Nb 合金被瑞士 Sulzer 公司应用于制造髋关节并获取相应专利。Ti-5Al-2.5Fe 由于合金元素 Fe 使铸锭容易出现偏析，导致成分不均匀，经历了十几年才走入实验室，步入工业规模生产。

第三个时代是以无毒元素 Nb、Zr、Sn、Ta、Mo 为合金元素设计的新型 β 型合金为代表，这些合金具有较高的强度，低弹性模量，耐磨性能良好，耐蚀性能优异，生物相容性好等优点。在一般情况下，β 型合金元素能够有效降低钛合金的杨氏模量，提高耐高温能力，改进合金的成型性并增强耐腐蚀性能。例如美国针对矫形植入所开发的 Ti-Mo 合金，其在 800℃ 固溶退火后便呈现出 β 相的显微组织，并且表现出优秀的耐蚀性能。

医用钛合金材料研究涉及材料、物理、化学、生物、医学、电子显微及生化分析等多个学科，研究方向包括：医用金属材料的合金设计与评价体系，材料的加工-组织-性能关系与人体软、硬组织的相容性匹配，材料的表面改性（生物相容性、生物功能性、生物活性、耐磨性和耐蚀性等）及材料基体与表面（界面）的相互作用规律等。钛基合金的缺点是硬度较低，抗剪切和耐磨损性较差，易被磨损破坏氧化层，但新的制造技术克服了钛基合金的这些缺点。氮离子植入技术使表面硬度和光洁度增加，提高抗磨损性和表面强度。采用等离子喷涂和烧结法在钛合金表面上涂多孔纯钛或 Ti-6AL-4V 合金涂层，有利于新骨组织长入形成机械性结合。近来又发展了多种钛制品表面改进技术，等离子喷涂羟基磷灰石，使钛制品表面具有生物活性。

7.5.1　医用钛基合金的范围及分类

钛是一种高活性金属材料，可与元素周期表中的大多数元素发生作用，改变其组织及性能。钛是同素异构体，熔点为 1668℃，在低于 882℃时呈密排六方晶格结构，称为α钛；在 882℃以上呈体心立方晶格结构，称为β钛。利用钛的上述两种结构的不同特点，添加适当的合金元素，使其相变温度及相分含量逐渐改变而得到不同组织的钛合金（titanium alloys）。室温下，钛合金有三种基体组织，钛合金也就分为以下三类：α合金、（α+β）合金和β合金，中国分别以 TA、TC 和 TB 表示。

（1）α钛合金

它是α相固溶体组成的单相合金，不论是在一般温度下还是在较高的实际应用温度下，均是α相，组织稳定，耐磨性高于纯钛，抗氧化能力强。在 500~600℃的温度下，仍保持其强度和抗蠕变性能，但不能进行热处理强化，室温强度不高。

（2）β钛合金

它是β相固溶体组成的单相合金，未经热处理即具有较高的强度，淬火、时效后合金得到进一步强化，室温强度可达 1372~1666MPa；但热稳定性较差，不宜在高温下使用。与α钛合金和（α+β）钛合金相比，β钛合金具有更低的弹性模量和更高的耐磨损度，因此第三代医用合金的研发主要以低弹性模量的合金为主，目前医用钛合金的制备方法主要有：精密铸造法、机械加工成型法和粉末冶金技术等。其中粉末冶金技术由于其具备成本较低、容易添加金属元素和成分均匀等优势，近年逐渐成为研究热点。

（3）（α+β）合金

它是双相合金，具有良好的综合性能，组织稳定性好，有良好的韧性、塑性和高温变形性能，能较好地进行热压力加工，能进行淬火、时效使合金强化。热处理后的强度比退火状态提高 50%~100%；高温强度高，可在 400~500℃的温度下长期工作，其热稳定性比α钛合金弱。

三种钛合金中最常用的是α钛合金和（α+β）钛合金；α钛合金的切削加工性最好，（α+β）钛合金次之，β钛合金最差。钛合金按用途可分为耐热合金、高强合金、耐蚀合金（钛-钼、钛-钯合金等）、低温合金以及特殊功能合金（钛-铁贮氢材料和钛-镍记忆合金）等。钛合金通过调整热处理工艺可以获得不同的相组成和组织，一般认为细小等轴组织具有较好的塑性、热稳定性和疲劳强度；针状组织具有较高的持久强度、蠕变强度和断裂韧性；等轴和针状混合组织具有较好的综合性能。

7.5.2 医用钛基合金的生物性能

（1）强度高

钛基合金的密度一般在 4.51g/cm³ 左右，仅为钢的 60%，纯钛的强度才接近普通钢的强度，一些高强度钛合金超过了许多合金结构钢的强度。因此钛合金的比强度（强度/密度）远大于其他金属结构材料，可制出单位强度高、刚性好、质轻的零部件。传统医用α钛合金因其较高的弹性模量，易产生"应力遮挡"效应，诱发种植体机械并发症，导致种植修复失败。对此通过添加合金元素、塑性变形、固溶处理等方法可显著改善医用钛合金植入材料晶体学结构，从而达到降低植入材料弹性模量的目的。

（2）抗蚀性好

钛合金在潮湿的大气和海水介质中工作，其抗蚀性远优于不锈钢；对点蚀、酸蚀、应力腐蚀的抵抗力特别强；对碱、氯化物、氯的有机物品、硝酸、硫酸等有优良的抗腐蚀能力。但钛对具有还原性及铬盐介质的抗蚀性差。例如：

①Ti-39Nb 医用 β 钛合金[18]在生理盐水中具有与纯钛相当的耐腐蚀降解性能。而且，在含氟离子的腐蚀环境下，Ti-39Nb 医用 β 钛合金的耐腐蚀降解性能明显优于纯钛。

②Ti-10Nb-10Zr 医用 β 钛合金在 3.5% NaCl 溶液和人工唾液溶液中具有良好的耐腐蚀降解性能，尤其在人工唾液中，Ti-10Nb-10Zr 医用 β 钛合金的腐蚀降解速率更低，其耐腐蚀降解性能更为优异。

③Ti-26Nb-4Zr-3Mn 和 Ti-26Nb-4Zr-5Mn 合金在 Hank's 溶液中均具有较高的腐蚀电位和较低的腐蚀电流密度，材料具备良好的耐腐蚀降解性能。

7.5.3　医用钛基合金在医学上的应用

钛是非常常见的物质，海绵钛纯度能达到 99.9%。钛合金产品的物理、化学性质十分稳定，不会被人体吸收，与体液和药品接触也不会发生化学反应，也不会电离，也不与人体的肌肉骨骼发生反应，因而被人们称为"亲生物金属"。因为钛具有亲生物性，钛在人体内可以抵抗分泌物的腐蚀，对任何杀菌方法都适应。因此被广泛用于医疗器械，如图 7-7 所示的钛合金骨钉和图 7-8 所示的钛合金镊子。此外，钛合金还可用于制造人体髋关节、膝关节、肩关节、头盖骨、骨骼固定夹（图 7-9）等，同时也可用于动物的牙齿、喙等（图 7-10）。

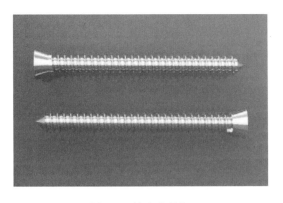

图 7-7　钛合金骨钉

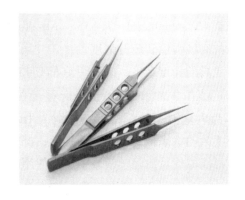

图 7-8　钛合金镊子

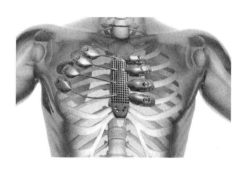

图 7-9　钛合金骨骼

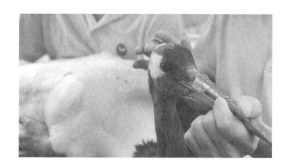

图 7-10　丹顶鹤钛合金喙

多孔 Ni-Ti（PNT）合金生物活性材料用于制造颈、腰椎间融合器（Cage）。加拿大 BIORTHEX 公司研制出采用多孔 Ni-Ti 合金专利材料 ACTIPORE 伽制造的颈、腰椎间融合器，用于骨科脊柱损伤的治疗。新型 β 钛合金可兼顾骨科、齿科和血管介入等多种用途的先进材料。骨科医疗器械行业占比全球医疗器械市场份额的 9%，且仍处于快速增长中。骨科医疗器械市场主要划分为四个领域：创伤、关节、脊柱和其他。其中创伤类是目前唯一没有被外企占据主要市场份额的细分领域，主要原因是该领域产品技术含量较低，易仿制，手术难度较小，众多二三级医院都可进行，外企无法全面覆盖。创伤类产品可以分为内固定器械和外固定器械，内固定创伤类产品包括髓内钉、接骨板和螺钉等，2012 年国内骨科市场中创伤占比 34%，关节 28%，脊柱 20%，其他 18%。大关节属于高端医疗器械，技术壁垒较高，目前主流医院对骨科材料的选用上都是以进口为主，在技术、设计、研发、材料、表面处理工艺等方面，国产与进口产品还存在差距。

目前，在医学领域中广泛使用的仍是 Ti-6Al-4VELI 合金。由于会析出极微量的钒和铝离子，降低了其细胞适应性且有可能对人体造成危害，这一问题早已引起医学界的广泛关注。美国早在 20 世纪 80 年代中期便开始研制无铝、无钒、具有生物相容性的钛合金，将其用于矫形术。日本、英国等也在该方面做了大量的研究工作，并取得一些新的进展。例如，日本已开发出一系列具有优良生物相容性的（α + β）钛合金，包括 Ti-15Zr-4Nb-4ta-0.2Pd、Ti-15Sn-4Nb-2Ta-0.2Pd 和 Ti-15Sn-4nb-2Ta-0.2Pd-0.20，这些合金的抗腐蚀强度和疲劳强度均优于 Ti-6Al-4V ELI。与（α + β）钛合金相比，β 钛合金具有更高的强度水平，以及更好的切口性能和韧性，更适于作为植入物植入人体。在美国，已有 9 种 β 钛合金被推荐至医学领域，即 TMZFTM（TI-12Mo-Zr-2Fe）、Timetal21SRx（Ti-15Mo-2.5Nb-0.2Si）、Tiadyne 1610（Ti-16Nb-9.5Hf）和 Ti-15Mo 等。估计在不久的将来，此类具有高强度、低弹性模量以及优异成型性和抗腐蚀性能的钛合金很有可能取代目前医学领域中广泛使用的 Ti-6Al-4VELI 合金。

钛及钛合金由于具有良好的综合性能，被广泛应用于医疗器械领域，据统计，世界上 90% 的植入体都是由钛及钛合金制成的，具体应用见表 7-10。但是，钛合金的弹性模量与天然骨有一定差异，使骨组织与植入体之间无法形成稳定的生物化学结合，而仅是简单的机械嵌连，因此许多患者术后出现植入体骨组织结合速度慢，植入体周围炎症、植入体松动甚至脱落的情况，不得不再次进行手术。所以钛合金要想更好地与骨组织结合，广泛地应用于临床还有很多问题需要解决。

表 7-10 部分钛合金材料制造的外科植入物医疗制品[2]

类别	名称	使用部位
直型接骨板	直型重建板、弧型重建板、有限接触钢板、1/3 管型板	骨盆部位、腓骨部位、四肢骨干部位
螺钉	7.3 空心螺钉、6.5 松质骨螺钉、批质骨螺钉	相关部位
胸腰椎前路板	胸腰椎前路板	胸腰段部位
颈椎前路板	颈椎前路板	颈椎部位
带锁髓内针类产品	顾骨带锁髓内针、γ 型带锁髓内针、裸上带锁髓内针、胫骨带锁髓内针	四肢部位
脊柱类产品	ARRIF 钉、连接棒、连接杆、椎体钉	脊柱部位
异型接骨板	胫骨平台外侧支持板，T 型板	胫骨近端（LR）部位
	匙型钢板，三叶板	胫骨远端（LR）部位
	锁骨钩钢板	锁骨远端部位
	跟骨板	跟骨部位
	拍型钢板	肱骨近端（LR）部位
	拍型钢板	胫骨踝（LR）部位
	拍型钢板、DHS 钉	肱骨近端（LR）部位
	拍型钢板	胫骨平台（LR）部位
	小斜 T 型板	桡骨远端掌侧（LR）部位
	小斜 T 型板	桡骨远端掌背侧（LR）部位
	L 型钢板	胫骨近端外侧部位
	股骨踝支持板、DCS 钉	股骨远端（LR）部位

通常采用表面改性的方法提升钛基合金的生物相容性，其一是通过对植入材料表面微纳米结构的加工，提升材料表面粗糙度，改变表面形貌从而改善植入材料与骨组织的结合强度和机械锁合力；其二在植入材料表面制备生物涂层，通过优化植入物表面的生物活性来提升植入物与骨组织的结合力，同时涂层还可以降低基体有害离子的溶出，减少植入体的毒性。

钛基合金在生物医用领域的应用呈快速发展的趋势，结合国内外的研究现状，其未来的发展方向为：

（1）单晶生物医用钛基合金，沿某一方向生长获得的单晶材料可获得接近人体骨骼的弹性模量，制作的植入体也会具有更好的弹性模量匹配；

（2）超细晶低弹性模量、高强度钛合金的生物相容性及产业化；

（3）超弹性和形状记忆功能医用低弹性模量钛合金的组织性能调控；

（4）调节孔隙率的大小来降低生物医用多孔钛合金材料弹性模量的同时提升其力学性能。

7.6 医用锆合金材料

锆（Zr），是一种具有钢灰色的金属，具有优异的延展性，熔点高达1852℃，沸点达到4377℃，锆的原子序数为40，密度是$6.49g/cm^3$。锆单质具有非常优异的塑性，易于通过压力加工成板材或者丝等。另外锆在高温时可以大量地吸附氧、氢、氮等元素，锆具有超过钛极好的耐蚀性。Zr是一种拥有优良耐腐蚀性能、组织相容性好、无毒性的金属，常被用作合金化元素添加进Ti合金中，以提高Ti合金的机械性能。

近年来，随着对锆合金性能的进一步深入研究，发现了锆合金在生物医学方面的潜能，并开始着手研究其在生物医用上的适用性。锆已经被许多研究人员证实是对人体无害、具有良好生物相容性的元素。Zhon等人[19]研究发现Zr-Mo合金的力学性能、良好的耐腐蚀性能以及生物相容性均优于医用Ti-6A1-4V，表明了锆合金在生物医用上的巨大潜力。他还研究了Zr-1X（X = Ti，Nb，Mo，Cu，Au，Pd，Ag，Ru，Bi，Hf）以及Zr-2.5X（X = Sn，Nb）合金的体外毒性，表明这些合金均具有较好的力学性能、良好的耐腐蚀性及生物相容性。Kondo等人的研究表明，Zr-xNb合金具有良好的力学性能、较低的弹性模量，其中Zr-3Nb合金弹性模量约84GPa，Zr-20Nb最低仅仅为48.4GPa，远低于医用Ti-6A1-4V（110～114GPa）与医用316L不锈钢（205～210GPa）的弹性模量，较低的弹性模量可以有效减少关节间的应力屏蔽现象，延长植入体的使用寿命。

目前，锆合金主要有Zr-Sb系和Zr-Nb系两种类型。Zr-2、Zr-4为Zr-Sb系合金，Zr-2.5Nb为Zr-Nb系合金。虽然锆合金相比于其他合金有很多的优点，但是也有许多的缺点：（1）在862℃时，锆会发生相变，由密排六方晶体结构变成体心立方晶体结构，延展性降低。（2）如果锆的吸氢量过多，会析出氢化锆从而发生氢脆效应。（3）锆合金会发生辐照脆化，让材料强度增大、延伸性下降。

从近些年Zr基生物医用合金材料的体系开发及相关性能研究来看：一方面，研究逐渐从单一的关注材料机械性能转到关注材料的机械性能和生物相容性能和谐发展，未来Zr基生物医用合金材料的研究将以不断提高其使用安全性为主；另一方面，科研工作者也应致力于建立Zr基生物医用合金材料体系的基础数据库，比如体系的相图、热力学数据、对人体毒性的系统化研究、人体环境中的腐蚀机理等。随着现代科学技术的发展，从分子水平上展开Zr基生物医用合金材料的研究，深入了解其对人体的影响，使基础数据库日益完善。

7.7 思政小结

生物医用金属材料又称医用金属材料或外科用金属材料，在生物医用材料中使用的合金或金属，属于一类惰性材料，具有较高的抗疲劳性能和机械强度，在临床中作为承力植入材料而得到广泛应用。在临床已经使用的医用金属材料主要有钴基合金、钛基合金、不锈钢、形状记忆合金、贵金属和纯金属铌、锆、钛、钽等。不锈钢、钴基合金和钛基合金具有强度高、韧性好以及稳定性高的特点，是临床常用的 3 类医用金属材料。随着制备工艺和技术的进步，新型生物金属材料也在不断涌现，例如粉末冶金合金、高熵合金、非晶合金、低模量钛合金等。

生物医用金属材料一般用于外科辅助器材、人工器官、硬组织、软组织等各个方面，应用极为广泛。但是，无论是普通材料植入还是生物金属材料植入都会给患者带来巨大的影响，因而生物医用金属材料应用中的主要问题是由于生理环境的腐蚀而造成的，金属离子向周围组织扩散及植入材料自身性质的退变，前者可能导致毒副作用，后者常常导致植入的失败。

当生物医用金属材料广泛被用于植入材料时，长期的实用性与安全性便成为对医用金属材料的第一要求。目前，医用金属材料在临床上已经取得了广泛的应用，同时也具备重要的深入研究价值。虽然生物医用金属材料在过去的几十年中已得到较快的发展，但在临床上广泛使用的仍然是有限的几种。

随着我国各行各业的蓬勃发展，在党的领导下，教育事业越来越好，新时代的大学生也应该积极响应国家的号召，努力学习科学文化知识，加强自己的爱国主义思想。受到生物医用金属材料知识的熏陶，尤其是学习材料学或者医学的学生，更加应该利用自己所学的知识去研究和开发性能更优、生物相容性更好的新型生物医用金属材料。

7.8 课后习题

1. 简述应用于生物医疗的不可降解金属材料类型及其特点。
2. 简述众多不可降解金属材料广泛用于医疗的共同特征。
3. 生物医用金属材料在人体生理环境下的主要腐蚀类型有哪些？
4. 在应用生物医用金属材料的时候，应该考虑的性能指标有哪些？
5. 简述不锈钢的分类和生物性能。
6. 简述钛基合金的分类和性能。
7. 阐述生物医用金属材料面临的挑战以及优化技术。
8. 简述纯金属在生物医疗中的应用。
9. 简述医用无镍奥氏体不锈钢相对于其他类型不锈钢的优点。

7.9 参考文献

［1］孙超宇. 关于医用金属材料的探析［J］. 中国科技投资，2016，35：276.
［2］魏芬绒，王海，金旭丹，等. 生物医用钛合金材料及其应用［J］. 世界有色金属，

2018（1）：260.

［3］韦丝雨．生物医用金属材料的分类及应用［J］．中国高新区，2019（3）：193.

［4］陈德胜，金群华，黄建国，等．纯钛重建钢板在成人锁骨的应用体会［J］．实用医学杂志，2005，21（8）：829-830.

［5］郭吕华，魏娟，孙德文，等．纯钛铸造可摘义齿的临床应用［J］．广东牙医治，2004，12（3）：187-189.

［6］LINDAS S B，SUZUKI T，MEGURO K，et al. Precious Metals Science and Technology［M］．IPMI，Ilse V. MielsenHistorical Publications，1991：620-623.

［7］LINDAS S B，SUZUKI T，MEGURO K，et al. Precious Metals Science and Technology［M］．IPMI，Ilse V. Mielsen Historical Publications，1991：616-618.

［8］夏婵婵．纳米银的制备及应用研究［D］．天津：南开大学，2015.

［9］ROSENBERG B. Some biological effects of platinum compounds Platinum Metals Review，1971，15（2）：41.

［10］Igor L，Shabalin. Ultra-High Temperature Materials I：Carbon（Graphene/Graphite）and Refractory Metals，Spring Science，2014：387-446. https：//doi. org/10. 1007/978-94-007-7587-9.

［11］RUDD A L，BRESLIN C B，MANSFELD F. The corrosion protection afforded by rare earth conversion coatings applied to magnesium［J］．Corrosion Science，2000，42（2）：275-288.

［12］王安东，戴起勋．生物医用材料 316L 不锈钢的磨损腐蚀特性研究［J］．金属热处理，2005（03）：33-36.

［13］THOMANN U I，UGGOWITZER P J. Wear-corrosion behavior of biocompatible austenitic stainless steels［J］．Wear，2000，239（1）：48-58.

［14］MA T，WAN P，CUI Y，et al. Cytocompatibility of high nitrogen nickel-free stainless steel for orthopedic implants［J］．J Mater Sci Technol，2012，28（7）：647-653.

［15］任伊宾．医用高氮无镍不锈钢的研究及应用现状［J］．新材料产业，2015（07）：44-49.

［16］张文毓．生物医用金属材料研究现状与应用进展［J］．金属世界，2020（01）：21-27.

［17］黄永玲．热处理对铸造 Co-Cr-Mo 合金性能的影响［J］．上海钢研，2003（04）：27-31.

［18］刘建国，周宏博．医用 β 钛合金的性能研究现状［J］．口腔医学研究，2020，36（06）：501-508.

［19］周林菊．医用锆铌合金氧化陶瓷层的制备及其性能研究［D］．广州：华南理工大学，2015.

第8章 镁及镁合金可降解金属材料

进入 21 世纪以来，可降解金属成为医用金属材料研究的热点。镁及镁合金是过去 10 余年被广泛研究的代表性可降解金属材料。作为新一代可降解医用金属材料，镁及镁合金具有良好的力学性能、生物可降解性以及生物相容性。镁合金用作骨修复材料时，可以有效避免应力遮挡效应，有利于促进骨愈合；用作血管支架材料时，可以在狭窄的血管内经过一段时间支架支撑和药物治疗完成正性重构后，自行降解消失，从而降低再狭窄的风险。因此镁合金作为可降解医用材料具有很广阔的临床应用前景，在骨内植物器械和血管支架等领域有巨大的应用潜力。本章我们将从生物医用镁及镁合金材料的背景、研究现状、体系分类、力学性能、降解行为以及生物相容性等几个方面对镁及镁合金材料进行学习和了解。

8.1 生物医用镁及镁合金材料背景

随着社会经济的发展和生活水平的提高，人类越来越多地关注自身的医疗康复事业。与此同时，局部战争、自然灾害、交通和工伤事故等的频繁发生，导致人类遭受各种各样的意外伤害。社会人口老龄化趋势导致骨质疏松症、骨折患者日渐增多。这就需要生物医用材料来缓解修复人体的损伤。如图 8-1 所示，目前生物医用材料已经广泛应用于人体的治疗和诊断，除脑组织和大部分内分泌系统之外，人体的绝大多数器官或组织都可以采用生物医用材料进行功能性替代。因此，生物医用材料研发将有着重要社会经济效益。

生物医用材料按照材料类型和性能可分为医用金属材料、生物陶瓷材料、医用高分子材料以及生物医用复合材料。与其他材料相比，生物医用金属材料强度较高，具有较好的承载作用，而且有较好的韧性，因此生物医用金属材料在生物材料领域获得更广泛的应用与推广。目前已广泛应用的生物医用金属材料包括不锈钢、钛合金、钴合金等金属材料。不锈钢作为医用金属材料具有优良的耐腐蚀性能和抗氧化性能。与其他金属和合金相比，钛及钛合金具有无毒、不致癌、良好的耐腐蚀性、与生物环境适宜的力学性能等优点，因而成为口腔牙修复和骨折内固定等外科手术中应用较广的金属材料。目前，虽然这些生物医用金属材料得到广泛应用与推广，但是在临床实践应用中还是存在不少问题，例如 316L 不锈钢、钛合金等物理性质（密度、比强度、刚度等）和人体骨骼存在较大的差异，会造成"应力遮挡效应"，导致医用植入金属材料的力学稳定性降低，增加了二次骨折的危险。人体内生物环境是一个高度腐蚀和不断摩擦的环境，植入金属由于摩擦和腐蚀降解会释放出有毒的金属离子或者使得某种金属离子超标,这些都增加了对人体的损伤。如金属材料不锈钢植入人体后,后期逐渐可以观察到有腐蚀现象发生;尽管通过金属植入动物实验后表明医用钛合金(Ti-6Al-4V)具有良好的生物相容性与医用价值,但是在钛合金中含有钒元素,钒元素对生物体有较大的害处;钴、铬元素也有细胞毒性,镍元素对生物体有过敏性和致癌性的危险。除此之外,目前常用的医用植入材料如不锈钢、钛合金等,属于不可降解材料,具有较好的稳定性,在植入人体骨组织待组织修复之后,由于金属材料长期存在人体内会产生副作用,一般要进行二次手术将其取出,这样会给患者带来更多痛苦和更多的经济负担。因此,从 20 世纪 90年代起,体内植入生物医用材料的研究热点开始由传统的金属生物材料转变为可降解金属材料。生物降解金属是指在人体内能逐渐腐蚀,并且人体能对其腐蚀过程中产生的物质有适当的反应,在完成帮助人体组织愈合的使命后能彻底溶解,没有残留物的医用金属。对于体内需要短期修复的部位,比如骨折固定、血管或食道扩张、体内手术缝合等,可降解金属材料更能有效地促进受损组织的修复与再生。基于上述原因,寻求一种可体内降解、生物相容性好、对人体副作用小的新型生物金属材料是材料研究学者亟待解决的问题。正是在这种背景下,镁及镁合金以其独特的优势受到生物材料研究者的青睐。

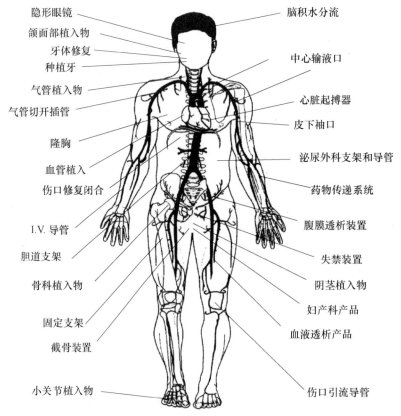

图 8-1 生物医用植入材料在人体中的应用[1]

镁及镁合金作为生物医用材料具有以下优势：

（1）镁是人体所必需的元素。镁不仅是构成骨骼和牙齿的重要元素，而且是身体内300多种酶的重要组成部分和催化剂，能够启动多种酶的活性，对细胞内流通的钙进行调节，帮助释放能量，促使体内肌肉的收缩。镁在血清中的正常含量为0.73~1.06mmol/L，成年人健康日摄取量为250~300mg。其中，超过一半的生理性镁以磷酸镁盐的形式储存在骨骼和牙齿之中，35%~45%的镁存在于蛋白质和核酸中，还有低于1%的镁存在于人体血清中。另外，镁是细胞内含量第二高的二价阳离子，镁在人体中的核酸和蛋白质的合成，保持线粒体活性，调节离子通道，稳定和转译等离子体膜以及其他很多的细胞反应都发挥着重要作用。如果缺乏镁，会导致细胞能量短缺，影响到大脑、心脏、肌肉和人体的其他器官，使人易患心血管疾病、克罗恩氏病、充血性心力衰竭，以及对化学品和周围环境产生神经过敏等。由此可见，镁是生命体最重要的元素之一，对生命的维持和身体的健康方面都有极其重要的作用。

（2）生物安全性高。由于镁是人体中必不可缺的矿物质元素并大量存在于人体中，所以适量镁在人体中的溶解不会引起毒副作用。镁在人体中主要通过肾脏排泄，肾小球滤过量约3.5g/d，99%以上被肾小管重吸收，排泄量仅为0.1~0.15g/d。肾脏具有很强的调节镁的保留或排泄能力，当体内缺镁时，肾脏镁排泄量可减少到0.01~0.012g/d；当体内镁增多时，血清中高浓度的 Mg^{2+} 可抑制肾小管对 Mg^{2+} 的重吸收，可使肾排泄镁增加到0.5~0.6g/d。因此，即使镁含量超过人体含量的正常范围一定水平也很难对人体造成伤害。

（3）生物可降解性和生物活性。镁及镁合金具有很低的标准电极电位（-2.37V），在含有氯离子的人体生理环境中耐蚀性变差，因而具有良好的降解性能。通过控制镁合金材料在人体中的腐蚀速率，使其逐步降解生成镁离子，被周围机体吸收代降解，而且其降解产物有利于生物类骨磷灰石的形成、骨组织的生长和骨强度的提高。

（4）具有相对较低的密度。镁及镁合金的密度为1.7g/cm³左右，与人骨的密质骨密度（1.75g/cm³）极为相近，比铝合金轻25%左右，远低于Ti合金（4.5g/cm³），植入人体后不至于增加患者的负重和不适感，对其康复极为有利。

（5）具有高的比强度与比刚度且加工性能良好。纯镁的比强度为133GPa/（g/cm³），而超高强度镁合金比强度已达到480GP/（g/cm³），比Ti合金［260GPa/（g/cm³）］还高近一倍。

（6）具有与人体骨骼相近的力学性能。在将金属材料植入人体时，因两种材料弹性模量的不匹配产生的"应力遮挡"效应是影响骨生长的负面因素之一。该效应会使骨骼强度降低、愈合迟缓，甚至导致二次骨折。镁及镁合金的杨氏弹性模量约为45GPa，与人体骨骼的（10~40GPa）最为接近，比Ti合金的弹性模量（110GP）小一倍多。如用镁及其合金替代现有金属植入材料，将能有效地缓解"应力遮挡"效应，促进骨的生长和愈合。

（7）资源丰富。在地壳中镁的储量约占 2.77%。海水中有 0.13% 的镁，且相对容易提取。因此镁的价格低廉，远低于目前临床常用的钛合金等医用金属材料。

由此可见，镁及镁合金如能作为医用生物材料，有很多优于其他金属生物材料的性能。但是不可忽视的是，其作为生物材料也具有以下局限性。

（1）降解速度过快。镁合金在表面生成的 MgO 和 Mg（OH）$_2$ 膜层很疏松，无法对镁合金提供充足的保护。尤其人体生理环境中含有大量的 Cl$^-$，Cl$^-$ 能够与微溶的 Mg（OH）$_2$ 反应生成可溶的 MgCl$_2$。Mg（OH）$_2$ 的溶解增加了镁合金的表面活性，降低了保护面积而加快了镁合金的进一步溶解。另外，硬组织修复大约需要 12 周的时间，在机体恢复前，植入体降解过快，将导致植入体失去机械完整性而导致植入失败。在早期的研究中发现由于镁及其合金的降解速度过快而导致植入的失败，因此，控制镁及镁合金的降解速度对于镁基植入材料的研发具有至关重要的意义。

（2）腐蚀过程中产生 H$_2$。镁合金在腐蚀降解过程中能够产生 H$_2$，产生的过量 H$_2$ 会造成皮下气肿而对人体造成有害。

（3）会引起局部的 pH 值升高。镁合金在腐蚀降解过程中能够产生 OH$^-$ 而引起局部的 pH 值的升高，一旦超过人体能够承受的 pH 值范围就会引起碱中毒而危及人体的安全。

综上所述，与其他临床应用的金属医用骨科材料相比，镁及镁合金的优势是可降解性，但同时也是镁合金临床应用的最大问题。镁合金材料的降解通常低于受损部位愈合所需的时间（12 周以上）。可降解生物材料要求材料降解速度与组织新生或者愈合速度之间匹配，能够在骨折愈合的初期提供稳定的力学环境，逐渐而不是突然降低其应力遮挡作用，使骨折部位承受逐步增大乃至生理水平的应力刺激，从而加速愈合，防止局部骨质疏松和再骨折，待骨组织正常愈合后被正常组织所替代。因此，如何控制腐蚀速率，增强组织相容性，提高力学性能都是未来镁合金研究内容，是目前将其作为可降解植入材料亟待解决的关键科学问题，也是目前镁合金开发方向的研究热点。

8.2 生物医用镁及镁合金研究现状

研究者早在 20 世纪初就开始了镁合金可降解医用植入材料的研究。1907 年，Lambotte[2] 首次将镁制成的骨板配合铁制骨钉进行胫骨骨折的内固定治疗，但仅 8d 的时间植入的镁板就已经分解且在局部的皮下产生了大量的氢气，镁骨板被迫取出，最终植入手术失败。此次失败的尝试之后，Lambotte 研究小组考虑镁的过快降解，应该是由于在铁的存在下发生了严重的电偶腐蚀所导致。之后他和助手对 4 位肱骨髁上骨折的儿童行镁螺钉植入术，全部一期愈合，除皮下气体外无并发症；随后他又用镁板和镁钉对一位肱骨干骨折的患儿行手术治疗，术后三周钉板吸收，骨折线不明显。这些早期探索表明镁具有良好的生物相容性及安全性，并能刺激骨折端骨痂形成，但降解速度太快，不符合成人骨折愈合的时间要求（至少 12 周）。另因当时冶金技术水平低，镁的杂质含量高，加快了降解腐蚀速度，致使镁植入物的研究曾处于停滞状态。随着冶金技术的提高，锻造工艺的改进，镁的纯度得到了很大提升，而添加了铝、锌、钙、锰、稀土元素等制成镁合金后，材料的机械强度和抗腐蚀性增加；新的表面处理技术和涂层技术进一步延缓了其降解速度。因此在最近的几年中，生物可降解镁合金在世界范围内受到越来越多的关注，被誉为"革命性的金属生物材料"。材料研究者和医疗工作者在可降解镁及镁合金的研究开发，在合金设计、制备、力学性能、表面改性、生物相容性等研究方面取得了可喜的进展，在骨固定材料、心血管支架和多孔镁骨组织工程材料等方面显示出了巨大的潜力。

目前，广泛应用的不锈钢和钛合金的弹性模量都远高于人骨的弹性模量，由此产生的应力遮挡效应不利于骨的生长和愈合。镁合金与人骨的弹性模量接近，可有效缓解应力遮挡效应。镁合金在骨折愈合初期能够提供稳定的力学性能，逐渐降低其应力遮挡作用，使骨折部位承受逐步增大至生理水平的应力刺激，从而加速骨折愈合，防止局部骨质疏松和再骨折的发生。张广道等[3]将不同形态 AZ31B 镁合金植入实验动物（兔子）体内，动态观察其体内降解过程，研究了镁合金在实验动物体内的降解行为及其生物相容性。研究发现，镁合金植入物周围植入 2 周后有骨痂生成；8 周后植入物周围生成成熟的骨组织且与材料结合紧密，钛合金植入体周围有大量纤维组织生成，骨组织较少。实验证明，镁合金植入动物体内，未对动物机体的心、肝、脾、肾等内脏器官产生负面影响，体内降解产物主要为钙镁磷灰石，可经肾脏代谢，血液中的镁离子浓度在正常值范围内波动。其实验研究证明，镁合金植入动物体内在早期阶段对动物是安全的，且有诱导机体新骨生成的作用。近年来，德国汉诺威公司生产的可生物降解的镁基 MAGN-EZIX⑩压缩螺钉已获得 CE 认证[4]。镁基种植体（MAGNEZIX⑧压缩螺钉）的临床植入始于 2010 年，截至 2011 年 7 月，共 26 例患者接受了手术治疗，在后续的临床检查、活动范围、AoFAS 前足评分、视觉模拟评分、满意率、并发症和试验室分析等方面均达到要求。该类商品已于 2013 年被引入医疗器械市场。韩国 U&I 公司于 2015 年生产的镁钙合金螺钉用于手部骨折手术中，在后续为期一年的观察中发现，镁钙合金连续降解且在降解界面处形成生物模拟钙化基质，诱导骨沉积形成骨骼，镁钙合金逐步降解并于一年后降解完全，有效地避免了二次手术，极大地提高了患者的生活质量，目前该产品已经获得韩国药监局许可正式加入医疗器械市场[5]。

在心血管领域临床应用上，多采用由不锈钢与高分子制成的血管支架来治疗血管狭窄等问题。但不锈钢支架永久存在血管内，可引发局部炎症，有血管再狭窄的可能性，高分子支架力学性能差，在降解期间，容易在植入处诱发酸性环境，延缓病愈。镁合金因易降解性及合适的力学性能，可被制成可降解血管支架。早在 2003 年，Heublein 等[6]采用 AE21 镁合金制成支架植入鼠的心脏血管，研究发现在 6 个月内支架降解，没有炎症反应。杨柯等[7]将 AZ31 镁合金植入到兔子体内，20 周后发现该类型镁合金血管支架发生明显降解，降解产物主要以尿液的形式排除，对动物的血液没有产生不良影响。商业应用方面，德国 Biotronik 公司采用镁合金 WE43 制备的可降解心血管支架在临床应用方面较为成熟，临床试验中将 WE43 镁合金支架植入心梗患者体内，在三年内出现血栓的概率仅为 0.5%（总植入人数为 4212），优于植入体材料植入体内后引发血栓并发症的极限值（约 1%），并获得 CE 认证[8]。

常用的多孔骨组织工程材料有生物陶瓷和聚乳酸，这些材料力学性能差。多孔镁作为一种可降解的生物材料，其力学性能符合要求，且其本身具有生物活性，可诱导细胞分化生长和血管长入。Tan 等[9]研究了孔隙率为 35.55%、孔径为 $70 \sim 400 \mu m$ 的多孔镁合金的力学性能。研究表明，多孔镁合金的屈服强度、弹性模量和骨松质的密度相似，且随孔径和孔隙率的增加，材料的屈服强度和杨氏模量均降低。

8.3　生物医用镁合金材料体系

目前，国内外大量有关医用镁合金研发的研究主要集中在对现有商业镁合金的机械性能、体外生物耐蚀性和生物相容性等性能评价方面，常用的商业镁及镁合金包括：纯 Mg、AZ 系列（Mg-Al-Zn，如 AZ31、AZ91 等）、AM 系列（Mg-Al-Mn，如 AM60 等）、AE 系列（Mg-Al-RE，如 AE42、AE21 等）、ZK 系列（Mg-Zn-Zr，如 ZK60、ZK30 等）、ZE 系列（Mg-Zn-RE，如 ZE43 等）等，然而，现有商业镁合金是为结构材料应用而研发的，设计时并没有考虑材料的生物安全性等问题。因此，耐蚀、降解速率可控、对人体安全的新型生物镁合金材料的研发也引起了生物材料工作者极大的研究兴趣，许多性能良好的新型镁合金不断涌现，其中包括：Mg-Ca、Mg-Zn、Mg-Zn-Ca、Mg-Zn-Mn、Mg-Zn-Mn-Ca、Mg-RE、Mg-Zn-RE、Mg-Zn-Zr-RE 等。

8.3.1　纯镁

Mg 本身具有较高的生物安全性，不用考虑其他合金化元素的离子释放带来的生物相容性问题，因此纯 Mg 成为生物可降解材料研究初期的热点。将纯 Mg 在模拟体液（Simulated body fluid，SBF）中浸泡后，纯 Mg 表面会生成磷灰石（Apatite）层。纯 Mg 对成骨细胞分化增殖也有一定的影响，纯 Mg 降解过程中释放出的 Mg^{2+} 不会对成骨细胞的增殖和分化产生不利影响。而 Pietak 等[10]对纯 Mg 的研究结果表明，Mg^{2+} 能够有效促进基质细胞向成骨细胞的分化。尽管纯 Mg 具有较好的生物相容性，但是纯镁中杂质元素（Fe、Ni、Cu 等）的存在是不可避免的，而且当杂质 Fe 含量超过 0.005wt% Ni 含量超过 0.05wt% 或 Cu 含量超过 0.05wt% 时，纯镁的腐蚀速率会明显加快。其中高纯镁中的杂质 Fe 含量增加到 $26 \sim 48 \times 10^{-6}$ 时，高纯镁的腐蚀会加快 $3 \sim 60$ 倍。虽然高纯镁的腐蚀速率比商业纯镁的腐蚀速率低得多。但是，即使是经过后续处理的纯镁的机械强度仍然相对较低（铸造、挤压和轧制纯镁的拉伸屈服强度分别大约为 21MPa、90～

105MPa、115～140MPa），对于承受载荷的植入体材料而言，纯镁这一强度指标是远远不够的，因此，合金化显得尤为必要。

8.3.2　镁基非稀土合金

近年来，材料研究工作者发现通过加入合金元素及改变合金元素的百分比，可以改善合金的微观组织结构、力学性能和生物学性能，从而研发许多新型的生物医用可降解镁合金，以作为可以满足不同临床应用需求的有潜力的植入体材料。

（1）Mg-Zn 基合金。经过多方面调研发现，锌是人体必需的微量元素的一种，故被营养学界喻为"生命之花""智能元素"。它不仅能促进生长发育，还能增强创伤组织的再生能力，加速组织愈合，增强机体免疫功能和性机能，广泛参与体内多种酶的组成，与体内 300 多种酶的活性相关。锌还与大脑发育和智力有关，且有促进淋巴细胞增殖和活动能力的作用。此外，畸形儿的产生与缺锌有密切关系，锌在 DNA 中有协助基因表达的作用，缺锌时核酸合成发生障碍，蛋白质合成速度减慢，以致组织和器官的生长出现不同步现象，从而导致畸形。除此之外，Mg-Zn 合金能促进成骨细胞的增值。Zn 是一种非常有效的合金化元素，具有固溶强化和时效强化的双重作用，Mg-Zn 合金可以通过时效处理来改善合金强度。当温度高于 477K 时，在 5～8h 内即可出现时效强化。在 Mg 晶界上析出类似于 $MgZn_2$ 晶体结构的物质，这是 Mg-Zn 合金产生时效强化的主要原因。另外，Zn 的添加对镁合金的力学性能和抗腐蚀性能亦有益，固溶在基体中 Zn 含量提高，可使基体的电位得到适当增加，促进了合金耐蚀性能。但只有当 Zn 的质量百分含量在一定的范围之内才能获得优良的综合性能，当 Znwt% ＜6 时，随 Zn 含量增加抗拉强度和屈服强度升高，延伸率降低；但当 Znwt% ＞6 时，随 Zn 含量增加，抗拉强度和屈服强度反而降低，且延伸率降低更多，因此工业上使用的 Mg-Zn 合金中的 Zn 含量一般都小于 6wt%。Zn 还有助于在镁合金表面形成钝化膜，并减弱 Fe、Ni 等杂质对合金腐蚀性能的不利影响。

（2）Mg-Al 基合金。Al 元素是镁合金中最常用的合金化元素，它在纯镁中的最大溶解度为 12.7wt%，Al 通过在镁合金表面形成 Al_2O_3 致密保护膜来提高合金耐蚀性能。Mg-Al 系列镁合金的生物腐蚀机理和相容性研究也受到广泛关注。早在 1945 年，Znamenskii[11]采用含 10wt% Al 的镁合金治疗两个枪伤病人的骨折，结果发现，两个病人的骨折于 6 周后开始愈合，镁合金骨板也降解消失。研究表明，镁合金植入体具有良好的骨诱导性和抗凝血性，但其降解速率仍然过快。镁合金具有诱导动物机体新骨生成的作用。Hong 等[12]将 AZ31B 条形和片状多孔内固定板植入新西兰兔骨组织内，结果表明，植入 90d 和 180d 后，条形板周围有新骨组织生成，而片状多孔板在植入 180d 后，不同程度的成骨和溶骨现象在其下方出现，作者认为，AZ31B 镁合金在动物机体内具有明显的诱导新骨生成的能力，可以促进植入体/骨界面处新骨的形成。但镁合金降解过快，局部 Mg^{2+} 浓度过高时，则会导致溶骨反应出现。同时对 Mg-Al 合金的加工处理对于后续的应用会产生有益的影响。晶粒细化有助于提高 AZ31 镁合金在生理溶液（PBS）中的耐蚀性能。对铸态 Mg-Al 合金进行不同的热处理，例如固溶或者时效处理等热处理方法会使镁合金显示出优异的耐蚀性能和力学性能。

（3）Mg-Si 基合金。Si 是人体必需的微量元素之一，可以促进人体软骨的形成，在人体免疫系统中发挥重要作用。Si 在人体中不易被吸收，研究表明，成人每日 Si 的摄入量为 20～50mg。Si 在镁中的固溶度不高，最大固溶度约为 0.003wt%，Si 和 Mg 可以反应生成金属间化合物 Mg_2Si，少量的 Mg_2Si 相的原位析出可以有效强化镁合金。由于 Mg_2Si 具有熔点低、硬度高的特点，可以通过热处理来提高 Mg-Si 合金的力学性能。铸态的 Mg-1.0Si（wt%）合金的屈服强度和抗拉强度大约分别为 80MPa、193MPa。当 Si 含量过高时，Mg_2Si 相会大量析出，呈现粗大的"汉字型"共晶形貌，因此会降低合金力学性能，Mg_2Si 相与基体 Mg 的电位差会加快合金的腐蚀降解速率，铸态 Mg-1.0Si（wt%）合金在 Hank's 溶液中的降解比铸态纯 Mg 的降解快近 3 倍。在 Mg-Si 二元合金中分别加入 Ca 和 Zn，以细化并改变 Mg_2Si 相的形态，从而提高 Mg-Si（wt%）合金的机械和耐腐蚀性能，随着 Ca 的加入，Mg_2Si 相的共晶结构转变为针状结构，向 Mg-0.6Si（wt%）合金中添加 0.4wt% Ca 并不能改善合金的机械性能，却可以使其降解速率下降超过 50%；而当向 Mg-0.6Si（wt%）合金中添加 1.5wt% Zn 时，Mg_2Si 相粗大的汉字型形貌转变为球形或短棒状形貌，合金的抗拉强度、伸长率和耐蚀性能也因此明显提高。

（4）Mg-Sr 基合金。锶（Sr）是人体骨骼及牙齿的重要组成部分，Sr 在人体内，可以促进骨骼的发育和类骨质的形成，调节钙代谢。研究发现，低剂量 Sr 盐可降低骨的吸收，维持较高的骨形成率，促进骨的合成、代谢，Sr 的聚集程度被用来作为观察骨折愈合情况的重要依据。Gu 等[13] 刚通过对一系列 Mg-Sr 二元合金进行体内、体外试验证明，微量 Sr 的添加能够提高镁的耐蚀性，且无细胞毒性，宿主反应良好。目前，Sr 已被用于骨质疏松症的治疗中，并且被列为骨质疏松的三大新治疗措施之一。此外，在镁合金内加入 Sr，能够起到细化合金晶粒的作用，改善镁合金的浇铸性能，有利于镁合金的加工成型，提高室温和高温的力学性能，改善了镁合金的蠕变性能。Sr 元素还能在一定程度上提高镁合金的抗腐蚀性能。在镁合金的凝固过程中，Sr 元素在固液生长界面上富集，破坏了晶粒生长的动力学基础，阻碍了晶粒的继续生长，从而细化晶粒。因此作为新型的骨科内固定生物医用材料，从其用途角度考虑，为促进骨的生长愈合，可以在镁合金内加入 Sr。

（5）Mg-Ca 基合金。从生理学角度来说，钙（Ca）是人体骨组织的主要成分，而且是与细胞进行化学信号表达必不可少的元素，此外，Mg 有利于人体骨对 Ca 的吸收，因此，Mg^{2+} 和 Ca^{2+} 的同时释放可能会对骨组织的愈合与生长具有很好的作用。从材料学角度来说，Ca 可以细化镁合金晶粒。在平衡状态下，Ca 在 Mg 中的最大溶解度为 1.34wt.%。Mg-Ca 合金中随着 Ca 含量的增加会析出 Mg_2Ca 第二相，这些金属间化合物的析出可以细化晶粒并提高合金的强度和高温蠕变性能。但是，Mg_2Ca 相是脆性的，大量析出时会降低合金的韧性，同时会因诱发电偶腐蚀而使合金腐蚀速率加快。研究表明，经热轧或热挤压后的 Mg-Ca 合金中，粗大的 Mg_2Ca 相会转变为小的颗粒，晶粒也得到细化，因此机械性能和腐蚀性能同时得到改善，随着 Ca 含量的增加，合金强度增加但塑性下降腐蚀速率增加。采用快速凝固方法制得的 Mg-3Ca（wt%）合金带，与铸态 Mg-3Ca（wt%）合金相比，晶粒更加细小，耐蚀性能提高，而且表现出更好的细胞相容性。

8.3.3　镁-稀土基合金

稀土，又称稀土金属，或称稀土元素，是元素周期表第Ⅲ族副族元素钪、钇和镧系元素共 17 种化学元素的合称。因其天然丰度小，又以氧化物或含氧酸盐矿物共生形式存在，故叫"稀土"。稀土元素具有原子结构相似、离子半径相似，在自然界密切共生的特性。根据稀土元素的性能特点，可分为铈系稀土（轻稀土）和钇系稀土（重稀土）。由于稀土元素具有独特的核外电子排布，使其成为制造被称为"灵巧炸弹"的精密制导武器、雷达和夜视镜等各种武器装备不可缺少的元素。将稀土元素添加于镁合金中，可以改善镁合金的性能，效果显著，具体可归结为如下几个方面：

（1）去氧除氢。稀土元素在镁合金中有很好的去氧除氢作用，这是因为镁合金中杂质的种类很多，这些杂质一般在铸态镁合金的基体或晶界上存在，杂质的形态一般为粒子状、薄膜状或簇状。由于镁与氧反应生成极易稳定的氧化镁，所以氧化镁是杂质中主要氧化物。由于稀土元素比镁更容易与氧反应，所以在镁合金中加入稀土元素，可以降低液态镁的氧化速率，减少镁合金中的氧化物杂质。镁合金中除了镁与氧发生反应产生的 MgO 夹杂影响合金质量外，还与水蒸气反应析出氢，这些氢溶于液态镁合金中，使铸件产生气孔及缩松，影响铸态镁合金性能，因此，减少液态镁合金中的氢含量势在必行。由于稀土元素能与水蒸气和液态镁中的氢反应，生成稀土氢化物和稀土氧化物，所以在镁合金中加入稀土元素，可以除去液态镁合金中的氢，得到性能较好的铸造镁合金。

（2）提高流动性。稀土能够提高镁合金的铸造性能，特别是流动性。这是由于：RE 能与 Mg 形成简单的共晶体系；RE-Mg 合金结晶温度间隔小；RE 与 Mg 形成的低熔点共晶体具有很好的流动性。因此，RE 加入镁合金后，合金的流动性增加，缩松、热裂倾向减少。例如，Mg（5～6）wt% Zn-Zr 合金具有良好的拉伸性能，但是其流动性差、显微缩松倾向大，以至不能用于铸造薄壁复杂铸件。将稀土加入合金中后，则大大改善了 MgZnZr 合金的铸造性能。

（3）性能强化。稀土元素的加入使镁合金的高温拉伸性能和蠕变强度显著提高，特别是对低铝的 Mg-Al 合金，这一效果尤为突出。近年来有不少关于 Gd、Nd 等重稀土元素对镁合金性能影响的报道，研究表明，这些重稀土元素通过影响沉淀析出反应动力学和沉淀相的体积分数来影响镁合金的性能。镁合金中添加两种或两种以上的稀土元素时，由于稀土元素之间的相互作用，能降低彼此在镁合金中的固溶度，并相互影响其过饱和固溶体的沉淀析出动力学，后者能产生附加的强化作用。此外，稀土元素能使镁合金凝固温度区间变窄，并且能减轻焊缝开裂和提高铸件的致密性。

（4）提高耐蚀性。镁的标准电极电位低，表面形成的自然氧化膜不致密、防护性差，导致镁在自然环境中极易腐蚀。合金元素中包括常规元素 Al、Mn、Zn、Ca，稀土元素 Gd、Nd、Y、Ce、Dy 以及元素 Zr、B 等一系列合金元素对镁合金耐蚀性均有一定影响。研究表明，稀土元素的加入在一定范围内均可以细化晶粒、改善组织、提高镁合金的耐蚀性。Nd 的加入可以提高合金的平衡电位和腐蚀电位，使镁合金晶粒细化，从而提高镁合金的耐腐蚀性。

下面就 Nd 和 Y 两种稀土元素在生物镁合金中的应用做出具体说明。

（1）Mg-Nd 基合金。Nd 在 Mg 中的分配系数小于 1，且固溶度随温度降低而降低，因此，常温下 Nd 元素基本上不固溶于 Mg 基体中。Nd 与 Mg 的原子半径差接近 15%，在较高温度下，Nd 在镁中的最大固溶度可达 3.6wt%，平衡相图如图 8-2 所示。

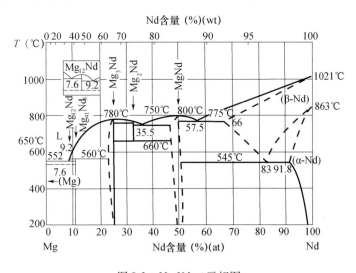

图 8-2　Mg-Nd 二元相图

随着温度降低，Nd 的溶解度有所下降，室温下为 0.8wt% ~ 1.0wt%。因此，在纯镁中添加少量的 Nd，预期会产生明显的固溶强化和时效强化作用。研究发现，Mg-Nd合金的铸态组织由 α-Mg 基体和呈离异共晶形貌的 Mg-12Nd 相组成；且随着 Nd 含量的增加，晶粒尺寸逐渐减小，尺寸小的晶粒有益于改善合金的力学性能。德国的 Feyer-abend[14]对镁合金中稀土元素的细胞毒性进行了研究，发现 $NdCl_3$ 溶液对细胞活性影响不大，细胞毒性小，同时 Nd 元素有益于抗肿瘤因子的合成，有很好的抗癌作用；更重要的是，Nd 元素引起分泌的白细胞最少，说明 Nd 元素在人体内不会诱发发炎，因此人体对 Nd 元素排斥作用小，对人体无害。同时镁合金中添加稀土 Nd 元素可以有效地提高耐蚀性能。添加稀土后，合金的自腐蚀电位降低，腐蚀电流也减小，极化电阻增大，析氢过程变得更困难，从而使镁合金的耐腐蚀性得到提高。另外，由于稀土的添加，晶内及晶界的夹杂减少，晶内组织转化为细密的网状结构，镁合金的组织均匀性提高，由此引起附加钝化效应使腐蚀电流密度减小 2~3 个数量级。但是稀土元素作为第二合金元素加入时会造成成分偏析，引起阴极相局部富集，使阴极极化行为增强，微电偶腐蚀电流增大，从而导致合金的局部区域出现强的电偶腐蚀，使得腐蚀电流增加，合金的耐腐蚀性反而下降了，因此常常在 Mg-Nd 二元合金中添加其他合金元素增强耐腐蚀性能。

（2）Mg-Y 基合金。钇（Y）元素是过渡族元素，其化学性质与镧系元素相似，因此也被称为稀土元素。在所有的稀土元素中，平衡相图如图 8-3 所示。

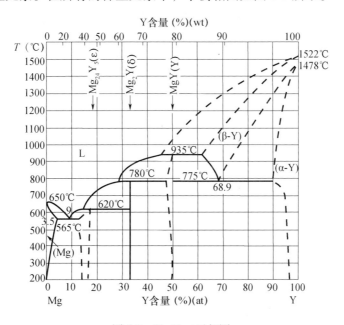

图 8-3　Mg-Y 二元相图

Y 元素在镁中有具有较大的固溶度，约为 12.3wt%，所以，Y 元素在镁合金中能起到更好的固溶强化及时效析出强化效果，同时，Y 的细化作用也很明显，使 Mg-Y 合金的力学性能提高。更重要的是，Y 元素可以与镁合金中的 H、O、S 等元素相互作用，并将溶液中的 Fe、Co、Ni、Cu 等有害金属夹杂物转化为金属间化合物除去，从而提高镁合金的腐蚀抗性。而且，Y 元素毒性低，已经有含 Y 的药物投入到癌症的治疗当中。因此，Mg-Y 基合金是一种应用前景广阔的镁合金生物材料。随着 Y 元素含量的增加，Mg-Y 合金在不同的温度区间形成 3 种不同的金属间化合物：$Mg_{24}Y_5$、Mg_2Y 和 MgY。一般常用的 Mg-Y 合金铸态组织由 α-Mg 基体和 $Mg_{24}Y_5$ 相组成。$Mg_{24}Y_5$ 相对 Mg-Y 合金的腐蚀行为有着重要影响。一方面，$Mg_{24}Y_5$ 相与 α-Mg 形成的共晶组织呈连续的网状分布，能有效地减缓腐蚀速率；另一方面，$Mg_{24}Y_5$ 相与 α-Mg 基体构成了微电偶，加速了两相界面的腐蚀。而且，随着 Y 元素含量增加，$Mg_{24}Y_5$ 相的体积分数增加，导致合金腐蚀速率的增加。Mg-Y 合金的腐蚀首先发生在 $Mg_{24}Y_5$ 相周围，接着向富 Y 区域延伸，最后 α-Mg 基体内发生点蚀。Mg-Y 基合金降解速率过快会影响其在生物材料领域的良好应用。通过提高 Mg-Y 基合金纯度、合金化和表面处理可以提高合金的耐腐蚀性能。

8.4　生物医用镁及镁合金材料的力学性能

8.4.1　镁合金的物理特性

镁是一种金属元素，英文名称：Magnesium，元素符号 Mg，镁的原子序数为 12，属于元素周期表上的 ⅡA 族碱土元素。标准大气压下，镁的化学性质比较活泼，其平衡电位在金属中是很低的，其标准电极电位为 $-2.37V$，比铁低 $\sim 2V$，镁及镁合金非常容易被氧化，表层形成很薄的氧化薄膜。金属镁的物理性质如表 8-1 所示。

表 8-1　金属镁的物理性质

性质	数值	性质	数值
原子体积（$cm^3 \cdot mol^{-1}$）	14.0	电阻率（$\Omega \cdot m$）	47
原子直径（nm）	0.32	热导率（$W \cdot m^{-1} \cdot K^{-1}$）	153.6556
泊松比	0.33	293K 下导电率（$S \cdot m^{-1}$）	23×10^6
密度（$g \cdot cm^{-3}$）	1.738（室温） 1.584（熔点）	再结晶温度（K） 熔点（K）	423 923
电阻温度系数（273~373K）	3.9×10^{-3}	声音在固态镁中的传播速度（$m \cdot s^{-1}$）	4800
热膨胀系数（K^{-1}）	2.48×10^{-5}	弹性模量（GPa）	45

由于金属镁的力学性能较差，因此纯镁一般不用作结构材料，镁合金是以镁为基体加入其他元素组成的合金，镁合金在兼顾金属镁特性的同时改善镁的物理、化学性能和力学性能，从而能够扩大其应用领域。通常情况下，针对应用领域的不同，对镁合金材料性能的要求有所差异，导致所选择的合金元素有所区分，但常见的镁合金的主要优点如下：（1）密度低，金属镁的密度 $1.738g/cm^3$，根据合金元素的不同，其密度有所差异，其中 Mg-Li 合金是目前已知的密度最小的金属结构材料，镁合金密度大约是锌的 1/4，钢的 1/5，比铝合金也要小近 1/3，与常用的工程塑料的密度相当；（2）比强度比刚度高，与高强度铝合金和合金钢相比，镁合金的比弹性模量与其相当，因此镁合金适用于制造刚性好的整体构件；（3）铸造零件成型性较好，由于镁合金较好的流动性，可以通过铸造的工艺实现壁厚 0.6mm 零部件的加工，这对比塑料制品和铝合金制品均无法媲美；（4）切削性能好，镁合金的切削阻力小，材料的切削速度远远高于其他金属，缩短了加工时间，提高了生产率，同时对切削刀具的损伤较小，提高了工具使用寿命；（5）良好的电磁屏蔽性能，镁合金能够更好地阻隔电磁波，在 3C（Computer，Communication，Consumer Electronics）产品的外壳方面应用较为普遍，不仅能够屏蔽外来辐射对电子产品的影响，还能够降低电子产品本身对生物体的辐射；（6）高阻尼和优异的吸震、减震的性能，镁合金吸收能量的能力较强，汽车结构件中采用镁合金材料有利于

抵消汽车行驶中的震动，同时镁合金不仅能够吸收震动，而且能够减弱噪声，应用于产品的外壳能够有效地削弱噪声的传递。此外，镁合金还具有良好的生物相容性、再生性、耐蚀性和低的热容量等特点，因此受到了广泛的关注。

8.4.2　镁的滑移系

常温常压下，镁的晶体结构为密排六方（Hexagonal close packed，HCP）。金属镁的晶体结构示意图如图 8-4 所示，图中标注了一些指数较低的重要晶面和晶向。镁合金原子最密排方向是 $<11\bar{2}0>$ 晶向，在包含 $<11\bar{2}0>$ 晶向的晶面中，相对于棱柱面滑移和锥面滑移，基面滑移是镁合金变形中最容易启动的滑移系。镁合金基面滑移遵循 Schmid 定律，即在滑移面上沿滑移方向的应力达到一定值时，该滑移系就可以开动，该临界值称为临界剪切应力（Critical resolved shear stress，CRSS），棱柱面和锥面等非基面滑移一般只有在应力集中较严重的晶界附近才能发生。基于单晶实验，纯镁在室温条件下基面 $<a>$ 滑移的 CRSS 约为 0.5MPa，而同样在室温条件下棱柱面的 $<a>$ 滑移的 CRSS 是其 50~100 倍。镁合金的滑移系如表 8-2 所示。

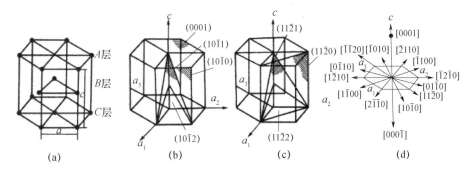

图 8-4　镁合金晶体结构

（1）基面滑移系，金属镁的原子最密排晶面为（0001）基面，而基面上的原子最密排方向为 $<11\bar{2}0>$，因此基面滑移的实质是沿着 $<11\bar{2}0>$ 方向的单位位错的滑移，又称作 a 滑移。在金属镁的基面上共有三个滑移系，分别沿着 $[11\bar{2}0]$、$[1\bar{2}10]$、$[\bar{2}110]$ 滑移方向，但是每个滑移方向均可以由另外两个方向上的滑移叠加而成，因此从晶体学角度看，在金属镁及镁合金塑性变形时，基面上仅能提供两个独立的滑移系。

（2）棱柱面滑移系，金属镁的棱柱面滑移的实质也是沿着 $<11\bar{2}0>$ 方向的单位位错的滑移，同样属于 a 滑移，是镁及镁合金塑性变形过程中比较常见的滑移系，然而常温下金属镁的棱柱面滑移 CRSS 为 25~50MPa，远大于其基面滑移，因此金属镁的柱面滑移一般情况下难以启动。研究已经证实，金属镁的基面和棱柱面滑移的 CRSS 随着温度的升高而降低，而其中棱柱面滑移对应的 CRSS 降低较为明显，金属镁单晶基面和棱柱面滑移的 CRSS 随温度的演变规律为：在温度低于 573K 时，棱柱面滑移的 CRSS 均显著高于基面滑移，当温度达到 573K 时，基面滑移和棱柱面滑移的 CRSS 几乎相等，并且大量实验研究也证实了，在温度高于498K时，大量的棱柱面滑移开始启动。同时有研究学者也证实，即便在室温变形时，在局部晶界出也发现了棱柱面滑移，因此对于金属镁和镁合金，不论其在常温和高温发生塑性变形时，棱柱面滑移均起到重要的作用。

（3）锥面滑移系，金属镁的非基面滑移中另一个重要的滑移方式即为锥面滑移，可以分为a位错滑移和c+a位错滑移。其中a位错滑移主要是在 $\{10\bar{1}1\}$ 和 $\{10\bar{1}2\}$ 滑移面上沿着 $<11\bar{2}0>$ 方向滑移，能够提供4个独立的滑移系，然而a位错滑移，其滑移方向与基面平行，与c轴方向垂直，在变形过程中仍然无法协调c轴方向的应变，并且从晶体学角度分析，锥面滑移系的a位错滑移可以看成基面滑移和棱柱面滑移。

表8-2　镁合金滑移系

滑移系	滑移面	滑移方向	滑移系数量	独立滑移系数量	滑移类型
基面滑移	(0001)	$<11\bar{2}0>$	3	2	a滑移
棱柱面滑移	$\{10\bar{1}0\}$	$<11\bar{2}0>$	3	2	a滑移
锥面滑移	$\{10\bar{1}1\}$	$<11\bar{2}0>$	6	4	a滑移
	$\{10\bar{1}2\}$				
	$\{10\bar{1}1\}$	$<11\bar{2}3>$	6	5	c+a滑移
	$\{11\bar{2}1\}$				
	$\{11\bar{2}2\}$				

8.4.3　镁的强化方式

镁的强化一般有细晶强化、固溶强化和析出强化等方式。选择合适的加工变形可以细化镁合金晶粒，等径角挤压（ECAE）是一种常用的细化镁合金晶粒的方法，该方法的细化晶粒的原理是由于挤压时镁合金材料旋转一定角度，将产生很大的切变，亚晶粒很快转变为一系列大角度晶界，从而获得细小的晶粒组织。采用大比率挤压（通常为100∶1）同样可以显著地细化晶粒。在大比率热挤压过程中，由于挤压比很大，晶粒被拉长至断裂成微小的颗粒，晶粒之间的相互摩擦加速了破碎过程，而且弥散分布的第二相质点阻碍晶粒长大，从而获得细小的晶粒。类似于晶界的孪晶界也可以阻碍位错运动从而起到强化作用。析出强化也称沉淀强化，是镁合金强化（尤指室温强度）的一个重要机制，可引起强度和硬度的大幅度提高。在合金中，当合金元素的固溶度随着温度的下降而减小时，使过饱和固溶体在时效过程中发生溶质原子偏聚，由之脱溶析出的第二相粒子分布于基体中，第二相粒子与位错相互作用而产生强化效果。理想的析出强化是得到细小、分布均匀、与基体呈共格关系且随着温度升高不易粗化的沉淀相或者形成类似于铝合金中的 G. P. 区。因此，使镁合金获得良好析出强化效果的关键是用恰当的合金元素改善析出相的晶体结构，以降低析出相与镁基体的点阵常数错配度，改善析出相的析出方式和形貌，并提高析出相的热稳定性以降低其扩散性。

8.5　生物医用镁及镁合金材料的降解行为

8.5.1　镁合金的腐蚀形式与机理

金属的腐蚀倾向可以从矿石中冶炼时消耗的能量大小来判断，镁在冶炼时消耗的能量较多，所以镁容易产生腐蚀。而且镁的标准电极电位为 -2.37V，可见镁极易氧化和发生电化学腐蚀。在模拟体液中常见的腐蚀形式主要为点蚀，属于局部腐蚀。其腐蚀过程和合金的微观组织表面状态有很大的关系，而且和环境因素也有很大的关系。在体外腐蚀行为的研究中，常用的模拟体液有 0.9% 的 NaCl 生理盐水和 Hank's 模拟体液，其研究的手段主要有电化学腐蚀试验和静态浸泡实验。镁及其合金在含水溶液中的腐蚀过程中发生的反应主要为与水的反应，而溶液中的离子将会对腐蚀进程起到一定的促进或是阻碍作用。其具体腐蚀机理为：

总的反应式为：

$$Mg + 2H_2O \longrightarrow Mg(OH)_2 + H_2 \uparrow$$

忽略中间不稳定产物的形成，可将其写为：

阳极反应：

$$Mg \longrightarrow Mg^{2+} + 2e^-$$

阴极反应：

$$2H_2O + 2e^- \longrightarrow H_2 \uparrow + 2OH^-$$

腐蚀产物：

$$Mg^{2+} + 2OH^- \longrightarrow Mg(OH)_2$$

反应生成的 $Mg(OH)_2$ 疏松多孔，很难对合金起到实质的保护作用。在含有氯离子的溶液中，由于氯离子半径很小，附着在合金表面的腐蚀产物 $Mg(OH)_2$ 会被氯离子侵蚀而发生破坏，其反应如下：

$$Mg(OH)_2 + 2Cl^- \longrightarrow MgCl_2 + 2OH^-$$

从腐蚀电化学的观点来看，合金腐蚀都是由两个基本的过程控制的，即阴极过程与阳极过程。镁合金在生理盐水或者模拟体液中其阴极去极化过程主要是阴极析氢。而随着氢气的析出，溶液的 pH 值也会相应升高，导致合金的腐蚀速率受到影响。而随着腐蚀的继续进行，溶液中会有越来越多的镁离子，这些镁离子可能与溶液中某些阴离子发生反应，产生沉淀，从而导致溶液成分的改变。大量研究表明，镁合金最常见的腐蚀形式有电偶腐蚀、局部腐蚀、疲劳腐蚀等。

（1）电偶腐蚀。镁合金是易发生电偶腐蚀的合金。镁基体与邻近区域接触时，通常是作为大阳极出现，造成严重的腐蚀。阴极金属既有可能是杂质金属或者镁合金接触的其他外部金属，也有可能是镁合金中分布在晶界处的第二相。一般情况下，镁合金中的析出相和杂质电位比基体高得多，称为阴极相，形成合金内部大阳极包围着小阴极的状态。镁合金与外界金属接触时发生腐蚀与阴阳极电位差、阴阳极之间的距离有关。

（2）局部腐蚀。局部腐蚀是镁合金最常见的腐蚀类型，也是对镁合金应用造成重大危害的一类腐蚀。其中包括点蚀和丝状腐蚀。点蚀是通过腐蚀形成的闭塞电池而引发的蚀孔内自催化造成的。腐蚀过程中，由于出现氧浓度差造成局部区域酸度增加，于是 Cl^-、SO_4^{2-} 等进入此区域与阳离子形成可溶性盐，使新的基体露出并继续发生腐蚀，从而形成蚀孔。多数镁合金都会发生点蚀，点蚀对镁合金的危害很严重，常常造成镁合金材料的失效，需提前预防。丝状腐蚀是另一种局部腐蚀类型，腐蚀金属表面呈发丝状。这种腐蚀多发生在具有腐蚀保护膜的金属上，并很有可能促成点蚀的发生。点蚀开始发生在很少的点上，并且腐蚀很轻，丝状腐蚀则由这些点逐步发展起来。丝状腐蚀的形貌往往受合金的微观结构所左右，比如晶体学参数影响，于是可以通过改善微观结构来阻止丝状腐蚀的发生。

（3）疲劳腐蚀。腐蚀疲劳指的是金属在腐蚀介质和循环应力的共同作用下发生的脆性断裂。而且相对于空气条件，腐蚀介质中更易发生腐蚀疲劳。目前，由于镁合金植入人体还不太成熟，没有办法直接进行腐蚀疲劳的实验，只能通过外部模拟来实现局部的测定。外加应力对镁合金降解速度的影响机制包括以下两个方面：①力化作用。外加应力增加镁合金的表面能，降低其固体结合能，从而改变降解反应的活化能，加速降解；②膜层破裂。降解过程中，镁合金表面生成 $Mg(OH)_2$ 膜层，但是 $Mg(OH)_2$ 不稳定，外加应力会诱导和促进膜层表面微裂纹扩展，由于 $Mg(OH)_2$ 膜层与镁合金基体之间存在电位差，可能形成电偶，从而加速镁合金基体的降解。同时镁合金的降解行为与应力大小密切相关，并且在降解过程中伴随着镁合金自身形状的改变，镁合金受到的应力处于动态变化过程中，然而目前应力对镁合金降解速度的影响主要集中于定性研究，缺乏相应的定量研究。同时在动态载荷作用下，除应力大小外，镁合金降解行为还与应力频率以及载荷形式有关，这些也亟需进一步实验研究。

应力的另外一个作用是引起应力腐蚀开裂（SCC），造成镁合金器械的突然破坏，从而可能导致组织炎症以及失效器械的二次手术取出。大量实验表明，与大气环境相比，镁合金在生理环境中对 SCC 更为敏感。在生理环境中镁合金的抗拉强度和延伸率会出现显著下降。一般认为 SCC 与镁合金的点蚀有关，降解过程中，外加应力作用下，点蚀坑发生扩展，当深度达到一定值时则会诱发 SCC。SCC 与外加应力大小直接相关。在外加载荷一定时，随着降解的进行，镁合金尺寸减小，受到的应力增加，腐蚀坑加速扩展，因而与恒位移相比，恒定载荷下镁合金对 SCC 更为敏感。此外，SCC 还与镁合金表面沉积产物有关。

镁合金的电极电位很低，耐蚀性较差，不过在不同的介质中，镁合金的耐蚀性能差别很大。在空气中，Mg 可以和二氧化碳反应生成碳酸镁。高纯镁具有较高的耐蚀性，但是受到杂质元素的影响，极易发生电偶腐蚀，形成的保护膜容易遭到 Cl^-、SO_4^{2-} 等离子的破坏。在中性蒸馏水中镁合金会生成氧化膜阻止腐蚀，一旦介质性质改变，保护作用很可能消失，比如多数无机酸和有机酸对镁合金均有强烈的腐蚀作用（铬酸、磷酸和氢氟酸除外）。而镁合金在碱性溶液中由于氢氧化镁比较稳定，所以耐蚀性较强。由此可见，镁合金的腐蚀与溶液的性质是密切相关的。

8.5.2　医用镁合金材料在模拟体液中的降解行为

尽管镁合金在模拟人体体液中的腐蚀相对复杂，但是腐蚀机理是一样的。体外实验具有实验周期短、实验条件易控制、重复性良好等优点，因而许多关于镁合金的生物医用的开发研究选择在体外进行。但由于体外实验缺乏统一的标准，加之体外实验常规方法（失重测试、氢气体积监控、pH 检测、电化学测试、阻抗分析等）各有利弊，同时模拟体液（Simulated bodyfluid，SBF）的选择更是各有不同（表 8-3），这使得研究者的实验结果存在不小差别，甚至大相径庭。

表 8-3　SBF 各组分含量

SBFs	Concentration（mmol/L）									
	Na^+	K^+	Mg^{2+}	Ca^{2+}	Cl^-	HCO_3^-	$H_2PO_4^-$	HPO_4^{2-}	SO_4^{2-}	Others
0.9% NaCl	153	—	—	—	153	—	—	—	—	—
PBS	157	4.1	—	—	140	—		11.5	—	—
HBSS（1）	142	5.8	0.8	2.5	145	4.2	0.4	0.3	0.8	—
HBSS（2）	140.5	6.2	0.8	1.85	145.8	3.15	0.65	0.4	0.8	Glucose 5.5
HBSS（3）	145	5.8	0.4	1.3	144.6	—	—	0.8	0.4	Glucose 5 HEPES 25
SBF（1）	142	5	1.5	2.5	148.5	4.2		1.0	0.5	—
SBF（2）	142	5	1.0	2.5	131	5.0	—	1.0	1.0	—
SBF（3）	142	5	1.5	2.5	147.8	4.2		1	0.5	Tris 50.5
DMEM	155.5	5.3	0.8	1.8	118.3	44.1	1	—	0.8	Glucose 5.5 Amino acid 11

8.5.3　医用镁合金材料在蛋白质环境中的降解行为

蛋白质是与生命及各种形式的生命活动紧密联系的基本物质，与医用材料直接接触的人体体液便是含有白蛋白等多种蛋白质的细胞外液。对于镁合金而言，其降解过程主要由其在植入生物环境中的腐蚀所主导，而目前对植入环境中的有机成分尤其是蛋白质的影响还缺乏了解。现有研究报告显示，对蛋白质作用机制的认识还存在分歧，这限制了对镁合金在生物环境中的腐蚀降解机理的进一步认识。Gu 等[15]在 SBF 中添加牛血清白蛋白，研究 AZ91 镁合金在蛋白质环境下的腐蚀降解行为，结果显示，吸附蛋白质能够抑制镁合金的腐蚀，并且蛋白质浓度越高，对 AZ91 镁合金腐蚀的抑制效果越大。然而并不是所有的研究都证实蛋白质的添加能抑制镁合金降解，有些研究显示蛋白质的添加会加速镁合金的腐蚀。Kannan 等[16]研究了高纯镁、AZ31、Mg-0.8Ca、Mg-1Zn、Mg-1Mn、Mg-1.34Ca-3Zn 在含有蛋白质的模拟体液中的降解行为，结果显示，添加蛋白质明显提高了镁合金的腐蚀速率，失重分析及 pH 测试均表明在蛋白质环境下镁合金的腐蚀相对严重。然而，人体生理体液并非仅含有单一的蛋白质，球蛋白、纤维蛋白等有机物也是其重要组成部分，这些物质对镁合金在人体内的腐蚀速率也具有一定的影响。

8.5.4 提高镁合金耐蚀性的方法

镁合金由于其出色的生物相容性和与人骨接近的力学性能，近些年成为生物医用材料的研究热点。但是镁合金的标准电极电位很低，导致其耐蚀性很低，影响合金的生物相容性，限制了其作为生物医用材料的应用。因此开发出耐蚀性好的医用镁合金是保证其能获得良好应用的前提和保障。提高镁合金的方法有很多，归纳总结起来有以下几类。

（1）高纯镁合金的开发。合金的腐蚀主要有两个过程，即阳极过程和阴极过程。合金的腐蚀速率很大一部分是由阴极控制的，因此提高合金的阴极极化度就可以降低合金的腐蚀速率。其具体做法就是减少合金或者金属的活性阴极面积，如合金的高纯净化处理。杂质是影响镁合金耐蚀性的一个重要因素，镁合金中的杂质主要是 Fe、Ni、Cu。这些杂质元素与 Mg 形成网状的晶界相，而杂质元素的自腐蚀电位往往高于纯镁。于是就构成了以第二相为阴极、镁基体为阳极的电偶腐蚀，加速了合金的腐蚀速度。因此，选用高纯镁锭作为原料，可有效地减少杂质元素的影响，从而提高镁合金的耐蚀性。此外，深度净化镁合金中的杂质元素最完善的办法就是金属热还原法，此方法的机理为加入一些高活性金属（Ti、Zr、Mn）等的卤化物与镁反应，产生难溶于镁且难熔的金属化合物，然后使这种金属化合物沉淀下来。例如 Mn 能够与合金中的杂质 Fe 形成 MnFe 相，此相会在浇注前沉淀到坩埚底部，这样合金中的 Fe 含量就降低了。Zr 能够与合金中的 Fe、Si、Ni 等杂质形成高熔点的金属间化合物颗粒并从镁中析出沉淀，由此带来的影响就是合金中的杂质元素减少，微电偶腐蚀程度降低，镁合金的耐蚀性能得到了提高。

（2）镁的合金化。加入合金元素可以一定程度地细化合金晶粒，减小第二相体积，从而减小合金的活性阴极面积，与基体之间形成了大阳极、小阴极的结构，可以有效地降低合金发生局部腐蚀的概率，减小合金的电偶腐蚀，从而降低合金的腐蚀速率。加入析氢过电势高的合金元素，可以提高合金的阴极析氢过电势，从而降低合金在酸中的腐蚀速率。同时合金化的方法还可以用来降低合金的阳极活性。例如在合金中加入易钝化元素，从而提高合金的自钝化能力，使合金表面形成完整、致密的钝化膜，从而降低合金的腐蚀速率。

（3）表面处理技术及热处理。表面技术是指通过对材料基体表面加涂层或改变表面形貌、化学组成、相组成、微观结构、缺陷状态，达到提高材料抵御环境作用能力或赋予材料表面某种功能特性的工艺技术。目前应用于生物医用镁合金的表面技术主要有化学转化处理、离子注入、阳极氧化、金属镀层、有机涂层等。它们的相同之处都是在基体金属的表面上形成了新的表面层，只不过所用的形成表面层的方法不同。热处理是一种较好的提高合金性能的方法。常用的热处理方法有固溶处理、固溶＋时效处理以及时效处理等。固溶处理是将合金加热到适当温度，恒温保持一定时间，使可溶相溶入基体中，然后快速冷却至室温的一种热处理工艺，其往往为后面的时效处理做准备。而时效处理就是将固溶体中的溶质沉淀析出，分为自然时效和人工时效。由于时间原因，实验中一般采用的是人工时效。对镁合金进行固溶＋时效处理后对合金的影响主要有两个方面，一方面，固溶处理可减小第二相及偏析对合金腐蚀性能的影响。另一方面，时效处理可以通过弥散析出的第二相组织来增加镁合金的强度；同时，由于时效处理后的第二相通常较为细小，当这些细小的第二相弥散分布于基体中时，可与基体形成大阳极、小阴极的腐蚀微电池，起到保护基体的作用。虽然并非所有热处理都可提高镁合金的腐蚀性能，但是合理的热处理却是提高镁合金腐蚀性能的重要方法。

（4）变形处理。常规的变形工艺包括挤压、轧制、锻造等。镁合金通过变形工艺处理，晶粒得到细化、第二相进一步被切割破碎、大量位错孪晶在晶界处堆积、均匀分布的弥散相析出。这些对合金的耐腐蚀性能都有显著的影响。目前，对这方面的研究还较少，晶粒尺寸和第二相的变化对镁合金耐腐蚀性能影响的研究还有待完善。

以上各种方法各有优势。表面处理能够大幅度地降低腐蚀速率，在材料植入初期降低离子溶出速度，减轻肌体代谢的负担；而且可以同时提高其生物相容性。而采用热处理和合金化等方式控制合金的组织，能从根本上解决腐蚀性能差的问题，同时材料的强度提高。对于生物医用材料特别是骨组织替代材料和骨组织固定材料，提高其力学性能也尤为重要，因此通过综合运用合金化和形变强化等方法可以达到既提高合金的力学性能又提高合金的耐蚀性的效果。

8.6 生物医用镁及镁合金材料的生物相容性

8.6.1 细胞毒性和细胞相容性

生物相容性是指材料在宿主的特定环境和部位，与宿主直接或间接接触时所产生相互反应的能力。植入人体内的生物医用材料及各种人工器官、医用辅助装置等医疗器械，必须对人体无毒性、无致敏性、无刺激性、无遗传毒性和无致癌性，对人体组织、血液、免疫等系统不产生不良反应。因此，材料的生物相容性优劣是生物医用材料研究设计中要考虑的重要因素。迫于现代社会对动物保护和减少动物试验的压力，各国专家对体外评价方法进行了大量的研究，同时利用现代分子生物手段来评价生物材料的相容性，使评价方法从整体动物和细胞水平深入到分子水平，主要从体外细胞毒性试验、遗传毒性、致癌性以及血液相容性等方面进行研究。因此，体外细胞毒性试验是评价生物材料的体外生物相容性的一项重要指标。

细胞毒性一词的意思是在细胞级别上引起的毒性作用（死亡、细胞膜渗透性的改变、镁的抑制等）。近年来，国外专家对体外细胞毒性试验评价方法进行了大量研究，从形态学方法检测细胞损伤，细胞损伤测定、细胞生长测定和细胞代谢特性测定等角度提出了不少试验方法，分别从定性评价和定量测定等不同角度评价生物材料的毒性成分对细胞的作用。测试细胞毒性采用较多的细胞有成纤维细胞（L929）、人成骨细胞（HOB）、人体脐静脉内皮细胞（HUVE）、前成骨细胞（MC3T3-E1）、人骨肉瘤细胞系（MG-63）等。细胞培养过程一般分为提取液培养和直接测试。提取液培养过程，首先根据国际标准 EN ISO 10993—12：2003 制备提取液，在进行细胞培养之前将试验研究进行细胞毒性测试的样品放入细胞培养质中 3～5d，其存放条件与细胞培养条件相同，样品质量和培养质之间遵循一定的配比关系，从而得到样品提取液，再将样品提取液用细胞培养质进行稀释，含有不同提取液浓度的细胞培养质制备完成。将细胞在不含有提取液的培养基中培养一定时间，随后将样品提取液逐渐注入含有细胞的培养基中至完全取代原有的细胞培养质，继续培养一段时间，进行细胞毒性测试判断。直接测试方法则是将进行细胞毒性测试的样品直接放到细胞上，继续培养细胞一段时间后进行细胞毒性测试判断。

细胞毒性试验通常用永久细胞系来定性或定量分析细胞与材料直接或间接接触后细胞损伤和形态学变化。永久细胞系生存期延长，传代次数增加，不同代细胞增殖差异小，使用不同代细胞产生的误差小，有利于细胞长期使用，以及获得可靠重复数据。毒性测试分析主要有噻唑蓝四氮唑溴化物（MTT）测试、细胞增殖试剂盒Ⅱ（XTT）测试和细胞增殖酶联免疫吸附（ELISA）-化学发光（BrdU）测试。

MTT 比色法的特点是灵敏度高，重复性好，操作简单，经济，快速，易自动化，无放射性污染。实验可参照中华人民共和国国家标准 GB/T 16886.5—2017/ISO 10993-5：1999 来研究试样的生物毒性。用显微镜检查细胞（使用细胞化学染色），评价诸如一般形态、空泡形成、脱落、细胞溶解和膜完整性等方面的变化。细胞形态学变化观察评价材料的评价标准为：

（1）无毒。细胞形态正常，呈梭形或不规则三角形，贴壁生长良好；

（2）轻度毒性。细胞贴壁生长好，但可见少数细胞圆缩，偶见悬浮细胞；

（3）中度毒性。细胞贴壁生长差，细胞圆缩较多，大 1/3 以上，见悬浮死细胞；

（4）重度毒性。细胞基本不贴壁，90% 以上为死细胞。

XTT 测试是按照产品说明运用细胞增殖试剂盒进行测试，简言之，将 XTT 标记试剂和电子耦合试剂混合后加入细胞培养基中，培养 24 小时后稀释比例达到 1:3，用 ELISA 酶标仪对形成的黄色甲膤含量进行测试，所用波长为 492nm 和 655nm 的参考波长。

BrdU 测试是将细胞在含有 BrdU 标记溶液的培养基中培养 2h，去除标记溶液，在室温下将细胞固定并加入 FixDenat 进行 DNA 变性 30min，向细胞中加入抗 BrdU-POD 溶液培养 30min，之后用 PBS 进行冲洗，至少冲洗 3 次，每次 5min，从而除去未结合的抗体以及由于某些非特异性结合造成的高本底发光。将发光氨、4-碘苯酚和双氧水的混合基体加入细胞中，立即通过微孔板对荧光进行测定。

Chou 等[17] 运用传统的熔炼和铸造工艺生产 Mg-Y-Ca-Zr 合金，对 MC3T3-E1 前成骨细胞进行了体外生物相容性测试，在室温下将附着上 MC3T3-E1 细胞的 Mg-Y-Ca-Zr 合金用含有 $2\mu mol^{-1}$ 的 1-乙锭同型二聚体和 $4\mu mol^{-1}$ 的钙黄绿素 AM 的 PBS 冲洗并染色 30min。室温下在存活/死亡溶液中培养 30min 后，用荧光显微镜对存活细胞和死亡细胞进行拍照。

图 8-5 展示了经 MC3T3-E1 细胞培养并经 MTT 比色法测定的 WX11 样品的间接毒性结果。在 100% 的提取浓度的情况下，两个培养阶段的细胞生存率为零，随着提取浓度的降低，细胞存活率提高。如图 8-5（a）所示，经培养 1d，提取液浓度为 25% 和 10% 的培养液中，细胞存活率没有降低，即在这两种浓度中经一天并没有表现出毒性。图 8-5（b）所示，经培养 3d，提取液浓度为 25% 和 10% 的细胞培养液中细胞存活率下降到了 70%。这与之前的发现是一致的，即提取液浓度越高，其生物毒性越强，从而导致渗透伤害。与 WX11 T4、WX41 铸态和纯镁相比，浓度分数为 50% 的铸态 WX11 也表现出了较高的细胞存活率。虽然经 25% 的 WX11、铸态 WX41、T4 热处理的合金与纯镁在培养 3d 后的细胞存活率并没有太大差别，但经 1d 的培养之后，前三种培养液中细胞存活率要高于 25% 的纯镁培养液中的细胞存活率。与纯镁和 AZ31 相比，WX11 和 WX41 表现出了更好的体外生物相容性，Mg-Y-Ca-Zr 合金，尤其是 WX41，具备较好的机械性能、生物腐蚀行为及生物学特性，有望作为整形外科和颅面移植材料。

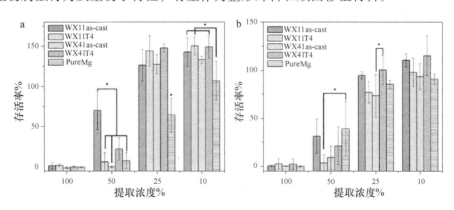

图 8-5　经铸态和 T4 热处理的 WX11、WX41 以及铸态纯镁提取液培养 1d（a）和
3d（b）后 MC3T3 细胞的细胞毒性[17]

8.6.2　动物活体内试验

镁及镁合金生物材料由于其具有良好的机械性能、耐腐蚀性和生物相容性，受到越

来越多科研工作者的关注。目前，对镁及镁合金生物材料的动物和临床试验的研究主要集中在德国、瑞士、美国、澳大利亚、新西兰等发达国家，国内则未发现相关的报道。其中，研究的应用领域主要集中在骨科固定、血管移植和整形外科这三个方面。虽然相关的研究取得了一定的成果，但是镁及镁合金生物材料要在临床上得到应用，还存在较多问题，需要科研工作者们的共同努力。

在肌肉骨骼手术中镁合金腐蚀金属代表了一类新的可降解植入材料。这些植入物可能跟皮肤过敏反应有关系，由于镁合金在降解时释放出金属离子，容易被细胞吸收引起细胞不良反应。为了研究镁合金对皮肤的过敏反应，Witte 等[18]选取了四种镁合金（AZ31、AZ91、WE43 和 LAE442）、钛合金（$TiAl_6V_4$）和可降解高分子（SR-PLA96）进行相关实验探索并将它们植入 156 只雌性邓肯哈特利白化豚鼠体内。研究发现，在用固体薄片处理的豚鼠中初始红斑在 24h 里逐渐减轻，并且初始红斑是由局部皮肤刺激引起的。在用溶解的材料处理的豚鼠中，去除斑贴后 24h 剩余的红斑仍然可以确定局部皮肤刺激，根据组织形态学判断标准在皮肤活组织检查中没有观察到过敏反应。通过使用的方法文献得出结论，不管是标准材料还是所有的测试，WE43 等四种镁合金均没有检测到皮肤过敏的可能性。

Ezechieli 等[19]为了估计镁合金骨钉植入到新西兰白兔的股骨髁间降解后的产物对滑液和滑液膜的影响，将 MgY-RE-Zr 镁合金骨钉和相同尺寸的对比钛合金 Ti6Al4V 骨钉同时植入到平均年龄只有 6 个月、体重为（3.8 ±0.2）kg 的 36 只雌性新西兰白兔的股骨髁间内。Mg-Y-RE-Zr 骨钉临床观察表明，所有的镁合金骨钉在体内均表现良好的承受能力，没有出现任何炎症、跛行或者皮下气体腔等现象。影像的结果显示没有大量的气体生成，同时骨头的结构也没有发生改变，如图 8-6 所示。另外，血清中的镁、肌酸酐、谷丙转氨酶（GPT）、血清谷草转氨酶（GOT）和白细胞的含量与正常水平相比相当，在移植前血清中尿素的含量较高，但是移植镁合金或钛合金之后尿素的含量不再升高。目前的研究表明实验用 Mg-Y-RE-Zr 镁合金有望在关节内可降解植入材料中得到应用。

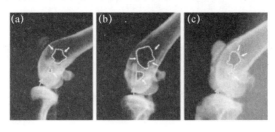

图 8-6　植入物在股骨切口处的影像照片

（a）植入后 1 周；（b）植入后 4 周；（c）植入后 12 周[19]

同时，研究者们正在通过临床试验积极调查可降解镁合金支架在心血管支架的应用。支架移植已经在治疗先天性心脏病发挥着重要的作用，同时它在治疗肺动脉、分支狭窄和阻塞静脉系统这些方面也功不可没。而可降解支架现在成为研究的热点，尤其是可降解镁合金支架，这是一种有望提供暂时的支撑狭窄的动脉血管直到血管成形后又缓慢消失的材料。可降解镁合金现在还没有进入临床使用，但是早期的结果表明它们的可行性，这给临床医生、病人、生产商和科研工作者很大的期望。

近年来的许多研究结果表明 WE 系列镁合金具有作为新型生物医用降解材料的优势。WE 系列镁合金就是以稀土元素作为合金元素的代表材料，并且 WE43 镁合金血管支架临床实验也同样显示 Nd、Y 与 Zr 在人体内没有明显的毒性。Mario 等[20] 将 Biotronik 公司研制的吸收血管支架（WE43，如图 8-7 所示）植入到猪的管状动脉，四周后可以看出血管造影最小腔内径（1.49mm）高于不锈钢（1.34mm），另外，他们还进行了初步的临床试验研究，将 WE43 植入 20 个平均年龄为 76 岁的病人下肢（10 个为糖尿病患者），这些病人都是下肢严重缺血，核磁共振图像表明具有较好的生物相容性，同时，试验过程中没有任何病人出现过敏反应和中毒症状。但是，这种支架也存在使用的局限性，因为射线可完全穿透性使得要探测支架的栓塞情况变得很困难。

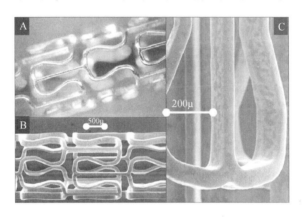

图 8-7　Biotronik 公司生产的 WE43 可降解镁合金支架：A、B：
低倍电子显微镜图；C：高倍电子显微镜图[20]

不可降解材料如不锈钢和钛合金生物材料已在整形外科手术中得到了广泛的应用。尽管这些不可降解生物材料具有很大的稳定性，但是它们会干扰影像形态，同时导致应力遮挡效应和需要增加多余的程序去移除。另外，可降解高分子植入物机械性能较差，并且容易导致异体反应。为了调查镁合金中稀土元素对全身反应和其对骨组织的急性、亚急性和慢性局部影响，Waizy 等[22] 将 Mg-Y-RE-Zr 合金螺钉植入 15 只成年的新西兰白兔的左股骨的骨髓腔内，其中白兔分别在 1 周、12 周和 52 周进行手术之后安乐处死，为了估计实验中植入物形成的气体，定期对白兔进行血样分析和影像处理，结果表明，血样测试结果和正常水平相当，组织学检查显示在植入物直接接触处有适量的骨形成并没有形成纤维囊。肺、肝、肠、肾、胰腺和脾等组织样品的组织病理学评价没有任何的异常。总的来说，研究数据表明含稀土元素的镁钇基（Mg-Y-RE-Zr 合金）螺钉具有很好的生物相容性和骨传导性，而没有急性、亚急性和慢性毒性影响。Mg-Y-RE-Zr 这种镁合金具有良好的生物相容性和骨传导性。为了确定 Mg-Y-RE-Zr 镁合金螺钉是否和标准的钛合金骨钉具有相同的骨钉固定作用，Windhagen 等[21] 进行随机的、小规模的临床试验——将镁合金和钛合金植入具有中等拇指外翻的病人体内。26 个病人自由分配接受相同尺寸的钛合金或者镁合金接骨手术。对植入病人进行 6 个月的临床、试验和影像学评估，如图 8-8 所示，可以发现，在实验过程中没有检测到异体反应、骨溶解和系统性的炎症等不良症状。结果表明，可降解镁合金骨钉和钛合金骨钉一样可以用于治疗中度症状的拇指外翻患者。

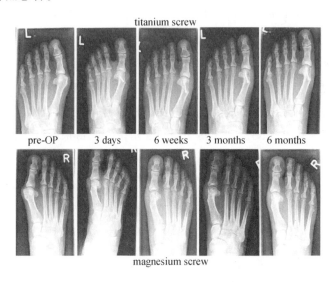

图 8-8　中度拇指外翻畸形手术前和手术后的影像图[21]

8.7　镁合金可降解金属材料目前存在的问题

生物医用镁及镁合金材料由于具有良好的力学性能、生物相容性和可降解性等独特的优点，在医用植入材料方面受到了广泛关注。目前，生物医用镁及镁合金材料还处于发展的初级阶段，有许多问题亟待解决。特别是在人体内降解速度过快和在人体中的安全问题，严重限制了镁及镁合金材料的应用。所以，未来对医用镁及镁合金材料的研究应该会集中在以下方面：

（1）制备高强高韧的生物医用镁合金。对于骨折内固定材料，要求具有"高强度中等塑性"，如屈服强度要求达到 300MPa，拉伸延伸率不低于 10%。而对于心血管支架材料，则要求具有"高塑性中等强度"，屈服强度不低于 150MPa，拉伸延伸率不低于 20%，大部分镁合金难以同时达到强度和塑性的要求。通过添加适量的合金元素，通过热处理和各种成型加工工艺，提高镁合金的性能，满足医用植入材料的需要。

（2）提高生物医用镁合金的抗腐蚀性能。镁合金降解速度太快，局部腐蚀严重，降解行为不可控。过高的腐蚀速率会产生大量的氢气，在植入物周围或皮下形成气泡，引发炎症。同时，镁合金骨内植入物的降解速率必须与骨折愈合的时间相匹配。骨折愈合一般可分为 3 个阶段，即炎症、修复和重建。前两个阶段，骨折部位几乎不能承重，需要镁植入物提供足够的支撑力以保护骨折部位不受二次损害。因此，在前两个阶段，镁植入物需要有较低的腐蚀速率以保持足够的机械强度。而在第 3 个阶段，受损的骨组织需要逐渐增大的载荷刺激，使其恢复原本具有的承重功能。因此，在重建期，镁植入物力学性能逐渐下降，最后实现完全降解。炎症期较短，仅一周左右，不同骨折部位的修复期不同，但大体在 3 ~ 6 个月之间，因此，镁合金植入初期的降解速率不宜过快。此外，镁合金的腐蚀模式主要是局部腐蚀，这会导致腐蚀部位应力集中引发断裂，过早丧失其支撑功能。只有通过均匀腐蚀才能实现镁植入物在人体内的受控降解，进而指导结构设计。以下途径为提高生物医用镁合金的抗腐蚀性能指明了方向。首先，通过各种提纯冶炼工艺来制备高纯镁合金来提高其抗腐蚀能力。其次，通过成型加工和热处理，来消除组织缺陷，细化微观组织来提高镁合金的抗腐蚀能力。另外，表面改性也能显著改善镁合金材料的耐腐蚀性能。

（3）提高镁及镁合金医用生物材料的生物安全性。一些镁合金中含有有毒元素，例如 AZ 系列镁合金中含有的 Al 具有慢性神经毒性，有研究表明 Al 与阿尔茨海默病有关。稀土元素是镁合金常用的合金元素，可有效提高材料强度和耐蚀性能，但部分稀土元素（如 Y、Ce、Pr）可能存在潜在毒性。这类材料植入人体后，有害离子在降解过程中不断释放，对患者的健康构成一定威胁。目前而言，镁合金医用材料的研究仍处于开发阶段，关于其性能改善的报道较多，而关于其在体外特别是蛋白质环境甚至血液环境中降解行为的研究并不多见。但新型材料的开发不可孤立于实验测试之外，只有建立更完善、更标准的体外测试环境，才能使体外实验对于体内实验结果的预测更为精准可信，更具有指导新型医用镁合金材料研究的意义。对植入人体的镁合金材料需要进行安全性评估，评估植入材料的生物相容性，保证植入材料不影响人体各个器官的正常运转。

（4）扩大镁及镁合金作为生物医学植入材料在临床上的应用。由于人体环境的复杂性，不同的人体环境（如骨组织与心血管）对镁合金的要求不同，对生物医用镁合金材料各项性能的要求较高。此外，生物医用镁合金在人体内的降解速度以及降解过程中力学性能的动态变化均有待进一步深入研究，均匀腐蚀将有利于降解的可预期性。降解产物是否会在植入部位沉积引发病变，又是否会随着体液、血液的流动在组织或器官中富集引发潜在的不利影响等也需深入探讨。随着研究的逐步深入，镁及镁合金作为生物医学植入材料在临床上将会得到更广泛的应用。

8.8　结论与展望

生物医用镁基材料由于具有良好的力学性能、生物相容性和可降解性等独特的优点，在医用植入材料方面受到了广泛关注。目前，生物医用镁基材料还处于发展的初级阶段，有许多问题亟待解决，特别是在人体内降解速度过快和在人体中的安全问题，严重限制了镁基材料的应用。所以，未来对医用镁基材料的研究应该会集中在以下几个方面：

（1）添加适量的合金元素，改善合金的性能，得到高强高韧的镁合金，满足医用植入材料的需要。

（2）在提高合金力学性能的基础上，控制合金元素的添加含量，研究合金的腐蚀机理，提高合金的抗腐蚀能力，减慢镁合金在人体中的降解速度，保证植入人体的镁合金材料的应用年限。

（3）对植入人体的镁合金材料需要进行安全性评估，评估植入材料的生物相容性，保证植入材料不影响人体各个器官的正常运转。

8.9　思政小结

作为新一代可降解医用金属材料，镁合金具有良好的力学性能、生物可降解性以及生物相容性。镁合金作为现有金属植入材料的替代品表现出巨大的优势和潜力，正成为生物医用材料研究的热点，引起了国内外研究者的广泛关注，成为医用可降解材料研究的热点。本章首先介绍了镁合金作为可降解医用材料所具有的优缺点，其次介绍了镁合金医用生物材料在临床上的应用以及国内外研究进展，再分别阐述了生物医用镁及镁合金材料体系、生物医用镁及镁合金的力学性能、生物医用镁及镁合金材料的降解行为和生物医用镁及镁合金材料的生物相容性，最后对生物医用镁及镁合金目前存在的问题进行了概括，并且总结并展望了可降解医用镁合金的发展前景。

8.10　课后习题

1. 镁及镁合金作为生物医用材料有哪些优缺点？
2. 生物医用镁及镁合金材料在临床上有哪些应用？
3. 镁及镁合金作为生物医用材料，常用的合金添加元素有哪些？它们各自有什么特点？
4. 镁合金的腐蚀机理是什么？
5. 表征细胞毒性的测试方法有哪些？各自有什么特点？

8.11　参考文献

［1］Park, J. and R. S. Lakes, Biomaterials: an introduction. 2007: Springer Science & Business Media.

［2］Lambotte A. L'utilisation du magnesium comme materiel perdu dansl'osteosynthèse［J］.

Bull Mem Soc Nat Chir, 1932, 28 (3): 1325-1334.

[3] 张广道, 黄晶晶, 杨柯, 等. 动物体内植入镁合金的早期实验研究 [J]. 金属学报, 2007, 43 (11): 1186.

[4] Seitz J M, Lucas A, Kirschner M. Magnesium-based compression screws: a novelty in the clinical use of implants [J]. JOM, 2016, 68 (4): 1177-1182.

[5] Lee J W, Han H S, Han K J, et al. Long-term clinical study and multiscale analysis of in vivo biodegradation mechanism of Mg alloy [J]. Proceedings of the National Academy of Sciences, 2016, 113 (3): 716-721.

[6] Heublein B, Rohde R, Kaese V, et al. Biocorrosion of magnesium alloys: a new principle in cardiovascular implant technology? [J]. Heart, 2003, 89 (6): 651-656.

[7] 杨柯, 谭丽丽, 任伊宾. AZ31 镁合金的生物降解行为研究 [J]. 中国材料进展, 2009, 28 (2): 26-30.

[8] Serruys P W, Chevalier B, Sotomi Y, et al. Comparison of an everolimus-eluting bioresorbable scaffold with an everolimus-eluting metallic stent for the treatment of coronary artery stenosis (ABSORB Ⅱ): a 3 year, randomised, controlled, single-blind, multicentre clinical trial [J]. The Lancet, 2016, 388 (10059): 2479-2491.

[9] Tan, L, Gong, Mingming, Zheng, Feng., et al. Study on compression behavior of porous magnesium used as bone tissue engineering scaffolds [J]. Biomedical Materials, 2009, 4 (1): 015016.

[10] Alexis, Patricia Mahoney, George J. Dias., et al. Bone-like matrix formation on magnesium and magnesium alloys [J]. Journal of Materials Science Materials in Medicine, 2008, 19 (1): 407-415.

[11] Znamenskii, M. Metallic osteosynthesis by means of an apparatus made of resorbing metal [J]. Khirurgiia, 1945, 12 (1): 60-63.

[12] 洪岩松, 杨柯, 张广道, 等. 可降解镁合金的动物体内骨诱导作用 [J]. 金属学报, 2008 (9): 13-19.

[13] Gu X N, Xie X H, Li N, et al. In vitro and in vivo studies on a Mg-Sr binary alloy system developed as a new kind of biodegradable metal [J]. Actabiomaterialia, 2012, 8 (6): 2360-2374.

[14] Feyerabend, F, Janine Fischer, Jakob Holtz, et al. Evaluation of short-term effects of rare earth and other elements used in magnesium alloys on primary cells and cell lines [J]. Acta Biomaterialia, 2010, 6 (5): 1834-1842.

[15] Gu X N, Zhou W R, Zheng Y F, et al. Corrosion fatigue behaviors of two biomedical Mg alloys-AZ91D and WE43-in simulated body fluid [J]. ActaBiomaterialia, 2010, 6 (12): 4605-4613.

［16］ Kannan M B，Raman R K S. In vitro degradation and mechanical integrity of calcium-containing magnesium alloys in modified-simulated body fluid ［J］. Biomaterials，2008，29（15）：2306-2314.

［17］ Chou D T，Hong D，Saha P，et al. In vitro and in vivo corrosion，cytocompatibility and mechanical properties of biodegradable Mg-Y-Ca-Zr alloys as implant materials ［J］. Actabiomaterialia，2013，9（10）：8518-8533.

［18］ Witte F，Kaese V，Haferkamp H，et al. In vivo corrosion of four magnesium alloys and the associated bone response ［J］. Biomaterials，2005，26（17）：3557-3563.

［19］ Ezechieli M，Diekmann J，Weizbauer A，et al. Biodegradation of a magnesium alloy implant in the intercondylar femoral notch showed an appropriate response to the synovial membrane in a rabbit model in vivo ［J］. Journal of biomaterials applications，2014，29（2）：291-302.

［20］ Di Mario C，Griffiths H U W，Goktekin O，et al. Drug‐eluting bioabsorbable magnesium stent ［J］. Journal of interventional cardiology，2004，17（6）：391-395.

［21］ Windhagen H，Radtke K，Weizbauer A，et al. Biodegradable magnesium-based screw clinically equivalent to titanium screw in hallux valgus surgery：short term results of the first prospective，randomized，controlled clinical pilot study ［J］. Biomedical engineering online，2013，12（1）：62.

［22］ Waizy H，Seitz J M，Reifenrath J，et al. Biodegradable magnesium implants for orthopedic applications ［J］. Journal of Materials Science，2013，48（1）：39-50.

第9章 锌及锌合金可降解金属材料

生物医用可降解金属材料因其良好的机械力学性能和生物相容性、降解产物无毒等特质，受到了科研人员的青睐。以镁及镁基合金和铁及铁基合金金属材料为代表的生物医用可降解金属材料已经进行了大量的研究，但两类合金各自存在问题在临床应用中受到限制：镁及镁基合金腐蚀降解速率过快，植入部位 pH 值过高伴有氢气囊的出现；铁及铁基合金腐蚀降解速率过慢，弹性模量过高引起"应力屏蔽"效应。锌的标准电极电位居于镁和铁之间，腐蚀降解速率与临床应用要求较为匹配，但纯锌机械力学性能较差，限制了其发展。本章详细讲解了采取合金化的方法来提高锌合金的机械力学性能，对合金的金相显微组织、机械力学性能、腐蚀降解性能和血液相容性进行了表征与分析，分析了合金的腐蚀降解机制。

9.1 生物医用锌合金材料概述

镁和锌被认为是制备生物可降解材料的合适元素，可逐渐溶解在人体组织中，不产生有毒化合物。虽然许多镁基材料具有良好的机械性能和生物相容性，但伴随氢释放形成皮下气肿，局部碱性升高和腐蚀速率过高，从而导致植入失败。与镁及其合金相比，锌在生理溶液中的腐蚀速率要低得多。

锌基生物材料是在镁基生物材料和铁基生物材料基础上发展起来的一种新型可降解生物材料。纯锌的标准电极电位为 $-0.763V$，比纯镁正，比纯铁负，因此，锌的耐腐蚀性能介于镁和铁之间，因此锌作为生物可降解材料，就可避免因降解过快或者过慢而引发的相关问题。另外，锌是人体必需的微量元素之一，在人体的生理机能、细胞代谢等方面都发挥着非常重要的作用。成人体内的锌含量为 $1.4 \sim 2.3g$，健康成人每天锌的膳食许可量为 $15 \sim 40mg$，对人体骨骼生长发育，心血管健康均发挥着不可替代的作用，锌有成为生物可降解材料的巨大潜力，因而研究纯锌及其合金作为可降解金属及合金的可行性具有重要意义[1]。

9.2 生物医用锌合金材料的研究现状

目前，关于生物可降解锌合金的研究相对较少，基本处于材料的探索阶段。2007 年，Wang X[2] 等提出了通过添加合适的合金元素，锌合金有望发展为一种新型的生物可降解植入材料。选择了人体所需的镁元素作为合金元素，同时他们还研究了不同冷却速率和不同镁含量（35%~45%）对 Zn-Mg 合金组织和性能的影响，结果发现，冷却速度的增加或是镁含量的减小都会使合金的硬度降低。同时，对合金在模拟体液中进行浸泡实验发现，三种成分的 Zn-Mg 合金浸泡过程中的 pH 值的变化均为先快速增加，稍有下降后又继续增加。2009 年，Zberg B 等[3]发现含 Zn 量为 50% 的非晶 Mg-Zn 基合金由于具有优异的力学性能，良好的耐腐蚀性，较低的析氢率，良好的生物相容性而被认为是极具潜力的生物植入材料。2010 年郑玉峰团队再次报道了 Mg66Zn30Ca4 大块金属玻璃具有良好的耐生物腐蚀性，同时报道了 L-929 和 MG63 无生物毒性[4]。继而，在 2011 年，D. Vojtěch 等人[5]提出，由于需要极快的冷却速度，因此制备非晶 Mg-Zn 基合金比较困难。而 Zn 合金的制备更为容易，同时又是人体所需元素之一，具有一系列生理功能，因此极有可能成为一种潜在的生物可降解材料。D. Vojtěch 的研究结果表明，镁质量百分含量为 1% 时合金的强度、硬度和塑性比纯锌明显提高，同时将锌合金在模拟体液中的浸泡实验结果与镁合金做了对比，表明锌合金的耐蚀性能确实比镁合金好。

9.3　生物医用锌合金材料体系

9.3.1　纯锌

纯锌是一种银白色略带淡蓝色的金属，密度为 $7.14g/cm^3$，呈密排六方结构，熔点为 419.5℃。室温下，纯锌性脆；100~150°C 时，变软；超过 200°C 后，又恢复脆性。Zn^{2+}/Zn 标准电极电势为 -0.7618V，大于 Mg^{2+}/Mg（-2.372V）且小于 Fe^{2+}/Fe（-0.447V）和 Fe^{3+}/Fe（-0.037V），这意味着锌的化学反应活性介于铁和镁之间。同时，体外降解实验也表明锌的降解速率位于镁和铁之间。

Bowen 等[6]将纯锌丝（纯度大于 99.99%）植入成年雄性 Sprague-Dawley 鼠腹主动脉中 1.5 个月、3 个月、4.5 个月及 6 个月后，对纯锌在鼠腹主动脉中的降解速率进行了测定。实验结果表明，纯锌在鼠腹主动脉中的降解速率接近可降解心血管支架的标准，有望成为新型可降解心血管支架材料。图 9-1 为纯锌线植入成年雄性 Sprague-Dawley 鼠腹主动脉中 1.5 个月、3 个月、4.5 个月及 6 个月后的背散射电子图像。从图中可以看出，纯锌线在鼠腹主动脉中逐渐降解，其降解速率计算如图 9-2 所示。从图 9-2 的计算结果可以看出，纯锌线在鼠腹主动脉中的降解速率在 10~50μm/a，且前 3 个月速率小于后 3 个月速率。

虽然上述研究表明纯锌材料有作为新型可降解材料的潜力，然而，铸态纯锌性脆，力学强度低。研究表明，铸态纯锌（99.97%，质量分数）的抗拉强度小于 20MPa，延伸率仅为 0.2%，远远不能满足临床需求，而植入性医疗器械（如骨板骨钉、心脏冠脉支架、外周血管支架等）要求材料在服役期间能够具有足够的力学性能[5]。研究认为：骨科用内固定系统材料屈服强度（YS）应该大于 200MPa，延伸率（Elongation）在

15% 以上，支架用材料屈服强度大于 200MPa，抗拉强度（UTS）大于 300MPa，延伸率大于 15%。为了改善纯锌的力学性能，加入合金化元素和合适的加工变形工艺是必不可少的工作，合金化是提高锌力学性能的有效方法和主要手段，合金化的主要元素包括镁（Mg）、铝（Al）、铜（Cu）、银（Ag）、锂（Li）、钙（Ca）、锶（Sr）等。在合金化过程中，要考虑合金元素对人体的影响，保证生物安全性。此外，制备锌基复合材料也有望改善纯锌的力学性能。

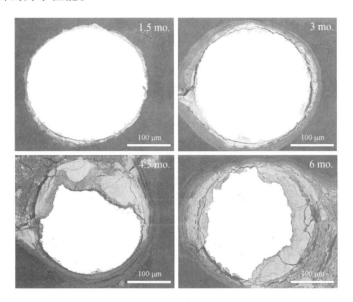

图 9-1　纯锌线植入成年雄性 Sprague-Dawley 鼠腹主动脉中 1.5 个月、
3 个月、4.5 个月、6 个月后的背散射电子图像[6]

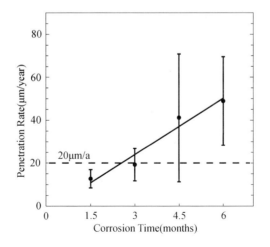

图 9-2　纯锌线植入成年雄性 Sprague-Dawley 鼠腹主动脉中 1.5 个月、
3 个月、4.5 个月、6 个月后的腐蚀速率计算[6]

9.3.2 锌基二元合金

如上所述，由于纯锌性脆，强度和硬度低，不能满足临床需求。为了改善纯锌力学性能的不足，同时满足临床生理安全性需求，科研工作者摒弃了工业锌合金中常用的Al、Cu 等生理毒性元素，而逐渐开发了 ZnMg、ZnCa、ZnSr 等以营养元素 Mg、Ca 和 Sr 元素为主合金化元素的锌基可降解合金。

Mg 是人体必需的微量元素，生物相容性好，并且 Mg 和 Zn 的晶格适配度高，在许多生物降解合金中都含有 Mg 和 Zn，如 Mg-Zn、Mg-Zn-Mn-Ca、Mg-Zn-Y 和 Mg-Zn-Si。Vojtěch 等[5]研究了 Mg 含量对 Zn-xMg（x = 1，1.5，3）（x 表示 Zn-xA 合金中 A 元素的质量分数，A 代表合金中的其他元素，以下沿用这种表达方式）二元合金力学性能的影响。结果表明，随着合金中 Mg 含量的增加，Mg 与 Zn 生成的 Mg2Zn11 第二相含量也增多，第二相的出现和增加使 Zn-Mg 二元合金的硬度不断升高，但是合金的抗拉强度反而降低，结果表明当合金中 Mg 含量增加到 3% 时，Zn-3Mg 具有与纯 Zn 相近的力学性能。

图 9-3 为铸态二元 Zn-Mg 合金的金相显微结构图[7]。从图中可以看出，纯 Mg 的金相结构为 300～500μm 宽、1～1.5mm 长的长条状；纯 Zn 的金相结构为平均尺寸为 500pm 的等轴晶；Zn-1Mg 和 Zn-1.5Mg 合金表现为 Zn（白色区域）和 Zn 与 Mg2Zn11（黑色区域）共熔体的共晶结构。

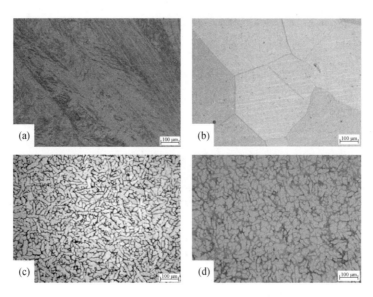

图 9-3 纯 Mg、纯 Zn、Zn-1Mg 以及 Zn-1.5Mg 的金相显微结构
（a）纯镁；（b）纯锌；（c）Zn-1Mg；（d）Zn-1.5Mg

加工变形处理会影响锌基二元合金材料的金相结构，图 9-4 为铸态和挤压态 Zn-1Mg 合金的金相显微结构[8]。从图中可以看出，挤压处理使得 Zn-1Mg 合金的晶粒得到细化，并且消除了共熔混合物，取而代之的是沿晶界分布尺寸更小的白色沉淀物。

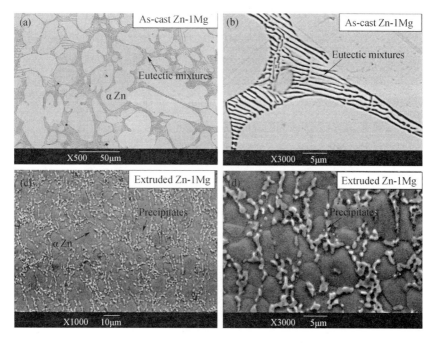

图 9-4 铸态和挤压态 Zn-1Mg 合金的金相显微结构

图 9-5 为挤压态纯锌和 Zn-Zr 合金的显微组织[9]。从图中可以观察到经过热挤压之后的 Zn-Zr 合金的晶粒非常细小。同时，随着 Zr 含量的增加，Zn-Zr 合金中的深色物质逐渐增加，通过 EDS 对其成分进行分析并对比基体成分，发现深色物质中 Zr 含量比较高，而基体中几乎不含 Zr，故将此相称为富锆相，Zn2Zr 基本存在于富锆相中。富锆相均匀分布在 Zn 基体上，随着 Zr 含量的增加，富锆相分布逐渐增加。

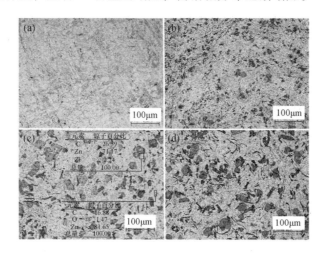

图 9-5 金相显微组织：（a）纯锌、（b）Zn-0.5Zr、
（c）Zn-0.8Zr 和（d）Zn-1.1Zr

图 9-6 为挤压态纯锌和 Zn-Sn 合金的显微组织，并对 Zn-Sn 合金中的第二相成分进

行了分析[9]。从图中可知，挤压态试样的晶粒都很细小，同时晶粒有明显的择优取向，这对于提高合金的力学性能有非常积极的作用。通过分析第二相成分可知，第二相除含有很高比例的 Sn 之外还含有一定比例的 Zn 和 O，故将此相称为富锡相。对比富锡相与基相的成分，可以发现基相中并没有 O，所以富锡相表面更易形成氧化膜。由图 9-6 （b）~（d）可知，Zn-Sn 合金中的富锡相主要分布于基体晶界处，这主要是由于富锡相熔点低，先于基体凝固导致的。同时随着 Sn 含量的增加，富锡相的含量略微增加。

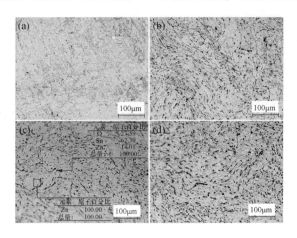

图 9-6　金相显微组织：（a）纯锌、
（b）Zn-0.9Sn、（c）Zn-1.4Sn 和（d）Zn-1.9Sn

9.3.3　锌基三元合金

图 9-7 为不同 Sn 含量的 Zn-Mg-Sn 系合金经过腐蚀后的显微金相组织图片和 EDS 图，其中图 9-7（a）为铸态纯锌的金相显微组织，图 9-7（b）为铸态 Zn-Mg-1Sn 的金相显微组织，图 9-7（c）为铸态 Zn-Mg-2Sn 的金相显微组织，图 9-7（d）为铸态 Zn-Mg-5Sn 的金相显微组织。从图 9-7 中可以看出，Zn-Mg-Sn 系合金试样的晶粒相比于纯锌晶粒较为明显和细小，晶粒存在择优取向行为，表现为锌基体与 Mg4Zn7 共熔体的共晶结构，主要组织为等轴晶，Zn-Mg-1Sn 的金相组织细小均匀，无明显等轴晶存在。使用扫描电子显微镜自带的 EDS 能谱分析仪对 Zn-Mg-Sn 系合金晶界处的中间相进行能谱分析，结果表明分布在晶粒内部的元素有 Zn 和 Mg，这说明 Mg 固熔到了晶粒内部，晶界处的元素主要有 Zn、Mg 和 Sn，含有一定量的 O，Zn-Mg-Sn 系合金组织中主要含有 Mg4Zn7 相，析出在晶内和晶界处。基体中并没有含有 O，这是因为金属锡熔点低，先于纯锌凝固在基体金属晶界处并与氧气发生反应；析出在晶界处的 Mg 的化学性质比 Zn 更活泼，因此 O 先跟 Mg 反应。晶粒细化是因为处在晶界处的 Mg4Zn7 相和 Mg2Sn 相阻碍了凝固过程中晶粒的长大，因此显著细化了晶粒。其中 Zn-Mg-1Sn 合金的组织中由于 Sn 含量较少，因此晶界处 Mg2Sn 相的含量较高；Zn-Mg-2Sn 合金中的 Sn 则多以单质或氧化物的形式聚集在晶界处；Zn-Mg-5Sn 合金晶界处的单质 Sn 含量则最高[10]。

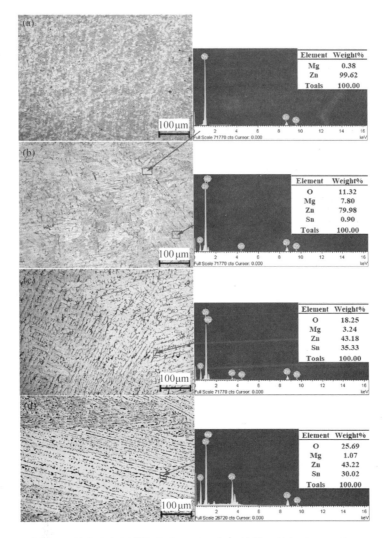

图 9-7　铸态金相显微组织和 EDS：（a）纯锌，（b）Zn-Mg-1Sn，
（c）Zn-Mg-2Sn 和 （d）Zn-Mg-5Sn

图 9-8 显示了成分对 Zn-Mg-Y 合金的显微组织的影响，随着 Y 含量的增加，合金的基体组织形态发生变化，在 Zn-40Mg-0.5Y 合金的基体上弥散分布着细小的析出相，这对合金能起到弥散强化作用，而其余三种合金的基体组织都比较疏松，这会引起合金脆性增大。四种合金主要的析出相形态与未加 Y 元素的 Zn-40Mg 合金相似，主要是针状、长条状、花瓣状及多边形状，认为长条状或针状的析出相为 Mg_2Zn_3，花瓣状和多边形状的为 $MgZn_2$ 相，Zn-40Mg-0.5Y 合金基体上弥散分布着的细小析出相为 $MgzZn_3$ 相。图 9-8（d）的 Zn-40Mg-1.1Y 合金组织中还发现有大量的礼花状析出相，每个礼花状晶体都是由大量的针状或弥散的颗粒状析出物组成，针状晶体或颗粒状晶体呈辐射状向晶粒内部延伸分布。可见，加入不同的 Y 含量可以显著改变合金的组织形态。

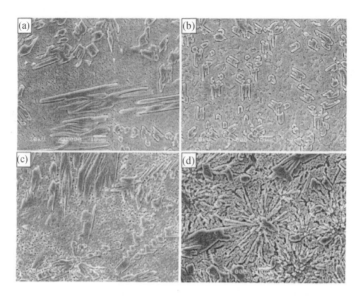

图 9-8 成分对 Zn-Mg-Y 合金的显微组织的影响 （a）Zn-40Mg-0.3Y；
（b）Zn-40Mg-0.5Y；（c）Zn-40Mg-0.7Y；（d）Zn-40Mg-1.1Y

9.3.4 锌基复合材料

与研究较多的镁合金与铁合金相比，作为生物可降解金属锌具有更为适宜的降解速率，同时锌也是人体所需的营养元素之一，因此具有巨大的研究价值。但是目前关于生物可降解锌合金及其复合材料的研究报道较少，基本上以铸造锌基二元合金为主，其力学性能不能满足植入材料的要求，因此，需要进一步研发综合力学性能优异、耐蚀性更为适宜的生物可降解锌基材料。

在 pH 值为 6～12 的水中，锌的腐蚀速率非常低；即使在 pH 值为 4～12 的磷酸盐溶液中，由于低溶和具有保护性的磷酸锌膜的形成，腐蚀也比较低。和镁合金点蚀的不同之处在于锌及其合金的腐蚀偏向于均匀腐蚀，这对于可降解材料至关重要。由于纯锌的作为生物可降解医用材料腐蚀速率相对过慢，与骨细胞生长速度不匹配，所以可以通过加入合金元素来调整其在体液环境中的腐蚀降解速率。

传统金属材料生物活性较差，为此可以将不同性质的生物材料进行复合，从而制备出具有各成分材料优势的生物医用复合材料，以可降解金属为基体，选择合适的增强体进行复合，以达到改善金属基体的力学性能、腐蚀降解性能以及具有良好生物相容性等综合性能优良的复合材料，降解产物无害并能在人体环境中保持稳定。与锌及其合金相比，锌基复合材料硬度和刚度都得到提高，耐磨性也较为优异。生物陶瓷作为增强体的复合材料，得到了具有良好力学性能与生物活性的复合材料。当前研究最为广泛的增强体材料主要是羟基磷灰石（HA）与 β-磷酸三钙（β-TCP）。这种材料与人骨成分最为接近，适合新骨细胞依附在上面生长与长大。将 HA 或 β-TCP 与锌合金复合能充分发挥两种材料的优点，具有很大的研究价值。但是目前关于锌基复合材料的研究较少。

Yang 等[11]利用 SPS 方法制备了 Zn-ZnO 复合材料，其成分配比为：Zn-XZnO［X = 0.25，0.5，1%（质量分数）］。图 9-9 和表 9-1 展示了材料的力学性能和电化学性能，研究结果表明，加入 ZnO 会降低 Zn 的压缩强度，硬度变化不大；ZnO 的加入会加速 Zn 的腐蚀，使其腐蚀速率变快；Zn-ZnO 复合材料对 ECV304 细胞表现出良好的细胞相容性，而对 MG63 细胞表现出轻微毒性。

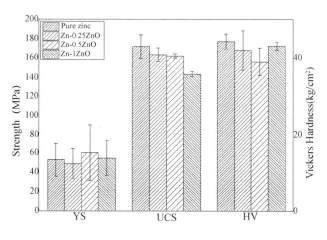

图 9-9　Zn-ZnO 复合材料的力学性能

表 9-1　Zn-XZnO 复合材料的电化学参数

（CR：Corrosion Rate；EC：Electrochemical；I：Immersion）

	i_{corr} $\mu A/cm^2$	v_{corr} mm/a	$CRg/（m^2 \cdot d）$	
			EC	I
Pure zinc	0.528	0.008	0.154	0.024
Zn-0.25ZnO	7.246	0.108	2.107	0.186
Zn-0.5ZnO	6.275	0.093	1.823	−0.156
Zn-1ZnO	0.599	0.009	0.174	0.5

刘宝德课题组[12]以 Zn-1wt.％Mg 合金为基体，β-磷酸三钙（β-TCP）陶瓷颗粒作为增强体，通过机械结合超声熔炼制备和粉末冶金方法分别制备了 Zn-1wt.％Mg-nvol.％B-TCP（n = 0，1，3，5）复合材料。研究了不同方法制备的复合材料的显微组织、力学性能、腐蚀降解行为以及生物相容性，并探讨了 β-TCP 陶瓷颗粒含量对 Zn-1wt.％Mg-nvol.％β-TCP（n = 0，1，3，5）复合材料各方面性能的影响。发现：通过熔炼铸造方法制备的 Zn-1wt.％Mg-nvol.％β-TCP（n = 0，1，3，5）复合材料物相主要以 Zn 基体为主，第二相主要为沿晶界分布的 Mg2Zn11 相，β-TCP 有细化晶粒的作用，随着 β-TCP 含量增大，团聚现象越明显，经过热挤压后，晶粒得到细化，β-TCP 陶瓷颗粒的团聚现象也得到缓解。

图 9-10 是铸态 Zn-1Mg-nvol.％β-TCP（n = 0，1，3，5）的光学显微组织，从图（a）

可以观察到 Zn-1Mg 合金含有 50~200pum 的树枝晶，这主要是因为铸造过程中相对较低的冷却速率，并且在浇铸成型期间沿热量散失方向伸长，同时存在一些颗粒较小的等轴晶。整个显微组织由枝晶、初级晶粒和低共熔混合物组成。当加入不同体积分数的增强体 β-TCP 后，其光学显微组织整体变化不大，树枝状晶减少并变小，尤其是当加入 3vol.% 与 5vol.% 的 β-TCP 后，较大的树枝晶明显减少，晶粒得到一定的细化。此外，加入的 β-TCP 颗粒主要沿晶界分布，而且随着加入 β-TCP 的量增多，并未发生明显的团聚现象。这主要是超声的空化效应与声流效应的作用，一方面，在超声波的作用下锌合金溶液中的气泡会受到声压作用，当声压达到临界值时这些气泡会成为泡核，然后长大成为空化泡，最后崩溃，在崩溃时产生的冲击波压力足以使团聚的 β-TCP 颗粒分散；另一方面，当运动速度较快的声流在边界层破坏时，能加速传质与传热，促进 β-TCP 颗粒以及第二相的弥散分布。β-TCP 颗粒的均匀弥散分布有利于抑制在浇铸过程中的晶粒长大，从而当加入增强体后晶粒变得均匀细小，但是当加入 β-TCP 颗粒过多时，团聚的问题暂不能通过熔炼铸造方法完全有效地解决。

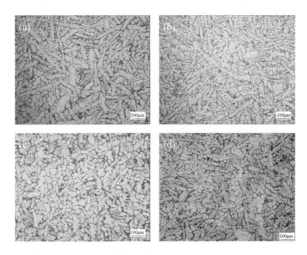

图 9-10　铸态 Zn-1Mg-nvol.% β-TCP（n=0，1，3，5）的光学
显微组织（a）0TCP；（b）1TCP；（c）3TCP；（d）5TCP

Yu 等[13]采用烧结的方法制备了 Zn-纳米金刚石（ND）复合材料。其中 ND 的含量为 1%、2.5% 和 5%（质量分数）。研究表明，加入纳米金刚石增加了 Zn 的晶粒尺寸，有损于 Zn 的强度和硬度；加入纳米金刚石降低了 Zn 的腐蚀速率。

图 9-11 展示了 Zn 和 Zn-2.5ND 250~400℃烧结 2 小时后的晶粒结构变化，烧结小于 350℃时，纯锌和复合颗粒的晶粒结构之间的差距是较大的；然而，在较高的温度下，缺口的数量和尺寸会减少，从而形成更紧凑的表面。与纯 Zn 相比，在 Zn-2.5ND 表面可以观察到 ND。Zn-2.5ND，它可以清楚地观察到表面 ND 浓度在 400℃烧结后降低，在 450℃烧结后 ND 几乎是看不见的。450℃烧结时锌是融化在样品边缘，可见 ND 的消失可能是由于烧结温度高于 400℃时 ND 分散在锌液体或分解。

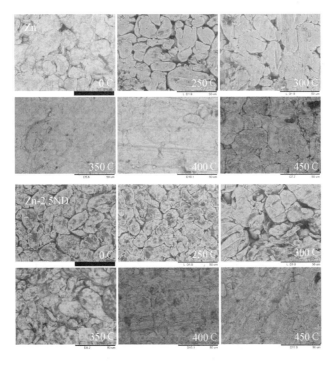

图 9-11　Zn 和 Zn-2.5ND 250～400℃烧结 2 小时后的晶粒结构变化

9.4　生物医用锌合金材料的力学性能

　　植入器械，例如骨钉、骨板、心血管支架以及吻合器等，植入人体后均需要起到一定的固定或支撑的作用，因此作为植入材料均需要具有足够的力学性能。鉴于植入器械不同的服役条件，其对植入材料的力学性能要求也不同。例如，作为可降解骨固定材料其室温屈服强度大于 200MPa，延伸率大于 15%；而作为心血管支架其力学性能要满足屈服强度大于 200MPa，抗拉强度大于 300MPa，延伸率大于 15%。

　　铸态纯 Zn 的强度和塑性均很低，很难满足植入器械对力学性能的基本要求，合金化或变形处理成为首选的解决方案。合金元素的选择需要考虑元素的生物安全性，通常选择人体自身含有的金属元素或者对人体无毒副作用的元素，同时也可以参考可降解生物 Mg 合金常用的合金化元素。因此，Mg、Ca、Sr、Mn 等元素成为可降解 Zn 基合金重点研究对象。表 9-2 列出了目前不同制备方法所获得 Zn 基合金的力学性能。尽管铸态 Zn 基合金强度较纯 Zn 显著提高，但延伸率仍然与纯 Zn 接近，不超过 3%。经过变形处理之后的 Zn 基合金，其力学性能均具有显著提高。挤压态 Zn-0.8Mg 合金的屈服强度、抗拉强度和延伸率分别为 203MPa、301MPa 和 15%；轧制态 Zn-1Mg-0.1Mn 和 Zn-1Mg-0.1Sr 合金的屈服强度、抗拉强度和延伸率分别达到 195MPa、300MPa 和 22% 或以上。挤压态 Zn-4Cu 合金屈服强度、抗拉强度和延伸率分别为 250MPa、270MPa 和 51%。同时，Zn-（0～3%）Mg 二元合金经过 14d 浸泡后合金的压缩屈服强度减小了 8%～

20%，低于同条件下 AZ31 镁合金的 45%。这意味着随着降解过程的进行，Zn 基合金的力学性能仍能保持较高的完整性。此外，Zn-5Mg-Fe 管材经过拉拔后屈服强度可以达到 176～187MPa，延伸率可以达到 22%～26%。

由于强度和塑性没有良好的匹配，上述开发的可降解 Zn 合金很难满足骨修复植入器件和心血管支架对力学性能的要求。值得注意的是，合金化为改善金属材料力学性能的基本手段，微量 Mn 和 Sr 的添加，可以显著地提高变形态 Zn-1Mg 的综合力学性能。同时，Cu 的合金化效果显著地要好于其他元素的作用（表 9-2）[14]。另一方面，变形后的组织得到细化，使得综合力学性能明显优于铸态锌合金。因此，通过常规的冶金方法满足锌合金的强度要求是可行的。然而，由于当前对 Zn 合金的研究主要关注其降解行为和生物相容性，对其力学性能改善的组织机制并没有引起研究者的广泛关注。例如，Zn-Mg 合金在 200～250℃进行挤压时，其力学性能明显不同，但在现有研究结果中并没有对此进行系统的分析。因此，为更好地理解锌合金中成分、组织、工艺、力学性能的关系，需要系统地研究合金化元素及成形过程中锌合金的组织演化机制，从而为制备出满足医用植入锌合金材料的成分及工艺优化提供依据。

表 9-2　生物可降解锌基合金的力学性能[14]

Alloys/%	Preparation method	TYS /MPa	UTS /MPa	Elongation/%
Zn	Cast	—	20～30	0.3～3.0
Zn-0.8Mg	Cast	124	170	2
Zn-1.6Mg	Cast	—	150	0.3
Zn	Extruded at 300℃	55	100	7.5
Zn-0.8Mg	Extruded at 300℃	203	301	15
Zn-0.8Mg	Extruded at 300℃	203	301	15
Zn-1Mg	Cast	95	145	0.1
Zn	Extruded at 200℃	130	180	55
Zn-1Mg	Extruded at 200℃	180	250	12
Zn	Extruded at 250℃	51	111	60
Zn-0.15Mg	Extruded at 250℃	114	250	22
Zn-0.5Mg	Extruded at 250℃	159	297	13
Zn-1Mg	Extruded at 250℃	180	340	6
Zn-3Mg	Extruded at 250℃	291	399	1
Zn-1Mg	Cast	128	185	1.82
Zn-1Ca	Cast	119	165	2.10
Zn-1Sr	Cast	120	171	2.03

续表

Alloys/%	Preparation method	TYS /MPa	UTS /MPa	Elongation/%
Zn	Rolled at 250℃	30	50	6
Zn-1Mg	Rolled at 250℃	190	240	12
Zn-1Ca	Rolled at 250℃	205	250	13
Zn-1Sr	Rolled at 250℃	190	230	20
Zn	Extruded at 210℃	35	65	3.7
Zn-1Mg	Extruded at 210℃	205	265	8.5
Zn-1Ca	Extruded at 210℃	200	240	7.8
Zn-1Sr	Extruded at 210℃	220	265	10.8
Zn-1Mg-1Ca	Cast	80	130	1
Zn-1Mg-1Sr	Cast	90	138	1.3
Zn-1Ca-1Sr	Cast	85	140	1.2
Zn-1Mg-1Ca	Rolled	140	200	8.5
Zn-1Mg-1Sr	Rolled	140	202	10
Zn-1Ca-1Sr	Rolled	145	204	9
Zn-1Mg-1Ca	Extruded	205	260	5.3
Zn-1Mg-1Sr	Extruded	200	250	7.3
Zn-1Ca-1Sr	Extruded	210	260	6.8
Zn-1Mg-0.1Mn	Cast	114.10	131.94	1.11
Zn-1Mg-0.1Mn	Rolled	195.02	299.04	26.07
Zn-1Mg-0.1Sr	Cast	108.93	132.72	1.38
Zn-1Mg-0.1Sr	Rolled	196.84	300.08	22.49
Zn-4Cu	Eextruded at 280℃	250	270	51
Zn-5Mg-1Fe	Extruded-Draw tube	150~187	180~230	5~26

9.5　生物医用锌合金材料的降解行为

可降解金属具有广阔的临床应用前景，在体内应用之前，材料在体外的各项特征必须了解清楚，锌基合金复合材料作为生物医用可降解材料，其腐蚀降解特性尤为重要，如果想要评价其在人体内较为真实的腐蚀降解情况，首先需要掌握材料在体外的降解行为，即生物可降解锌镁基复合材料在体外的腐蚀速率。

Zn 相对于标准氢电极的电位为 $-0.763V$，故 Zn 在溶液中具有逐渐腐蚀溶解的倾向，这使其作为可降解材料而受到生物材料工作者的关注。但是，作为可降解材料，更重要的是要关注其降解速率的大小。理想的生物可降解材料需要具有适宜的降解速率和均匀的降解过程，使材料的降解过程与植入后相邻人体组织的恢复过程相匹配。

可降解材料降解速率可以通过体外模拟生理环境来测定，也可以植入到动物体内测量。体外测量降解速率通常是在模拟人体体液中浸泡一段时间根据质量或体积变化计算，或者是通过电化学工作站测定合金极化曲线根据自腐蚀电流密度计算。为保证植入器械发挥其功能，可降解材料的降解速率应维持在合理的范围内。骨修复器械通常要求能够维持 3~6 个月的服役期，那么其体外降解速率应小于 0.5mm/a；而作为心血管支架材料则需要维持 3~6 个月力学性能完整性，并在 1~2 年内完全降解，据此，降解速率应该不超过 0.02mm/a。

Amano 等人[15]研究了三种锌合金纤维在模拟肠液（FeSSIF）和平衡盐溶液（HBSS）中的腐蚀降解行为。图 9-12 显示了在 FeSSIF 或 HBSS 溶液中浸泡 4 周后，三种锌合金纤维均未见气体析出或纤维断口。随着浸泡时间的增加，三种 Zn 合金纤维的质量均有所下降。Zn 合金纤维在 HBSS 中阶段 1、2、3 的腐蚀速率分别为 0.02mm/a，在 FeSSIF 中的腐蚀速率差异较小，分别为 0.12、0.11、0.13mm/a。值得注意的是，在酸性 FeSSIF 中的腐蚀速率大约是在中性 HBSS 中的 5 倍（锌合金纤维阶段 1 <0.001，锌合金短纤维阶段 2 <0.001，锌合金纤维阶段 3 <0.001）。

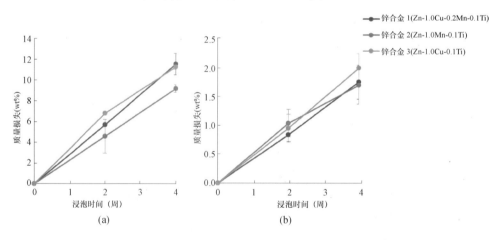

图 9-12 锌合金纤维在模拟体液中浸泡后质量变化：（a）模拟肠液；（b）平衡盐溶液

赵立臣等[16]以商业铸态纯锌和纯铝为原料，制备得到 Zn-1Al 铸态合金，并利用模拟体液浸泡实验表征了 Zn-1Al 铸态合金的生物降解性能。铸态纯锌和 Zn-1Al 合金在模拟体液浸泡 7d 过程中溶液 pH 值的变化如图 9-13 所示。在浸泡最初的 12h 内，浸泡铸态纯锌和 Zn-1Al 合金的模拟体液 pH 值均从 7.40 增加到 7.45。在随后的浸泡过程中，浸泡两种试样的模拟体液 pH 值均随浸泡时间的延长缓慢增加。但浸泡铸态 Zn-1Al 合金的模拟体液 pH 值绝大部分时间内均高于浸泡铸态纯锌的模拟体液。

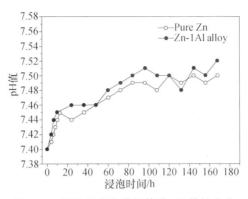

图 9-13　浸泡过程中模拟体液 pH 值的变化

  铸态纯锌和 Zn-1Al 合金在模拟体液中浸泡不同时间后的扫描电镜照片和 EDS 能谱分析结果如图 9-14 所示。可见，浸泡 1d 后，无论铸态纯锌还是 Zn-1Al 合金表面均有球状颗粒沉积。但铸态纯锌表面的球状颗粒稀疏，而 Zn-1Al 合金表面的球状颗粒则较密集。浸泡 7d 后，铸态纯锌和 Zn-1Al 合金表面均沉积一层腐蚀产物，腐蚀产物层表面覆盖着球状颗粒。通过图 9-14（c）、（d）中的高倍放大图（插图）可知，试样表面沉积的腐蚀产物层由长在一起的球状颗粒构成。EDS 能谱分析结果表明，试样表面的腐蚀产物中除含有Zn、O 元素外（Zn-1Al 合金表面还探测到 Al 元素），均探测到 Ca、P 元素的存在，且 Zn-1Al 合金表面腐蚀产物层中 Ca、P 含量更高，试样在模拟体液中的 Ca-P 沉积被广泛用于评估生物材料（如生物活性玻璃、表面处理后的钛、多孔镁支架等）的生物活性。

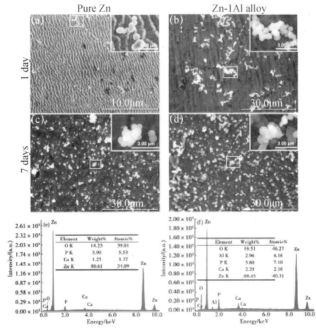

图 9-14　铸态纯锌和 Zn-1Al 二元合金在模拟体液中浸泡不同时间后
试样的 SEM 照片和 EDS 能谱［图（e）为图（c）区域的
EDS 分析结果，图（f）为图（d）区域的 EDS 分析结果］

模拟体液浸泡实验表明铸态 Zn-1Al 合金在浸泡 7d 过程中的平均腐蚀速率与铸态纯锌相比差别不大，但铸态 Zn-1Al 合金表面能更有效地诱导 Ca-P 沉积，显示出优异的生物活性。这说明 Zn-1Al 合金有望成为有潜力的可降解生物医用金属材料。

人体血液中 80% 以上的成分是由水构成，因而对于作为支架用可降解金属材料而言，其表面的亲疏水性对该材料的相容性具有一定的影响，特别是较高的亲水性有利于细胞在材料表面黏附，对于血管支架而言对其快速内皮化具有一定的意义。材料的亲疏水性是根据材料与水接触时的角度大小来确定的，一般认为水接触角低于 90° 的材料称为亲水性材料，水接触角大于 90° 的材料称为疏水性材料。

Zheng 等[17]以高纯锌（纯度为 99.99%，记作 4N）和超纯锌（纯度为 99.9999%，记作 6N）作为研究对象，并制备了两种纯金属的热轧板，研究了轧制对不同纯度的金属锌的降解性能及水接触角。

使用电化学测试技术可以在较短的时间内完成对可降解金属的腐蚀行为的评估，其中采用动电位极化的方法进行测试是当前广受认可的快速评估可降解金属其降解特性的有效手段。图 9-15 和表 9-3 给出了纯锌在 Hank's 模拟体液中的动电位极化曲线和通过拟合并计算得到的电化学腐蚀数据。如图 9-15 所示，虽然轧制处理对金属锌的电化学腐蚀行为有一定的影响，但轧制前后纯锌的动电位极化曲线是相似的，阳极极化过程中没有出现明显的钝化现象。铸态 4N 纯锌拥有最大的腐蚀电位，轧制后 4N 纯锌的腐蚀电位负向移动，结合表 9-3 可见，其电化学自腐蚀电流密度增大，通过计算获得的电化学腐蚀速率也变大；对于 6N 纯锌而言，轧后其腐蚀电位正向移动，但其自腐蚀电流密度增大，且表现出更高的电化学腐蚀速率。图 9-16 所示为轧制后纯锌的电化学腐蚀形貌，可见明显的由阳极腐蚀造成的点腐坑。可能是因为进行电化学测试的金属试样是经水砂纸磨亮至 3000 目，并使用丙酮、无水乙醇、超纯水依次超声处理后经暖风烘干的，在处理过程中金属锌容易与大气中的氧及水分子发生反应形成氧化锌；金属锌表层因基体表面水渍或砂纸打磨致划痕不一等的原因，形成的氧化锌薄厚不一致，在电场及高浓度的 Cl⁻ 作用下，破坏了表面氧化膜的完整性，随后未破开的氧化膜与金属锌形成微电池反应，加速了腐蚀的进程。

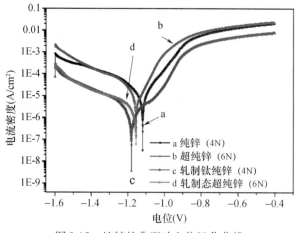

图 9-15　纯锌的典型动电位极化曲线

表 9-3　纯锌在 Hank's 模拟液中的电化学腐蚀数据

合金	腐蚀电位（V）	腐蚀电流（$\mu A/cm^2$）	年腐蚀率（mm/a）
纯锌（4N）	−1.121	3.520	0.053
超纯锌（6N）	−1.154	3.344	0.050
轧制态纯锌（4N）	−1.168	3.640	0.054
轧制态超纯锌（6N）	−1.143	4.317	0.065

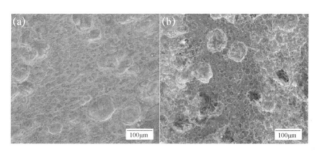

图 9-16　纯锌的电化学腐蚀形貌：（a）轧态 4N 纯锌，（b）轧态 6N 纯锌

图 9-17 给出了轧制后纯锌（4N、6N）的水接触角实验结果，其水接触角分别为 75.82°（4N）和 80.01°（6N），无明显差异，且均小于 90°，可见纯锌是一类亲水性材料。一般来说，材料的水接触角越小，其亲水性越好；亲水性越好的材料，其表面能越高，越有利于细胞在材料表面黏附，因此 4N 纯锌轧后表现出相对较好的亲水性。

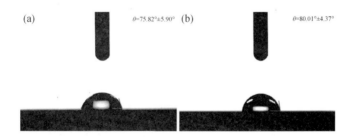

图 9-17　纯锌的水接触角实验结果：（a）轧态 4N 纯锌，（b）轧态 6N 纯锌

9.6　生物医用锌合金材料的生物相容性

9.6.1　细胞毒性和细胞相容性（体外生物相容性试验）

生物材料的血液相容性包含两个方面：在材料与血液相互接触时，一不引起血液成分的变化，二不造成血液凝聚。血液相容性的评估是筛选材料是否适合与血液接触的有效手段。当生物材料与血液接触时会引起血液的一系列变化，首先是血浆蛋白在材料表面的吸附，当蛋白质在生物材料表面形成吸附层时，易引起红细胞和血小板的黏附，黏附时红细胞若发生破裂则易出现溶血现象，血小板黏附后可能变形聚集，进而引发凝血。根据 ISO 10993-4 规定，溶血和血小板黏附均是评价血液相容性的表征内容。溶血

是指当材料与血液接触时，致使血液中的红细胞发生破裂，血红蛋白溢出的现象，而血红蛋白溢出后会使血样的吸光度发生变化，体外测试时通过测定血样的吸光度并计算得到该材料的溶血率。

体外细胞毒性试验是目前医用金属材料生物学性能评价的最常用方法，具有实验周期短、重复性好、灵敏度高等优点，可通过镜下观察细胞形态、结构的改变以及增殖、凋亡情况，来判断金属材料的毒性。用 MTT 法检测细胞数量及活力 ［MTT 是试验中用于显色的四唑盐，学名是 3-（4，5-二甲基噻唑-2）-2，5-二苯基四氮唑溴盐］。其检测原理为：活细胞线粒体中含有的琥珀酸脱氢酶能使外源性 MTT 还原成水不溶性的蓝紫色结晶甲臜（Formazan）并沉积于细胞中，而死细胞无此功能。二甲亚砜（DMSO）能溶解细胞中的甲臜，用酶联免疫检测测仪测定其在 570nm 波长（630nm 波长用于参考波长）处的吸光度值（OD 值），可间接反映活细胞的数量。该方法灵敏度高，重复性好、操作简便，因此广泛用于细胞活性、细胞毒性的检测评价。记录各浓度浸提液组细胞生长状况，对细胞数目和形态与阴性对照组进行观察比较两者是否有差异；经酶联免疫吸附法检测，各浓度浸提液组 A 值与阴性对照组 A 值比较，差异无统计学意义（$P >$ 0.05）；通过计算得出 RGR 值，如果 RGR 值介于 90.98% ~ 107.15% 之间，则毒性评价为 0 ~ 1 级，即符合医用生物材料毒性要求，提示该合金材料具有良好的生物相容性。

张波等[18]对可降解锌合金进行体外细菌培养，结果证明锌基合金具有良好的生物相容性和一定的抗菌性能。图 9-18 中在倒置显微镜下观察共培养 1d、5d 不同组别 L929 细胞形态（x100）图，1d 后各浓度浸提液组与阴性对照组细胞均生长良好，细胞均匀分布，呈现梭形或三角形，阳性对照组的部分细胞萎缩，呈圆形或椭圆形；共培养 5d 后，各浓度的浸提液组与阴性对照组细胞生长密集，紧密排列，未出现细胞坏死、萎缩，而阳性对照组细胞全部萎缩，呈圆形或者椭圆形，细胞稀疏分布。

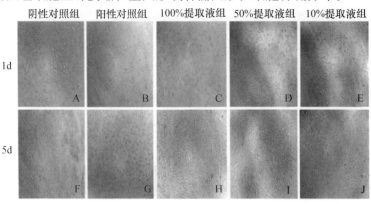

图 9-18　A：阴性对照组共培养 1d；B：阳性对照组共培养 1d；
C：100% 浸提液组共培养 1d；D：50% 浸提液组共培养 1d；
E：10% 浸提液组共培养 1d；F：阴性对照组共培养 5d；
G：阳性对照组共培养 5d；H：100% 浸提液组共培养 5d；
I：50% 浸提液组共培养 1d；J：10% 浸提液组共培养 5d

表 9-4　不同培养条件下 L929 细胞不同时间吸光度值及 RGR 结果（6 孔细胞）

组别	细胞培养 1d		细胞培养 3d		细胞培养 5d	
	吸光度值（x±s）	RGR（%）	吸光度值（x±s）	RGR（%）	吸光度值（x±s）	RGR（%）
阳性对照组	0.149±0.004	50.5	0.129±0.009	23.2	0.115±0.010	21.4
100% 浸提液组	0.293±0.019	99.3	0.441±0.029	79.1	0.508±0.012	94.3
50% 浸提液组	0.314±0.014	106.4	0.481±0.012	86.4	0.518±0.015	96.3
10% 浸提液组	0.316±0.017	106.9	0.508±0.028	91.2	0.485±0.043	90.0
阴性对照组	0.295±0.017	100	0.557±0.01	100	0.528±0.019	100.0
F 值	161.39		442.73		492.05	
P 值	$1.82*10^{-17}$		$8.32*10^{-23}$		$7.00*10^{-27}$	

　　研究人员用 CCK8 检测法来测定吸光度值（450nm）、细胞相对增殖率（RGR），结果如表 9-4 所示：细胞培养 1d、3d、5d 时，5 组间吸光度值比较，差异均有统计学意义（$F=161.39$、442.73、492.06，P 值均小于 0.05）。各浓度浸提液组在不同时间点的细胞 RGR 均大于 75%，判定细胞毒性为 0～1 级，细胞毒性安全性合格，表明锌合金浸提液具有良好的细胞相容性。

　　生物医用可降解锌基金属材料的未来应用方向为临床植入性器材，植入在人体期间内，除了要具备良好的力学性能和降解性能，还应具备不致敏、释放出的离子应无毒且浓度不能对人体产生不良影响、降解产物可通过人体的代谢活动排出体外的特质，因此生物学评价对生物医用可降解锌基金属材料至关重要，决定了材料是否能应用于临床中。在设计临床植入实验之前，应首先考虑材料与血液的相容性：降解产物是否破坏血液的成分，析出离子浓度是否导致红细胞破裂死亡，植入物是否造成凝血，材料的表面是否附着血小板，血小板的形貌是否发生改变等。检测材料的溶血率和血小板黏附情况是检查血液相容性最常见的方法，可以较为直观地观测到材料是否具有良好的血液相容性。

　　沈超等[19] 研究了 Zn-1.2Mg-0.1Ca 的溶血率，图 9-19 和图 9-20 分别给出了 Zn-1.2Mg-0.1Ca 合金的溶血率实验结果和血小板黏附的 SEM 照片。结果显示，该合金表现出较低的溶血率（1.68%），热轧后其溶血率更低，达到 0.80%，远低于 5%，依据标准 ASTM F756-08，满足生物材料对溶血率的要求，与血液接触时未对红细胞造成明显的破坏性影响。图 9-20 给出了血小板黏附在 Zn-1.2M-0.1Ca 合金表面的 SEM 照片。如图可见，血小板黏附在 Zn-1.2M-0.1Ca 合金表面呈现出圆球状，没有伪足伸出，处于未激活状态，可见 Zn-1.2M-0.1Ca 合金接触血液后无促凝性出现。综合其血液相容性结果，Zn-1.2M-0.1Ca 合金表现出良好的血液相容性，既不会引起血液成分的明显变化，也不致造成血液凝聚的异象，能够满足生物材料对血液相容性的要求。

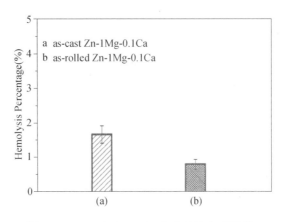

图 9-19 Zn-1.2Mg-0.1Ca 合金的溶血率结果：

（a）铸态 Zn-1.2Mg-0.1Ca 合金，（b）轧态 Zn-1.2Mg-0.1Ca 合金

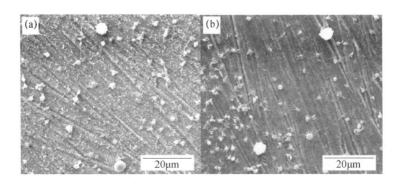

图 9-20 Zn-1.2Mg-0.1Ca 合金的血小板黏附 SEM 照片：

（a）铸态 Zn-1.2Mg-0.1Ca，（b）轧态 Zn-1.2Mg-0.1Ca

9.6.2 动物活体内试验

体内生物相容性试验是用体内植入的方法，评价组织对试验材料的生物学反应。迄今为止，动物体内植入仍是研究生物材料与机体反应的主要手段。一般在新西兰兔骨髓腔内植入，于不同时间点分析材料与动物组织之间的相容性。

Amano 等[20]研究可生物降解金属锌与多种元素进行合金化，以提高其力学性能，同时保持其可生物降解性和生物相容性。在该项研究中，他们选用雄性新西兰大白兔 36 只，平均体重（2.4±0.1）kg。将兔按主要材料分为 1 锌合金、2 锌合金、3 钛合金。在实验开始前，动物适应实验室条件（23℃，12 小时/12 小时亮/暗，55% 的湿度，可以随意获得食物和水）1 周。采用吸入异氟醚气体和空气的方法对兔进行麻醉。剖腹手术后，切除大曲率一侧的部分胃并用钉书针缝合。手术切除后，确认止血，目视评估钉线的完整性和质量。然后将腹部切口分两层缝合。每天密切评估一般情况，以发现任何并发症的迹象。各组于术后 1、4、12 周在无疼痛条件下处死 3 只兔，以确定序贯变化。处死时，评价吻合口漏和血肿的存在。

三种锌合金钉和钛合金钉在胃切除过程中均未出现技术故障。所有钉均闭合为 b 型，无骨折，所有切除的胃均顺利闭合（图 9-21）。所有兔均在预定时间内存活，无并发症发生。所有家兔术后口服摄食均良好。观察各组胃残端均愈合良好，未见渗漏、血肿。所有的锌合金钉在术后 12 周均未断裂。

图 9-22 显示了植入 12 周后从胃组织中取出的钉的外观以及显微镜下的表面形态。宏观观察未见明显的退化，但 SEM 分析显示所有锌合金钉的表面均粗糙且部分腐蚀。

因此得出结论：所有的锌合金钉都可以为伤口愈合提供充分的闭合。异物长时间停留在活体内会引起过敏/异物反应、粘连或其他不良反应。因此，在这方面，使用可生物降解的锌合金短纤维被认为比使用钛合金短纤维风险更小。

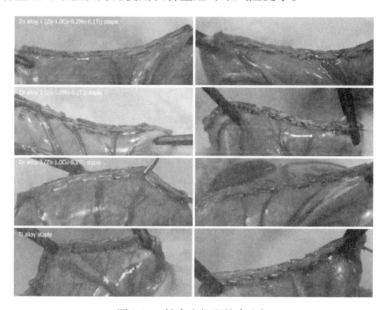

图 9-21　锌合金钉和钛合金钉

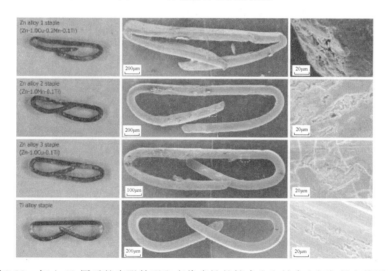

图 9-22　钉入 12 周后的肉眼外观和有代表性的锌合金和钛合金钉扫描电镜图像

　　沈超等人[19]通过在新西兰大白兔内植入骨钉，探究了可降解热轧态的 Zn-1.2Mg-0.1Ca 合金和镁合金 WE43 的生物体内降解及生物相容性。研究人员选取了 24 只新西兰大白兔，雌雄不限，体重在 2.3～2.8kg 之间。将 24 只健康的新西兰大白兔，随机分为 Zn 组、Mg 组，每组 12 只，分别置入热轧态的 Zn-1.2Mg-0.1Ca 合金和镁合金 WE43，然后各组分别在植入后 2 个月、4 个月、8 个月分别随机抽出 3 只动物进行测试，剩余 6 只在植入后 9 个月进行测试。将热轧态的 Zn-1.2Mg-0.1Ca 合金和镁合金 WE43，各分别制成直径 3mm，长度 8mm 的柱状试样。首先使用无水乙醇浸泡试样脱脂 5min，然后使用超声波清洗器清洗 15min 左右，最后使用三蒸水将试样冲洗三遍后热风烘干，通过钴 60 辐射灭菌。随后，在股骨远端，使用手术刀片将植入点皮肤纵向切开，钝性分离皮下的组织及筋膜。使用止血钳将肌肉钝性分离，其下可将兔股骨，用电钻于股骨末端钻出直径 3mm，深 8mm 的孔洞，如图 9-23 所示，将内植物插入骨髓腔中。双氧水及生理盐水冲洗伤口后，逐层缝合。

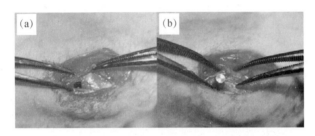

图 9-23　（a）股骨髁部缺损；（b）植入金属假体

　　两种金属假体植入一周后，随机抽取两组实验动物各 3 只，麻醉后对植入部位进行 X 线扫描观察，如图 9-24 所示，假体位置合适，位于骨髓腔中。

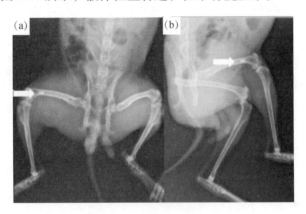

图 9-24　假体置入后 1 周 X 线片（a）正位 X 线片；（b）侧位 X 线片。
白色箭头显示材料所处的位置

　　随后研究人员对实验对象进行了血液检测和 CT 扫描，得出结论：

　　（1）实验前后新西兰兔肝肾功能无明显变化，从组织形态学上看，心、肝、肾、脾器官细胞结构无明显改变，证明锌合金对机体重要组织具有良好的生物相容性和生物安全性。

（2）锌合金植入新西兰大白兔骨内，降解产物能促进植入物周围新骨形成。

（3）与镁合金相比，锌合金植入新西兰兔骨内，其降解速率相对较低，在术后数周仍能够提供足够的力学支撑。

9.7　可降解锌合金材料目前存在的问题

锌是人体必需的微量元素之一，在机体内参与所有生理代谢过程，锌除了在多种酶、转录因子及其他蛋白中起着催化或构建作用外，还以神经递质或调质样的形式发挥其功能。人体中锌的含量为 2.5g，而且锌也是人体的正常元素，建议成人锌的摄入量为每天 15～40mg。同时，金属锌的化学活性介于镁和铁之间，Mg 的标准电极电位为 −2.37V（v. s. SHE），Fe 的标准电极电位为 −0.440V（v. s. SHE），Zn 的标准电极电位为 −0.763V（v. s. SHE），可以推测锌的降解速率应该慢于镁而快于铁，因此，以之发展医用可降解金属材料，可以解决当前可降解金属的腐蚀速率不匹配的问题。

然而，铸态纯锌质脆，力学强度低，有研究结果披露，铸态纯锌（99.97%，wt. %）的抗拉伸强度大约为 20MPa，延伸率仅为 0.3%，维氏硬度大约为 15HV，不能起到有效的力学支撑和弹性变形，在血管支架介入及骨外科领域的应用时，不能满足植入医疗器件对材料的多样化要求，显然远远不足以满足临床要求。

其次，在 pH 值为 6～12 的水中，锌的腐蚀速率非常低；即使在 pH 值为 4～12 的磷酸盐溶液中，由于低溶和具有保护性的磷酸锌膜的形成，腐蚀也比较低。与镁合金点蚀的不同之处在于，锌及其合金的腐蚀偏向于均匀腐蚀，这对于可降解材料至关重要。由于纯锌的作为生物可降解医用材料腐蚀速率相对过慢，与骨细胞生长速度不匹配，所以调整锌基合金在体液环境中的腐蚀降解速率成为研究锌基可降解生物材料的重要问题。

9.8　结论与展望

目前关于锌基可降解金属的研究尚处于起步阶段，发表的文献屈指可数。然而，由于锌基可降解合金具有独特的力学性能、降解性能等，未来关于其研究必将掀起一股热潮。鉴于目前锌基可降解金属研究现状和临床实际需求，为了改善纯锌的力学性能，可以通过添加合金元素、调整微观组织等方式进行，如图 9-25 所示。未来锌基可降解金属的研究应集中于以下几个方面[21]：

（1）合金化元素的选择：除了以上提及的 Mg、Ca、Zn、Sr 等营养元素，以下元素也可作为未来研究对象加入纯锌中形成新型锌合金：①Ti，锌中加入 0.08%～0.12% 的钛能细化晶粒，提高锌合金力学性能。钛及钛合金作为植入材料已有很多年历史和大量的临床应用，具有良好的生物适应性。②Mn，锰与锌形成化合物，加入锰对合金的力学性能有很多好处，但不宜过多。锰是人体必需的微量元素，分布在身体各种组织和体液中，骨、肝、胰、肾中浓度较高，是构成正常骨骼的必备元素。③Li，锂是人体内一种重要的微量元素，锂对锌合金的抗拉强度和尺寸稳定性都有很大的提高。

（2）微观结构改变：非晶化和纳米晶化。众所周知，合金的力学性能、腐蚀行为和生物相容性不仅受到合金组织的影响，而且受到合金元素的影响。具有非晶态、纳米或准晶结构的材料，表现出非常有前途的物理、机械和化学性能，如高耐蚀性。一般来说，纳米晶化可以改善合金的力学行为和耐腐蚀性能。产生这种行为的原因可能是由于大量晶界的存在所导致的高表面体积比所导致的高扩散率，从而改善了保护层的形成。此外，由于晶界面积的增加，较高的均匀性允许更好的污染分布，从而减少了局部偏析。

（3）表面改性：表面改性作为一种能调整控制材料降解速率同时提高材料表面生物相容性的高效方法，在生物可降解金属材料中得到了广泛的应用。因而为了更加精确调控可降解锌合金的性能，采用特定的表面改性方法在未来研究工作中必不可少。

（4）冷/热处理：机械变形是提高生物材料力学性能和腐蚀性能的另一有效手段。轧制（冷轧）、挤压、等通道角压（ECAP）、高压扭转（HPT）、拉拔、锻造是提高生物材料性能最常用的工艺方法。据报道，这些严重的塑性变形方法极大地提高了生物材料的机械强度、伸长率、维氏硬度、腐蚀行为和生物相容性。很明显，这些都是未来锌基可降解金属材料可采用的和有前途的技术。

（5）锌基复合生物材料和多孔生物材料：增强相为金属（Fe、Mg、Ca、Ti、Zr等）或非金属（HA、ZnO、Al_2O_3 等）的复合材料可以进一步改善锌基生物材料的力学性能、腐蚀性能和生物相容性。多孔支架为细胞增殖和维持分化功能提供了必要的支持，其结构决定了新骨的最终形状。

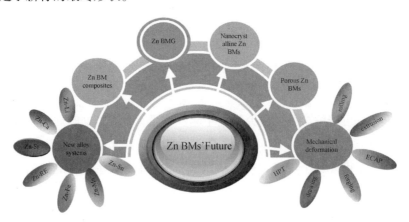

图9-25　锌基可降解生物材料的未来研究方向

9.9 思政小结

作为新一代可降解医用金属材料，锌合金具有良好的生物可降解性以及生物相容性。锌合金作为现有金属植入材料的替代品表现出巨大的优势和潜力，成为生物医用可降解材料研究的热点。本章首先介绍了锌合金作为可降解医用材料所具有的优缺点及发展现状，其次介绍了锌合金医用生物材料在临床上的应用以及国内外研究进展。然后分别阐述了生物医用锌及锌合金可降解材料体系，生物医用锌及锌合金的力学性能、降解行为和生物相容性。最后对生物医用锌及锌合金目前存在的问题进行了概括，并且总结和展望了可降解医用锌合金未来的发展前景。未来锌基可降解生物材料的发展，符合可持续发展思想，同时，在发展和研究锌及锌合金的过程中需遵循无毒无害及保护环境的原则，这与习近平总书记提出的"绿水青山就是金山银山"不谋而合，这才是可降解材料发展的正确道路。通过本章的学习，可以拓展学生的思维，为他们以后在生物材料科学中的学习奠定基础。

9.10 课后习题

1. 锌合金与其他可降解金属材料相比有哪些优势？
2. 目前的锌合金生物材料研究体系有哪些？
3. 生物材料的血液相容性包含哪两个方面？
4. 锌合金生物材料存在哪些问题？
5. 未来锌合金的研究方向有哪些？

9.11 参考文献

[1] ZHENG Y F, GU X N, WITTE F. Biodegradable metals [J]. Materials Science and Engineering R, 2014, 77 (2): 1.

[2] WANG X, LU H M, LI X L, et al. Effect of cooling rate and composition on microstructures and properties of Zn-Mg alloys [J]. Transactions of Nonferrous Metals Society of China, 2007, 17 (s1): 122-125.

[3] ZBERG B, UGGOWITZER PJ, LOFFLER JF. MgZnCa glasses without clinically observable hydrogen evolution for biodegradable implants [J]. Nature Materials, 2009, 8 (11): 887-891.

[4] GU X, ZHENG Y, ZHONG S, et al. Corrosion of, and cellular responses to Mg-Zn-Ca bulk metallic glasses [J]. Biomaterials, 2010, 31 (6): 1093-1103.

[5] VOJTĚCH D, KUBÁSEK J, ŠERÁK J, et al. Mechanical and corrosion properties of newly developed biodegradable Zn-based alloys for bone fixation [J]. ActaBiomaterialia,

2011, 7 (9): 3515-3522.

[6] BOWEN P K, DRELICH J, GOLDMAN J. Zinc exhibits ideal physiological corrosion behavior for bioabsorbablestents [J]. Advanced materials, 2013, 25 (18): 2577-2582.

[7] KUBASEK J, VOJTĚCH D. Zn-based alloys as an alternative biodegradable materials [J]. Proc. Metal, 2012, 5: 23-25.

[8] GONG H, WANG K, STRICH R, et al. In vitro biodegradation behavior, mechanical properties, and cytotoxicity of biodegradable Zn-Mg alloy [J]. Journal of Biomedical Materials Research Part B: Applied Biomaterials, 2015, 103 (8): 1632-1640.

[9] 郭浦山. 新型可降解生物医用 Zn-Sn 及 Zn-Zr 合金的组织及性能研究 [D]. 太原: 太原理工大学, 2017.

[10] 郎海洋. 生物医用可降解 Zn-Sn 系和 Zn-Mg-Sn 系合金的制备、组织及性能研究 [D]. 桂林: 桂林理工大学, 2019.

[11] YANG H T, WANG Z H, LI H F, et al. In vitro study on novel Zn-ZnO composites with tunable degradation rate [J]. European Cells and Materials, 2014, 28 (3): 5.

[12] 许广全, 刘德宝, 丁鹏飞, 等. 超声辅助制备 β-磷酸三钙/Mg-Zn-Ca 生物复合材料及性能 [J]. 复合材料学报, 2019, 36 (9): 2131-2138.

[13] YU M, GEORGE C, CAO Y, et al. Microstructure, corrosion, and mechanical properties of compression-molded zinc-nanodiamond composites [J]. Journal of Materials Science, 2014, 49 (10): 3629-3641.

[14] 王利卿, 任玉平, 秦高梧. 生物可降解锌基合金的研究进展 [J]. 稀有金属, 2017, 41 (5): 571-578.

[15] AMANO H, MIYAKE K, HINOKI A, et al. Novel zinc alloys for biodegradable surgical staples [J]. World Journal of Clinical Cases, 2020, 8 (3): 504.

[16] 赵立臣, 宋玉婷, 张喆, 等. 可降解生物医用 Zn-1Al 合金的制备及性能研究 [J]. 材料导报, 2018, 32 (7): 1192-1196.

[17] 刘西伟. 医用可降解锌基材料的组织结构与性能研究 [D]. 哈尔滨: 哈尔滨工程大学, 2016.

[18] 张波, 周潘宇, 邱超, 等. 医用可降解锌合金材料抗菌性能及细胞相容性的体外实验研究 [J]. 中华损伤与修复杂志 (电子版), 2016, 11: 191.

[19] 沈超. 医用可降解锌合金 (Zn-1.2Mg-0.1Ca) 的机械性能、降解性能和生物相容性研究 [D]. 西安: 第四军医大学, 2017.

[20] AMANO H, MIYAKE K, HINOKI A, et al. Novel zinc alloys for biodegradable surgical staples [J]. World Journal of Clinical Cases, 2020, 8 (3): 504.

[21] LI H, ZHENG Y, QIN L. Progress of biodegradable metals [J]. Progress in Natural Science: Materials International, 2014, 24 (5): 414-422.

第10章 铁和铁合金可降解金属材料

随着心血管疾病和骨质疏松的患病年龄呈年轻化趋势，人们对心血管支架和骨组织工程支架的研究兴趣日益增加。尽管 316L 不锈钢已经作为支架在人体内大规模使用，但是，316L 不锈钢在体内难以降解的性质会限制正常血管的动脉搏动。因此，人们对可降解金属支架寄予了很高的期望。目前，研究者对镁基和铁基金属材料的研究较多，但是，镁基材料因降解速率较快，较差的力学性能和在腐蚀过程中会产生氢气等缺陷致使在生物医学上的应用受到限制。可降解铁基材料因相比于镁基材料具有更为优异的力学性能和较便宜的价格而更具有吸引力。本章主要介绍铁及铁合金的力学性能、降解行为、细胞毒性和动物活体内实验情况，以及目前铁和铁合金可降解金属材料的研究进展，并对铁和铁合金可降解金属材料所面临的问题做出了总结和展望。

10.1 生物医用铁合金材料的背景及研究现状

无毒、无过敏反应的生物医用材料是当今材料化学研究的重要方向之一。与过去几百年相比，人类的生命周期明显延长。老年易发生健康问题，而各种健康问题可以通过使用医用植入物来解决，例如冠状动脉支架、髋关节置换术等。另一方面，许多医学统计显示，年轻人中类似问题的显著增加，主要与现代生活方式息息相关。起初，人们认为用于解决老年人心血管问题或骨折问题的方案也可以用于年轻人，但这通常会导致一系列新问题，这恰恰是因为患者的年龄过小。例如，第一批髋关节置换是为年龄相对较大的人制造的，这意味着植入物的设计寿命是相对较短的。在这种情况下，超长的植入体寿命并不是设计过程中优先考虑的标准。但对于年轻患者来说，这是最重要的设计标准之一，同时使用的材料与植入物的形状和大小也是重要的影响因素。对年轻人群的治疗表明，人工植入体的副作用只有在愈合后将植入体完全取出才能完全消失。这通常是通过二次翻修手术来完成的，比如移除支撑骨头足够长的钢条，使骨头能够重塑和愈合。一个医用植入物通常需要一段时间来允许和帮助周围组织愈合，在这段时间之后，永久性植入物就变成了外来物。传统上，新材料的设计和开发需要在实验室中进行大量的试验并修正较多的错误，这是一个既费时又费钱的过程[1]。许多研究结果表明，可降解金属材料将是最好的选择，但科学尚未提供解决方案。

铁是地壳中第四种常见的化学元素（约占 5%），符号 Fe。它的原子序数是 26，相对原子质量是 55.845，属于元素周期表的第Ⅷ族。铁可以表现出不同的氧化态，其中 +2 和 +3 是常见的氧化态。此外，铁的熔点为 1538℃，沸点为 2750℃，密度为

7. 874g/cm^3，室温下的杨氏模量为 2000. 4GPa，剪切模量为 78GPa。现如今，铁基合金的产量约占世界金属合金总产量的 95%。这是由于铁矿石产量大，易于开采，加工成本低，金属合金性能变化大，使其能得到相当高的生产和利用价值。这一系列的优异性质使得铁在人类的日常生活中有着重要应用。此外，铁基合金中目前有望提供所需材料特性的元素是广泛可用的元素，而不像镁合金中稀有而昂贵的稀土元素，后者使其具有极高的价格。此外，铁合金的降解不会像镁合金降解一样产生氢气。

基于铁（Fe）优异的力学性能和良好的生物相容性，使得铁及铁合金在心血管支架和骨组织工程支架领域显示出巨大的应用潜力。铁是人体中重要的营养元素，在各种生化活动中发挥着重要作用，如电子的转移、氧的传感和运输、催化作用等，这赋予了铁优异的生物相容性特征。另外，它用于制造新的红细胞，是人体新陈代谢和体内许多重要物质的必要成分之一。铁是人体中最常见的元素之一，可以以两种价态出现：Fe^{2+}和 Fe^{3+}。大多数含铁的蛋白质都含有铁离子。铁是血红蛋白和肌红蛋白生产的必需原料之一，是生产血液的必要元素，也是参与不同重要细胞过程的酶的必需元素之一。此外，纯铁具有较低的细胞溶血率和优异的抗凝血性能，显示出良好的生物相容性。人体每天约损失 1mg 的铁，铁被人体吸收后除了固定途径排出外，剩余的只能储存在人体中，但如果铁含量过高，将会对细胞产生毒副作用。铁及铁合金其良好的力学性能是由于抗拉强度、屈服强度和弹性性能均较高，即使经历严重的形变加工被制造成不同的形状也能在体内发挥良好的支撑作用且不会在降解期间发生力学结构的坍塌造成大量血栓等危及人体生命的现象。

铁在人体中优异的可降解性能是铁作为可降解生物材料最重要的优点之一。铁合金电位低，在含氯氛围中容易腐蚀，而且腐蚀速率慢，最后可以达到在体内完全降解。铁合金的降解速率远远低于镁合金的降解速率而且不会在腐蚀过程中产生氢气，这可以确保修复血管过程中依然维持较高的力学性能。另外，铁及铁合金较慢的降解速率所产生的微量 Fe^{2+} 不会造成血液的碱性化并且适当浓度的 Fe^{3+} 可以起到降低体内条件下平滑肌的增殖的作用，从而抑制新生内膜增生，进而一定程度上降低了心血管支架植入人体后的再狭窄率。

10. 2　生物医用铁合金材料的应用

10. 2. 1　可降解心血管支架

心血管支架是心脏介入手术中最常见的医疗器械，具有疏通动脉血管，减少血管弹性回缩及再塑形等作用。心血管支架的植入术是一种以导管为基础的手术，在这种手术中，将一个微小的、可扩张的金属丝网管（支架）在血管内植入，用 X 射线将其放置并部署在患病的动脉中，作为支撑动脉张开的支架。研发冠状动脉支架最初的挑战是如何将它做得既具有韧性又存在一定硬度。支架具有一定韧性，则可以顺利通过分支角度较大、方向不定的冠状动脉；支架具有一定硬度，则可以撑住已经被扩开的狭窄动脉内腔，使其不会回缩，造成血管再狭窄。支架设计工程师们在构造和选材上，经过长时间不懈努力，解决了各种各样的难题，终于成功地生产出了第一代血管动脉支架，如材料为不锈钢、镍钛合金或钴铬合金的心血管支架。然而，不可降解支架对于人体来说是异物，人体会把支架和动脉膜接触的部位当作创伤区。当人体免疫系统对其创伤区进行修复时，动脉支架附近的组织就会出现炎症反应。特别是糖尿病人，患有该病的病人体中金属支架周围会出现严重的疤痕组织增生。这种疤痕组织增生，严重的时候可以造成畅通了的动脉重新狭窄，甚至堵塞血管进而严重危及人体生命。所以，可降解的心血管支架的研究受到众多研究人员的关注。可降解心血管支架可以在体内自行溶解，被人体吸收。另外，可降解支架在动脉狭窄时可以起到扩张血管的作用。当急性期过去、支架作用完成、血管重新塑形后，它可以溶解、消失，从而避免了支架附近发生炎症反应导致不良后果。一般来说，可降解血管支架植入后的降解速率应该与其力学性能一致，在植入的早期（1~6 个月内），降解速率需要很慢，这是因为提供血管重建需要的较大的径向支撑力。在植入的中期（6~12 个月时间内），随着血管功能的恢复，此时，并不需要支架的支撑作用，因此要求支架降解速率加快，力学性能降低，从而避免对血管壁施加过大的载荷导致血管内膜增生。在植入的后期（12~18 个月时间内），力学性能降低和腐蚀速率进一步加快，此时，支架的作用微乎其微，甚至它的存在可能会对心血管功能恢复造成一定的副作用。在 18 个月以后，血管功能重建完成，支架需完全降解，避免周围组织出现严重的副反应。

　　具有良好的力学性能是铁的自然优势，这使得铁作为心血管支架的候选材料很有吸引力。另外，铁对血液运输起关键作用，且适量的铁不会对身体产生毒害作用。因此，可降解的铁及铁合金心血管支架是铁基材料的主要应用目的之一。图 10-1 所示为可降解的纯铁心血管支架[2]和可降解的 Fe-35Mn 合金心血管支架[3]的宏观照片。

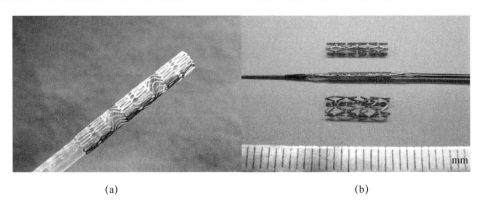

(a)　　　　　　　　　　　　　　　　(b)

图 10-1　（a）可降解的纯铁心血管支架[2]；（b）可降解的 Fe-35Mn 合金心血管支架[3]

10.2.2　骨组织工程支架材料

骨骼在人体运动、保护软组织和器官、维持矿物稳态等方面发挥着重要作用。当骨折处严重受损、骨折断端极其不稳定时，打石膏、支具等这种外固定方式可能会引起骨折再移位。这时，骨科医生通常都会建议患者使用内固定的方式，也就是常说的"打钢板"，就是利用骨钉或骨板把破裂的骨头固定住，使两侧的骨断面间隙缩小进而促进骨折的愈合。然而，目前普遍使用的骨内植入材料有三种：不锈钢、钴合金和钛合金，这三种材料共同的缺点是不可降解性能。当骨头愈合后这些不可降解的骨钉或骨板难以取出，会对人体造成一定的不利影响。例如材料中释放出的某些离子（镍离子、钴离子等）会产生毒性反应，表现为皮肤红肿、切口愈合困难、反复破溃等一系列不良反应。此外，几处特殊部位的植入材料必须要取出，如踝关节的胫腓联合螺钉，在下地负重前一定要取掉；脊柱骨折手术如果没有做融合，脊柱节段间会产生反复微动，使得钢钉遭受反复折弯，导致内植入的钢钉容易出现疲劳性断裂，所以在骨折愈合后也要尽快取出。虽然可以通过二次手术将这些不可降解的固定物取出，但是这会导致病人遭受二次痛苦并使治疗成本显著增加，为此开发可降解的金属材料十分紧迫。

可降解金属材料目前主要分为两种：镁合金和铁合金。但是在早期的骨科应用与研究中发现，镁合金性质太过活泼，在体液中降解速率很快，导致人体创伤部位在功能恢复之前镁合金支架就已经丧失大部分力学性能，往往达不到临床要求。在血管支架应用中也一样，镁合金支架过快的降解速率会导致支架自行坍塌、堵塞血管等，这会造成严重后果。由于铁及铁合金具有与不锈钢相似的优异力学性能，可以满足骨修复对极高的力学性能的需求，另外，铁及铁合金有良好的生物相容性，且对人体无害。更为重要的是，铁及铁合金可以在人体中降解，当骨折处愈合后，可降解的铁基金属材料可在人体环境中被一些离子所腐蚀，有希望在疮口愈合后完全溶解在人体中。

10.3　生物医用铁合金材料体系

10.3.1　纯铁

铁是有光泽的银白色金属，硬度高，延展性好，铁磁性强，并有良好的可塑性和导热性。在室温下纯铁的晶体结构为体心立方结构，晶格常数 $a = 2.87$ 埃。一个成年人的身体含有约 4g（0.005% 的体重）的铁，主要分布在血红蛋白和肌红蛋白中。这两种蛋白质在脊椎动物的新陈代谢中扮演极其重要的角色，前者负责在血液中运送氧气，而后者则承担起在肌肉中储藏氧气的责任。为了维持人体中铁的恒定及代谢，需要从饮食中摄取足量的铁。另外，铁也是许多氧化还原酶的活性位置上的金属，其涉及动物体内的氧化还原反应以及细胞呼吸作用。

纯铁具有良好的生物相容性、良好的力学性能和均匀的生物降解行为，是一种潜在的生物可降解金属支架材料。但是，过量的铁离子也会引起毒性反应。例如内皮细胞会受到铁离子含量的影响，即铁离子浓度高于 $50\mu g/mL$ 时，铁离子将会对内皮细胞产生细胞毒性，但是其浓度不超过 $10\mu g/mL$ 时，会促进内皮细胞的新陈代谢。另外，Fe^{2+} 会对平滑肌细胞的增殖产生抑制作用，所以铁及铁合金作为心血管支架在降解过程中释放出大量的 Fe^{2+} 会导致抗支架内再狭窄。

2001 年，Peuster 等人[4]利用激光切割首次将 16 个由纯铁制造的（Fe 含量高于 99.8%）血管支架置入新西兰兔的腹主动脉中，并对植入 6 ~ 18 个月后的试验结果进行了仔细分析，如图 10-2（a）所示，纯铁支架在植入 12 个月后，支架仍能维持一定的力学行为，并没有发生结构坍塌。此外，6 个月、12 个月及 18 个月这三个时间节点的试验结果均未见严重的炎症、凝血现象及组织增生。在 5 年后的后续报道中，Peuster 等人[2]将纯铁支架与 316L 不锈钢支架分别植入猪的降主动脉中，进行了长时间的体内试验，如图 10-2（b）所示，纯铁支架与 316L 不锈钢支架相比，降解产物没有显示系统毒性，血管再狭窄率没有明显差异，血管内膜增殖无显著差别，心、肺、脾、肾和腹主动脉旁淋巴结等重要部位也不存在铁过量的现象，由此可以看出纯铁具有优异的性能，不会在体内发生严重不良反应。此外，Waksman 等人将可降解的纯铁支架植入猪的冠状动脉中，并以钴铬合金作为对照组进行为期 28d 的体内实验，在此试验过程中，实验体的植入支架附近并未发生血栓、过度炎症、纤维素沉积等危及生命的现象。虽然在 28d 时，纯铁支架支柱表面呈黑色至棕色，靠近铁支架的血管壁呈褐色，但是铁和钴铬支架植入节段间的任何测量参数都没有统计学上的显著差异且在持续区域也没有不良影响[5]。

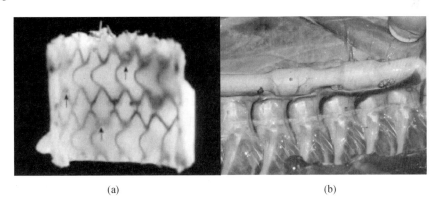

（a）　　　　　　　　　　　　　（b）

图 10-2　（a）兔主动脉植入可降解纯铁支架 12 个月后的形貌[4]；
（b）猪降主动脉植入可降解纯铁支架的宏观外观[2]（铁支架用星号标记）

纯铁的降解性与加工方法也存在一定关系。一般来说，不同的加工技术产生微观结构的不同会引起降解速率的差异。其中冷轧退火的热机械工艺会对纯铁产生晶粒细化的作用，并且不同温度的退火工艺导致晶粒尺寸的变化。此外，纯铁样品的腐蚀速率随晶粒尺寸的减小和晶粒分布的减少而降低。因此，平均晶粒尺寸最小、晶粒分布较窄的纯铁试样腐蚀速率最低、钝化程度最深，而平均晶粒尺寸最大、晶粒分布较宽的试样腐蚀速率最高。轧制方式对多晶纯铁微观组织和降解速率也有巨大影响。由于位错密度的降低和存储了较少的变形能的晶面强度的增加，会导致再结晶的发生，使得横轧试样的再结晶率低于直轧试样。在模拟体溶液中，虽然横轧试样和直轧试样的腐蚀速率没有表现出相应的差异，但是横轧试样的降解更为均匀，有利于实际医学植入。

动物实验说明纯铁具有生物安全性，也具有一定的降解能力。然而，对于临床应用来说仍然有着一定距离。因此通过改变基体的化学成分和制造工艺来获得优异的微观组织结构和适当的降解速率是十分有必要的。就目前的研究来看，提高铁及铁合金降解速率的主要方法有加入合金元素、加入第二相、表面改性处理等。加入合适的合金化元素，除了有望提高铁基材料的降解速率外，也可以改善其力学性能以及生物相容性，是一种很有前景的途径。

10.3.2　铁基二元合金

加入合金元素是目前提高可降解铁基材料综合性能的重要方法之一。这是由于合金化在改善铁基材料降解性能的同时也可以改善力学性能，从而提高铁基材料的综合性能。譬如 Mn、Co、C 等元素的添加可以提高纯铁的腐蚀电位，Al、W、B、S 等元素的添加则会降低腐蚀电位。

锰（Mn）是人体必需的微量元素之一。一个成年人体内含有锰 $10\sim30mg$。营养学家和生物化学家认为：锰的主要生理功能在于它是人体内多种酶的激活剂。因此它与人体内蛋白质的合成有密切的联系。此外，锰元素作为合金化元素加入纯铁中可起到降低铁合金标准电极电势的作用，还可以将纯铁的铁磁性转变为非铁磁性，因而能使得铁基合金同核磁共振成像兼容。

$Mn\rightarrow Mn^{2+}+2e^{-}$ 反应的标准电位是 $-1.18V$，而纯铁的电极反应 $Fe\rightarrow Fe^{2+}+2e^{-}$ 的标准电位是 $-0.440V$。因此锰的标准电位低于纯铁且铁锰合金的可降解速率随着 Mn 含量的增大而增大。同时，锰元素对人体内的骨骼生长有一定益处。因此，铁锰合金的研究一直受到研究人员的广泛关注。

Čapek 等人制备了一种热锻造的 Fe-30wt.% Mn 合金，并研究了其微观结构、机械和腐蚀特性以及对小鼠 L929 成纤维细胞的细胞毒性[6]。将所得结果与纯铁的结果进行了比较。Fe-30wt.% Mn 合金由反铁磁性的铁-奥氏体相和马氏体相组成，其力学性能优于铁，甚至优于 316L 不锈钢。在模拟体液中的电位测量表明，与纯铁相比，锰合金降低了自由腐蚀电位，提高了腐蚀速率。另一方面，半静态浸泡试验得到的 Fe-30wt.% Mn 的腐蚀速率明显低于铁，很可能是由于试样周围较高的碱化程度所致。合金中锰的存在略微增强了对 L929 细胞的毒性；但是，其毒性没有超过允许的限度，Fe-30wt.% Mn 合金仍符合 ISO 10993—5 标准的要求。Heiden 等人[7]在试验中使用了一种新型的严重塑性变形（SPD）技术来改善铁锰合金的降解性能。在铁锰合金表面形成的氧化层会强烈地抑制降解速率，通过严重塑性变形的机械加工工艺手段可以改变合金表面氧化层的形态，而氧化层的结构和形态又会影响金属离子的扩散方式和合金的腐蚀速率。研究发现，与铸态、退火和附加变形条件（轧制和其他 LSM 参数）相比，0°前角（有效应变＝2.85）LSM 后 Fe-33wt.％Mn 的退化率有最大的提高。即大应变机械加工（LSM）后，铸态的 Fe-33wt.％Mn 合金的腐蚀速率与未机械加工的合金相比增加了 140％[8]。Zhang 等人[9] 利用烧结制备出的主要相为奥氏体晶型和马氏体晶型的多孔 Fe-35wt.％Mn 合金在 5％NaCl 溶液和模拟体液（SBF）溶液中，电位动态分析确定的降解速率在 2 ～ 8mmpy 之间，这取决于样品中的孔隙率。在接近体内降解的条件下进行的静态浸没试验证实了动态电位试验的结果。降解速率随时间增加而降低，浸泡 7d 后逐渐趋于稳定。所观察到的降解速率满足生物降解材料的要求。然而，如果使用多孔的 Fe-35wt.％Mn，为了在生物医学应用中保持机械完整性，必须改进其力学性能。这一有前景的降解性能将促进生物可降解铁锰合金在未来的进一步发展。此外，低锰合金不仅具有良好的力学性能，而且具有良好的生物相容性和体外腐蚀性能。相比之下，在小鼠模型中对这些合金的评估产生了意想不到的结果，即使在 9 个月后也没有检测到明显的腐蚀。初步的扫描电镜研究表明原因可能是钝化层（磷酸盐）耐腐蚀，所以需要制定策略来防止钝化层的产生或使其溶解，以加快铁锰合金在体内的腐蚀。

　　锌（Zn）是人体必需元素之一，参与人体 200 多种酶组成，被誉为"生命之花"。它直接参与酶的合成，促进身体的生长发育和组织再生，保护皮肤健康，维持免疫功能稳定。选用人体中高含量的锌作为合金成分，以保证合金在一定程度上具有良好的生物相容性。Zn（－0.7628V）的标准电极电位低于 Fe（－0.4402V）。锌的固溶体可以降低电极电位，提高合金的降解速率。此外，过量的 Zn 可以与 Fe 形成高电极电位的金属间化合物，与低电极电位的 Fe-Zn 固溶体基质形成微原电池，进一步加速阳极基质的降解。

　　在铁基体中加入第二相是增加腐蚀速率的另一种方法。Huang 等人选择了一些惰性元素（Pd、Pt、Ag 和 Au）作为铁合金的第二相[10]。在 Hank's 溶液中，Fe-5wt.％Pd 和 Fe-5wt.％Pt 发生了均匀的腐蚀且形成棕黄色腐蚀产物。这是因为在富钯和铂区域，它们作为具有很高腐蚀电位的阴极，与充当阳极的铁形成了大量的微小原电池，因此显著增加了铁合金的腐蚀速率。Fe-5wt.％Pd 和 Fe-5wt.％Pt 材料的溶血现象含量也略高于铸态纯铁，但仍低于 5％。此外，Fe-Pd 和 Fe-Pt 复合材料上黏附的血小板数量少于铸态纯铁，且黏附在标本上的血小板呈圆形，无明显的诱发血栓形成。此外，由于具有相对较高腐蚀电位的纯 Ag 或者 Fe-Au 固溶体充当着阴极，铁基体充当了阳极，当这种材料浸泡在 Hank's 溶液中时，表面会形成大量的微小原电池，进而提高了 Fe-Ag 和 Fe-Au 材料的腐蚀速率。

　　采用粉末烧结法可以制备随机开孔的铁多孔材料。这种制造路径产生的细胞结构大小类似于人类骨骼的层次结构。铁镁合金可以降低细胞毒性，提高血液相容性和降解率。浸泡试验表明，离体3周后，所有样品整体表面降解均匀，开始部分崩解。在单层细胞培养的静态条件下记录了纤维母细胞的快速枯梢现象。然而，所有的试验样品被发现是高度血液相容性。此外，铁镁样品的溶血率约为2%，证明了其在血管相关细胞应用上的良好性能[11]。利用放电等离子体烧结（SPS）制备的铁钨合金与铸态纯铁相比，其屈服强度和极限抗压强度均有所提高，且铁钨合金的腐蚀模式是均匀腐蚀而不是局部腐蚀。电化学测试和浸入试验表明，钨的加入可以提高铁基体的腐蚀速率。细胞毒性评价结果发现，铁钨合金对L929细胞和ECV304细胞均无明显的细胞毒性作用，但明显降低了VSMC细胞的存活能力。血液相容性试验表明，铁钨合金的溶血率均小于5%，未见血栓形成迹象。与纯铁相比，采用合适的第二相组合的铁合金具有更高的强度、更快的降解速度和更均匀的降解方式，是未来开发新型可降解金属支架的候选材料[12]。

10.3.3 铁基三元合金

合金元素对材料的腐蚀速率和下衬机理有很大的影响，它们是最先从不同方面改变材料行为的元素，因为它们基本上影响材料的所有性能。三元合金相比于二元合金拥有更复杂的金属间化合物，有可能会导致在合金内产生更多的原电池，致使三元合金有更为优异的降解性能。此外，不同的合金元素拥有不同的化学性质，三元合金因化学元素丰富会给材料带来更多优异的物理和化学性能，以便成为应用于实际的医用植入材料。

硅（Si）是人体必需的微量元素之一，成年人体内含量约为18mg。一般多存在于表皮及组织中，尤其存在于人体主动脉壁内，在人体的含量随年龄的增长而减少。硅主要参与骨质的钙化过程，促进骨的生长。因此，一旦人体的硅元素摄入量不足，就会导致生长迟缓、骨骼畸形，以及心血管病，骨骼及组织异常等一系列危害人体健康的病症。在饮食中保持一定量的硅元素的摄入，有助于减缓人体器官的衰老，具有延年益寿的作用。另外，Si对Fe-Mn-Si合金的记忆效应而言是有益元素。Si能够显著降低Neel转变温度，促进母相中层错的生成（层错有利于马氏体的生成）。此外，Si还可以固溶强化母相，从而提高母相的屈服强度（屈服强度越高，塑性变形份额越少，马氏体份额越多）。

高锰奥氏体钢，如Fe-20Mn-1.2C合金，由于其高强度、高延展性和优异的降解性能，是生物降解支架应用中最有前途的候选者。Mouzou等人[13]在受控气氛中对Fe-20Mn-1.2C三元合金进行了14d的体外静态试验，以评估在三种常见的伪生理溶液的降解行为，即商用Hank's（CH）溶液、改性Hank's（MH）溶液和富白蛋白的杜氏改性磷酸盐缓冲盐（DPBS）溶液。由于存在不同的离子种类，材料和降解产物的降解被证明强烈依赖于测试介质。在MH和CH溶液中，HCO_3^-的含量增加似乎促进样品表面$Mn-CO_3^-$晶体的生长，而白蛋白和高含量磷酸盐离子的存在促进富含磷酸盐、铁和锰的非晶态层的形成。然而，Fe-Mn-C 合金虽然成功地生成了奥氏体相。但是，该合金的弱点是材料的降解速率低于预期。Pratesa 因此制备了多孔 Fe-Mn-C 材料，以提高合金的降解速率，降低合金的密度，同时又不失其非磁性。选用碳酸钾（K_2CO_3）为填料，通过烧结和溶解法制备泡沫结构。采用氩气环境下的多步烧结工艺制备奥氏体相。结果表明，与固态 Fe-Mn-C 合金相比，泡沫 Fe-Mn-C 合金的降解速率有所提高，但不丧失奥氏体组织[14]。Hong 等人利用 3D 打印技术制备了 Fe-Mn-Ca/Mg 合金，并对合金进行了腐蚀和细胞毒性分析。结果显示，3D 打印的 Fe-Mn-1Ca 的腐蚀电流密度和腐蚀速率都大于烧结的压实球团。电化学腐蚀和浸入腐蚀测量显示，3D 打印的 Fe-Mn-1Ca 比 3D 打印的Fe-Mn 有更高的腐蚀速率。另外，Fe-Mn-1Ca 与 MC3T3 细胞也表现出了良好的细胞相容性，通过直接活/死和间接 MTT 细胞活力测定进行评估。在力学性能方面，Fe-Mn-1Ca在拉伸试验中表现出更高的刚度和脆性破坏，但与 Fe-Mn 相比具有更高的抗拉强度，这可能是由于微孔的存在造成的[15]。

10.3.4　铁基复合材料

生物可降解金属，如镁、铁及其合金，已被认为是潜在的临床医用植入材料。然而，目前对可生物降解金属的研究大多集中在优化其力学性能和降解行为上，而对生物活性的改善却没有大量研究。向铁及铁合金材料中添加生物活性物质可以改善材料的生物活性。Reindl 等人成功地利用 PIM 制备出了新型可降解的 Fe/β-TCP 复合材料并且将致密多孔的试样在 0.9% 氯化钠溶液（NaCl）中或在磷酸盐缓冲盐溶液（PBS）中浸泡56d，结果显示，对于 40vol.% 的 Fe/β-TCP，最大降解率为 196μm/a，这比纯铁高出28%。另外，浸泡后纯铁的抗压屈服强度降低了 44%（NaCl）和 48%（PBS）。然而，Fe/β-TCP 复合材料在浸泡后仅损失 1%（NaCl）和 9%（PBS）的抗压屈服强度。这些优异的性能是由于磷酸氢钙的溶解度提高了腐蚀过程且导致降解性能的增强，因此显示Fe/β-TCP 复合材料是一种新型可降解骨替代材料，特别是因为强度较高对于骨承载区域是良好的选择[16]。Wang 等人[17]检测了硅酸钙（CS）-铁复合材料，由于硅酸钙具有适中的降解性能和良好的生物活性，因此是一种优异的铁及铁合金生物材料的增强相。与纯铁相比，新型 CS 复合材料的抗弯强度有所下降，但是 CS 的加入增强了复合材料表面的 CaP 沉积，提高了复合材料的降解速率。另外，CS 复合材料的细胞增殖刺激能力优于纯铁更有益于创口的恢复。Dehestani 等人研究了复合生物陶瓷铁材料。他们发现，随着羟基磷灰石含量的增加和羟基磷灰石粒径的减小，铁-羟基磷灰石复合材料的屈服强度、抗拉强度和延展性会明显降低，即力学性能受羟基磷灰石含量、羟基磷灰石粒径和羟基磷灰石在铁基体中的弥散规律所影响。所以添加粒径越大的 HAp 颗粒越多，复合材料越强，韧性才会越好[18]。Cheng 等人[19]系统研究了等离子烧结法制备的 $Fe-Fe_2O_3$ 复合材料的微观结构、力学性能、腐蚀行为和体外生物相容性。X 射线衍射分析和光学显微镜观察结果表明，$Fe-Fe_2O_3$ 复合材料不是由 Fe_2O_3 组成而是由 α-Fe 和 FeO 组成的。电化学测试和浸泡试验均表明，$Fe-2Fe_2O_3$ 和 $Fe-5Fe_2O_3$ 复合材料的降解速度快于纯铁复合材料，其中 $Fe-5Fe_2O_3$ 复合材料的腐蚀速度最快。此外，还讨论了 Fe_2O_3 对 $Fe-Fe_2O_3$ 复合材料腐蚀行为的影响。在细胞活性的测试中表明，$Fe-Fe_2O_3$ 复合提取物对 ECV304 和 L929 细胞均无细胞毒性，但大大降低了血管平滑肌细胞的存活能力。此外，所有 $Fe-Fe_2O_3$ 复合材料均与纯铁一样都具有良好的血液相容性。因此，$Fe-5Fe_2O_3$ 复合材料是一种很有前途的可降解支架材料，具有较高的腐蚀速率、优异的机械性能和良好的生物相容性。

表面改性可以提高植入材料在植入初期的降解性和生物相容性，防止铁及铁合金支架的腐蚀从而导致的机械稳定性过早丧失。Feng 等人[20]采用真空等离子体氮化技术研制了一种生物耐腐蚀的渗氮铁支架，发现渗氮纯铁支架的腐蚀电位对腐蚀电流密度影响不大，但显著提高了腐蚀电流密度。术后 3~6 个月，支架内血管通畅；然而，12 个月后，随着仔猪的生长，由于内膜增生和支架血管段相对狭窄而导致轻微管腔损失；但未见血栓形成或局部组织坏死。另外，渗氮处理的铁基药物洗脱冠状支架的降解周期明显缩短，在植入后长达 13 个月的时间内，仅有少量降解产物量，且不会造成任何生物问题，具有极好的应用前景。

在铁及铁合金生物金属材料的基体中形成高腐蚀电势的金属图案，既能够通过改变细胞黏附、生长、分化和活力进而调节细胞功能，又可以人为控制微电池的分布，使得可降解的铁及铁合金在人体内被均匀地腐蚀。当纯铁的支架植入到血管中后，纯铁材料表面首先就会和血管组织接触，细胞与材料之间的相互作用在支架植入后的炎症反应、内皮化、内膜增生中起关键作用，并且也能减少血栓的形成和血小板的沉积，这是植入后最严重的不良反应之一。如果能够通过控制基体表面的微观形貌，从而实现基体支架与血管相关细胞的交互作用，从而控制可降解支架的植入效果，这将对临床应用试验的成功率带来巨大提高。Zheng 课题组[21]曾利用铜网作为图案模板覆盖在纯铁表面，采用真空溅射法在纯铁表面沉积了微图案化的圆盘形状的金膜，使得复合材料的生物降解速率加快。电化学测试结果表明，镀有微图案化金膜的纯铁在 Hank's 溶液中的腐蚀电流密度比未镀金膜的高出 4 倍，而不同直径的微图案化金膜对纯铁的腐蚀速率的影响差异并不大。浸没实验表明，镀圆盘状的金膜的纯铁的腐蚀深度是裸纯铁的 3 倍左右。此外，电化学测试表明，镀金膜阵列的纯铁基体腐蚀更为均匀。具体来说，腐蚀开始发生在金与铁接触处，特别是图案的边界处，然后逐渐向金层发展，广泛分布在金颗粒与铁基体之间的电偶腐蚀形成了无数个微反应活跃点。

10.4 生物医用铁合金材料的力学性能

与其他研究最多的可生物降解材料，如镁相比，可降解的铁及铁合金生物医用材料具有较高的机械强度和较低的腐蚀速率。几种金属材料的力学性能对比如表 10-1 所示。

表 **10-1**　几种金属材料力学性能对比[22]

金属	弹性模量（GPa）	屈服强度（MPa）	抗拉强度（MPa）
316L 不锈钢	190	331	586
纯铁	211.4	120～150	180～210
镁合金（WE43）	44	162	250

由表 10-1 可以看出，纯铁的弹性模量为 211.4GPa，比 316L 不锈钢和镁合金（WE43）的值都要高，甚至是镁合金 44GPa 的 4.8 倍。优异的力学性能使得纯铁能够更好地应用于心血管支架及周边支架，因为其较高的弹性模量可以更好地防止血管支架早期的弹性回缩，避免了血管再狭窄的发生。较高的抗拉强度、屈服强度，能够提供合适的支架径向支撑力，使之能够更好地应用于骨组织工程支架。

合金元素的加入是提高铁的力学性能的最主要方式。这是由于改变了相的组成，从而对铁合金的力学性能有很大影响。以 Fe-Mn 合金为例，不同 Mn 含量的加入会导致力学性能有很大差异。表 10-2 展示了不同 Mn 含量的铁合金的力学性能，其中，Fe25Mn 的极限强度最高，Fe20Mn 的屈服强度最高，而 Fe20Mn 获得了最佳伸长率。Fe30Mn 和 Fe35Mn 试样的晶粒较大，说明其延性较好，强度较低。此外，γ 相和 ε 相共存于 Fe20Mn 和 Fe25Mn 中，而 Fe30Mn 和 Fe35Mn 样品中只发现 γ 相。由于 ε 相比 γ 相更硬、更密，会对合金的强化起主要作用。因此，Mn 的含量的增加可以造成强度的降低和延性的增加。但 Fe20Mn 合金试样的延性略高于 Fe25Mn 试样。这可以通过考虑新相的形成和变形孪晶所产生的应力松弛机制来解释。在试验中，两种合金均形成了 ε 相，但在 Fe20Mn 中也形成了 α' 相。α' 相的形成使 Fe20Mn 应力松弛，这提高了其伸长率[23]。

表 **10-2**　铁锰合金的力学性能[23]

材料	极限强度（MPa）	屈服强度（MPa）	断裂伸长率（%）	硬度（洛氏 A）
Fe20Mn	702（11）	421（27）	7.5（1.5）	59（1）
Fe25Mn	723（19）	361（33）	4.8（0.4）	56（1）
Fe30Mn	518（14）	239（13）	19.0（1.4）	40（1）
Fe35Mn	428（7）	234（7）	32.0（0.8）	38（2）

注：括号里是标准差。

一般来说，生物医用铁合金材料因铁自身力学性能的优异使得力学性能的提升并不是十分重要。但是，在改善降解行为的同时不应过分牺牲铁及铁合金优异的力学性能。

10.5　生物医用铁合金材料的降解行为

由有机、无机化合物和离子组成的体液和宿主材料之间复杂的相互作用影响着金属植入行为和降解产物的形成。Hank's 溶液和磷酸盐缓冲（PBS）溶液是进行体外试验最常见的溶液之一。金属在这些溶液中的降解模式可以在一定程度上用于预测可降解金属的体内行为，因为介质离子浓度与血浆离子浓度相似。

金属降解是一种表面现象，取决于环境温度、pH 值和表面释放金属离子的溶解度，以及所使用介质的化学成分和离子浓度。纯铁是一种化学活性金属，通过以下电化学反应溶于水溶液：

阳极反应：

$$Fe \longrightarrow Fe^{2+} + 2e^- \tag{1}$$

阴极反应：

$$O_2 + 2H_2O + 4e^- \longrightarrow 4OH^- \tag{2}$$

总反应：

$$2Fe + O_2 + 2H_2O \rightleftharpoons 2Fe(OH)_2 \tag{3}$$

氢氧化铁（Ⅱ）进一步被氧化：

$$Fe(OH)_2 + 1/2O_2 + H_2O \longrightarrow 2Fe(OH)_3 \tag{4}$$

铁表面腐蚀层通常是由 $FeO \cdot nH_2O$（黑色）、中层 $Fe_2O_3 \cdot nH_2O$（黑色）以及最外层的 $Fe_2O_3 \cdot nH_2O$（红褐色）组成。然而，尽管这些化合物在考虑的条件下具有热力学稳定性，但由于其结构和晶体缺陷的存在，它们并不具有保护性质。例如在碳酸盐、碳酸氢盐、磷酸盐、氯离子和腐蚀产物浓度变化的影响下，各相或化学物质的稳定极限有所不同。随着溶液中氯离子向氢氧化物层中渗透，腐蚀将继续发生，产生的金属氯化物会与氢氧根离子发生反应，最终生成铝氧化物和酸。这种反应会造成很深的点腐蚀，会对植入材料的力学性能产生强烈的破坏。但是随着腐蚀的继续发生，溶液中的钙和磷会沉积在铁的表面，形成一层钙磷复合物附着在腐蚀层的表面，会对腐蚀的进一步发生产生一定的抑制作用。

10.6 生物医用铁合金材料的生物相容性研究

医学是直接为人体服务的。从逻辑上讲，或按科学的要求，任何试验和疗法都应在人体内进行才最真实。但我们不能这么做，因为涉及伦理道德问题。因此，任何治疗方案在进入人体前，都应该在人体外得到证实。人体外的实验包括实验室内对细胞毒性和细胞相容性的研究和动物体内试验。

10.6.1 细胞毒性和细胞相容性

一般来说，任何用于医疗器械的材料的基本前提和第一个必须具备的特性是良好的生物相容性。生物相容性指的是材料的性质，取决于其应用，但本质上良好的生物相容性意味着该材料与周围的活组织相容，不会对其产生有害影响。生物相容性的测试并不是一种简单的方法，因为生物相容性不仅包括材料性质，还包括与之接触的活组织的反应，而免疫系统的反应以及对细胞遗传行为的影响，使得综合研究更加复杂[1]。确定某些物质对周围细胞的直接毒性效应的试验方法已经很成熟，但是人工材料在较长时间内从遗传和免疫效应方面对宿主反应的影响是非常复杂和不那么直接的。因此，生物材料若要应用于人体中，对材料进行体外细胞模拟试验是必不可少的。一般而言，体外测试的结果直接受到培养基中离子浓度的影响，另外，培养基中离子浓度、腐蚀速率和材料的组成之间是密切相关的。

纯铁只由一种元素组成，因此，其生物相容性只受 Fe^{2+}、Fe^{3+}、铁的氢氧化物和铁颗粒的影响。这些生成物因其载药和疾病诊断等优点而被广泛应用于医学领域。工业纯铁不会显示任何对 L929 和 ECV304 细胞的细胞毒性信号，不会降低细胞的生存能力，并且溶血率低于 5%，血小板显示出正常的球形。这些结果表明，工业纯铁具有优异的生物相容性和血液相溶性，是生物医用植入材料的良好选择。

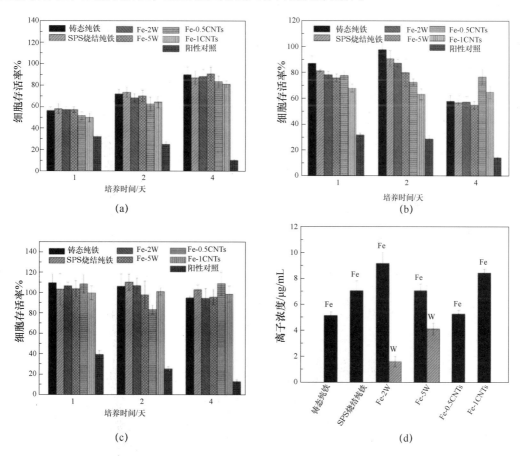

图 10-3　不同细胞在 Fe-X 复合材料浸提液中分别培养 1d、2d、4d 后细胞的
存活率，以纯铁作为对照组。（a）L929 细胞；（b）VSMC 细胞；
（c）ECV304 细胞；（d）浸提液下的离子浓度[12]

对于铁合金而言，由于加入了合金化元素，生物相容性受到不同程度的影响。例如，向 Fe 中加入 Co、Al、W、Sn、B、C、S 合金元素得到的铁基二元合金的浸提液对

ECV304 细胞没有显示出明显的细胞毒性，但是显著降低了 L929 和 VSMC 的细胞活性。以 Fe-W 和 Fe-CNTs 复合材料为例，图 10-3 所示为不同细胞体系在 Fe-W 和 Fe-CNTs 复合材料浸提液中培养 1d、2d、4d 后的细胞存活率，以纯铁材料作为对照组[12]。随着培养时间的逐渐延长，L929 细胞的存活率不断增加，在不同的培养时间下，不同的材料对 L929 细胞的存活率并没有显著影响。在经过为期 4d 的培养后，同对照组相比，L929 细胞在所有材料中都具有高于 85% 的存活率，证明了材料对细胞的毒性较小。对于 VSMC 细胞，在培养 4d 后，Fe-W 合金与纯铁试样中细胞却仅有 60% 的存活率，而 Fe-CNTs 的存活率略高，达到 70%，这说明所有的材料对 VSMC 细胞都具有一定的毒性，这可能是由于浸提液中的铁离子抑制了血管平滑肌细胞的增殖。对于 ECV304 细胞，在不同的材料浸提液下和不同的培养周期下都保持着较高的细胞存活率。经过 4d 的培养后，细胞存活率在 90% 以上，表明了铁复合材料对 ECV304 细胞没有明显的毒副作用，不会有病变的发生。

血液相容性的测试同样是重要的试验。同样以 Fe-W、Fe-CNTs 作为示例，其溶血率均低于 5% 标准，并且，血小板黏附实验也表明，血小板外形完整，没有激活现象，说明血栓性低，试样安全可靠。图 10-4 给出了 Fe-X 复合材料和纯铁表面黏附血小板的 SEM 图片。从图中可以看出，黏附在 Fe-W 表面的血小板数量和纯铁表面没有显著差异，但是 Fe-CNTs 材料表面的血小板数量明显高于纯铁表面；三种材料的表面黏附的血小板形状为圆形，并没有铺展开来，也没有看见明显的伪足状结构，这表明血小板处于未被激活状态，即没有发生明显的血栓，但是，Fe-CNTs 复合材料的表面有少许的血小板破裂。

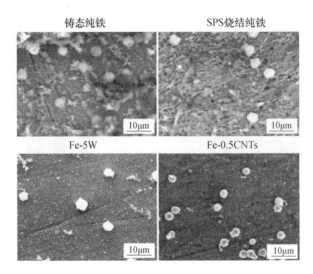

图 10-4　纯铁及铁复合材料表面黏附血小板的 SEM 图片[12]

虽然向铁中加入锰元素会提高降解性能且可以改善铁的铁磁性，但是，过量锰会产生中毒和神经毒性。因此，铁锰合金的生物相容性得到了广泛的研究。Schinhammer 等人[24]研究了 Fe-Mn-C（−Pd）合金的浸提液与 HUVECs 的细胞相容性的关系。结果发现，浸提液的浓度会对细胞活性和代谢活性产生重大影响。由于添加钯元素前后细胞存活率无明显变化，所以添加钯元素对铁合金的细胞相容性没有影响。作者认为，只要离子的释放速率在一定范围内，铁合金就具备细胞相容性。然而，离子的释放速率与降解速率密切相关，因此，铁合金的降解速率对细胞相容性有着明显的影响。在单层细胞的培养实验中，培养 1d 后细胞死亡。但是，在动态的灌注式腔体中进行的细胞毒性测试显示，铁合金的体外细胞毒性显著降低。这可能是毒性物质的积累增加了毒性反应造成的。然而，在动态灌注式腔体中潜在的毒性物质可以被持续消除。

一般来说，植入初期要求材料具有良好的生物相容性和较慢的腐蚀速率，这可以保证植入材料在生物体患病处愈合前保持长时间优异的机械性能。这个要求通常采用表面改性的方法来完成。HA 或 HA/PCL 涂覆的样品显示出对 HSF 和 hMSC 较高的活性，这表明表面上的 HA 可以提高细胞相容性。Zhu 等人[25]采用金属蒸汽真空弧源注入技术（MEVVA）将镧（La）植入在纯铁的表面。结果显示，La 以正三价态存在于纯铁的表面，会在纯铁的表面形成一层氧化层，阻止了过快的腐蚀速率。电化学测试和浸泡实验均证实了 La 离子的植入提高了纯铁在 SBF 中的耐蚀性能。与不锈钢和纯铁相比，具有 La 离子保护涂层的纯铁，血小板的黏附、前凝血酶时间和凝血时间都大幅度降低，显示出了更好的血液相容性。

体外实验相比于利用整个生物体进行实验的体内实验，可实现物种特异性，进行更简单、更方便和更详细的分析。活生物体是在由膜空间组织的环境中，由至少数万个基因、蛋白质分子、RNA 分子、小有机化合物、无机离子和复合物组成的极其复杂的功能系统。在多细胞生物体、器官系统中，这些无数组分以处理食物、去除废物、将组分移动到正确位置，并且响应于信号分子、其他生物体、光、声音、热、味道、触觉和平衡的方式与彼此和它们的环境相互作用。这种复杂性使得人们难以识别各个组分之间的相互作用，并且难以探索它们的基本生物学功能。正如在整个动物的研究逐渐取代人类试验，体外实验也正逐渐取代对整个动物的研究。体外实验的另一个优点是可以在没有来自实验动物的细胞反应的"外推"的情况下研究人细胞，进而预测材料在人体内是否可能存在不良反应。体外实验研究的主要缺点是从体外实验的结果外推到完整生物体的生物学具有挑战性。进行体外实验的研究者必须小心避免对其结果的过度解释，这可能导致关于有机体和系统生物学的错误结论。

10.6.2　动物活体内试验

医用植入材料的开发自然也需要在动物身上进行体内实验，以研究医用植入材料在复杂的体内环境下所经历的变化，例如植入材料是否会因结构塌陷而发生严重血栓，植入材料释放出的离子是否会对机体产生中毒反应等。因此，动物活体内实验是评估铁基材料的生物相容性和降解性的最直接的方法。血管支架是可降解铁基材料最重要的应用之一，因此，它的体内研究也是最早被应用的。纯铁的首次体内测试心血管支架文献是由 Peuster 发表的，正如前文所说，作者将纯铁支架植入新西兰白兔的主动脉之中，在植入后的 6～18 个月，未发生血栓栓塞并发症或不良反应事件，没有观察到显著的新生内膜增殖，全身或系统性毒性现象[4]。图 10-5（a）为植入 18 个月后的组织切片，可以看到新生内膜覆盖的支架（N）、适度渗透在外膜的边缘的巨噬细胞（箭头）。在这之后，正如图 10-5（b）所示，他们将纯铁支架植入到小型猪的降主动脉中进行长时间的观察，没有发现铁过载或者与铁相关的器官毒性发生，也没有发现由腐蚀产物引起的局部毒性现象[2]。

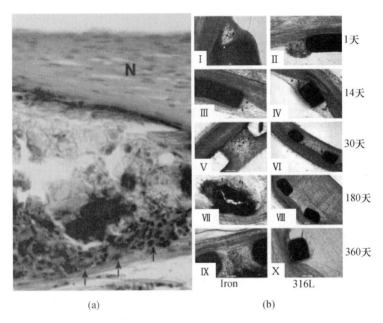

图 10-5　（a）兔主动脉可降解铁支架植入 18 个月后的组织学切片。
支架被新内膜（N）覆盖。沿外膜侧可见中度浸润的巨噬细胞（箭头）[4]。
（b）猪降主动脉中植入铁和 316 L 支架的不同时期的组织学切片[2]

　　Kraus 等人将 Fe-10Mn-1Pd 和 Fe-21Mn-0.7C-1Pd 合金经体外植入 38 只大鼠股骨，经 52 周后，未发现局部毒性或临床异常迹象[26]。如图 10-6 所示，虽然在生物材料附近存在铁离子，但未观察到对邻近骨组织的损害，并且可观察到可降解铁基生物材料集成良好，并被狭窄的结缔组织皮瓣包裹。此外，Ulum 等人对可降解的纯铁及铁基生物陶瓷复合材料包括 Fe-5HA、Fe-5TCP、Fe-5BCP 进行了体内研究，结果发现，植入的可降解铁基材料至绵羊前肢长时间后未表现出全身毒性[27]。如图 10-7 所示，在整个体内研究中，观察到正常的动态血液反应和无细胞应激。组织学分析确定了炎症细胞的存在（如巨噬细胞、颗粒组织和纤维组织），围绕在可降解铁基生物陶瓷复合材料周围，作为活性生物降解和伤口愈合过程的标志。另一方面，植入大鼠股骨的 Fe-30wt.％ Mn 合金的体内研究报道，该生物材料可能起到局部刺激物的作用，即在腐蚀产物中发现一个小范围坏死的骨头，并伴有巨噬细胞的存在[28]。然而，没有发现不良的全身影响。此外，在铁锰生物材料中添加硅可以改善生物相容性。在大鼠胫骨植入大块 Fe-Mn-Si 合金（比例为 3∶2∶2）的 28d 体内研究中，发现骨再生过程仍在继续。植入 14d 后，ALP 活性增加，提示骨形成活跃。此外，组织学分析证实两周后开始骨重建，观察到一些凋亡的骨细胞，然后在第四周出现骨细胞，如图 10-8 所示。总而言之，在铁锰硅合金的缓慢生物降解过程下可以观察到正常的血液稳态且没有严重的不良反应[29]。

　　动物活体内试验可视为体内试验，但这只是在动物体内的试验。因为动物有别于人类，与人体内试验相比，依然是体外试验。因此，在动物活体内获得的优异的实验结果放到人体未必可获同样的结果。可降解医用金属植入材料在动物体内有效，未必会在人体内发挥有效作用甚至还有可能产生严重的毒性反应进而危及人体生命。生物医学是针对人体个体的实践活动，人体个体的复杂性、特殊性和代表性（或统称异体性或异质性）是动物种群难以模拟的。因此，可降解医用金属植入材料是否对人体产生不良反应仍需进一步的探索。

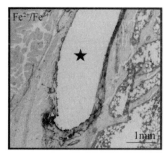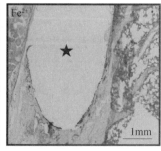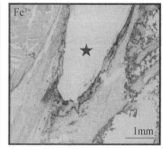

图 10-6　植入后 Fe^{2+}/Fe^{3+}、Fe^{2+} 和 Fe^{3+} 在纯 Fe 附近的检测（体内附近）[27]

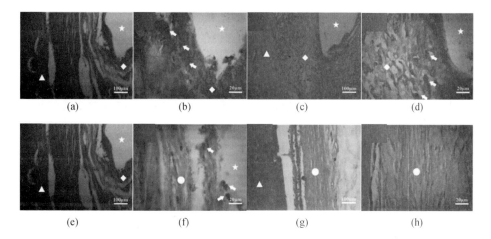

图 10-7　在体内实验 70d 后，（a，b）纯铁，（c，d）Fe-HA，（e，f）Fe-TCP
和（g，h）Fe-BCP 的组织学观察分析。◆-颗粒组织，
●-纤维组织，▲-骨，★-去除种植体后空洞，→-巨噬细胞[28]

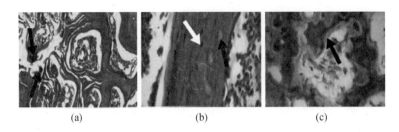

图 10-8　在 Fe-Mn-Si 合金的体内试验中发生骨重塑（周期性酸性席夫染色）。两周后
（a）出现小骨坏死区（黑色箭头，×100），（b）空腔（黑色箭头）可见较大的
骨小梁中可见部分骨细胞（白色箭头）（×900）。4 周后，
（c）小梁中出现新的类骨组织和成骨细胞（黑色箭头）（×900）[29]

10.7　生物医用铁合金材料目前存在的问题

10.7.1　降解速率过慢

铁合金的降解速率远远低于镁合金的降解速率，可以确保修复血管过程中力学性能的可靠性。而支架用于临床的话，要在半年内保持功能完全，然而，纯铁在体外的降解速率太低，在体内的降解速度甚至比在体外更慢。实验研究发现，纯铁支架一年后仍旧存在，不能够在适当的时间内完全降解，导致支架的降解周期远大于理想支架材料的降解周期，满足不了应用要求。因此提高降解速率是扩大铁基合金生物医学应用范围的关键之一。

10.7.2　铁磁性质的干扰

铁是一种磁性物质，大多数铁基合金都是磁性的，这导致不能进行核磁共振等医学检验，随着电子产品大量生产进入人们的生活，磁性铁基合金植入物存在更高的潜在风险。因此，解决铁磁性的问题迫在眉睫。目前，非磁性的铁锰合金提供了一种解决铁磁性问题的方法。当锰含量大于 29wt.% 时，淬火后的铁锰合金呈现出完全非磁性的奥氏体 γ 相。但是，对 Fe-30Mn 合金激光切割成心血管支架后进行的研究发现，锰元素在激光切割形成的高温熔区的影响下析出到晶界，会造成 Fe-30Mn 合金物相的改变、磁性的恢复以及腐蚀速率的大幅度降低（几乎退回到了纯铁的腐蚀速率）。所以，对于铁锰合金加工和成分配比仍需要得到进一步的研究。

10.8　结论与展望

铁及铁合金可降解材料是目前研究最广泛的可降解生物医用材料之一。与其他的生物可降解材料相比，可降解的铁及铁合金具有以下几方面的优点：（1）优异的力学性能。相比于其他的生物可降解材料，具有较高强度、弹性、塑性，这使得铁及铁合金作为骨支撑工程材料具有很好的应用前景。弹性模量高于 316L 不锈钢和镁合金，若应用于心血管支架能够提供更好的径向支撑，可有效防止血管再狭窄的发生。（2）可降解性。铁的标准电极电位是 0.44V，易被腐蚀。但与镁相比，腐蚀降解速度很慢。降解时不会释放气体，不会造成血液碱性化和伤口难以愈合等不良反应。（3）良好的生物相容性。铁是人体必需的营养元素之一，在血液中拥有较高的含量并且铁离子对血液中氧的运输起到极其重要的作用，同时铁能够合成人体血红蛋白、肌红蛋白、细胞色素及多种酶，这使得铁作为可降解的心血管支架方面具有较大的优势。

虽然现如今对可降解的铁及铁合金生物金属材料有一定的研究成果，但是距离实际的临床应用仍然有着不小的距离。（1）对于可降解的铁及铁合金生物金属材料的制造，研究者们采用了不同种类的生产工艺和加工工艺，例如铸造、烧结、轧制、电沉积、磁控溅射、表面改性、生物涂层、复合结构等，然而效果都不算理想，往往是提高了力学性能的同时而又提高了耐蚀性等不利于可降解材料应用的性能。但是，随着新型生产技术和加工工艺的发展（如 3D 打印技术等）和纯铁在动物试验上已经有了较为成熟的研究，可降解的铁及铁合金生物金属材料的发展仍有很大的提升空间。（2）目前，在纯铁合金化方面已有许多先进报道，其中铁锰合金因较低的磁性、优异的降解速率而被认为是最具有临床应用潜力的医用可降解铁基金属材料。但是，由于锰元素在人体内属于微量元素，大量的锰元素的析出注定会造成人体毒性的发生，因此，选择新型合金元素进行可降解铁合金生物金属材料的探究是十分有必要的。（3）在铁基材料中引入阴极第二相的方式，既能有效地增强力学性能，又能有效地提高腐蚀效率，从而解决铁基材料降解速率过慢的问题。例如，Pt、Pd、Au、Ag 等贵金属元素。但是，贵金属的加入必然会造成材料整体成本的巨大提升。此外，在长时间的体内降解后，贵金属因难以被腐蚀而残留在人体内，因此在体内的吸收和降解仍需要进一步的研究。（4）在纯铁的表面改性方面，虽然都会对基体产生一定的腐蚀促进作用以促进复合材料在体内的降解，但是，目前来说，只有图案化的方式可以对纯铁起到一定的促进腐蚀作用，这是由图案的尺寸、形状和分布的可控性造成的定量调控铁离子的腐蚀。但是因腐蚀过后脱落的图案金属在体内吸收困难，所以该方法仍需进一步探索。

10.9　思政小结

材料是现代产业的三大支柱之一，而医用材料更是直接影响我们的生命健康，所以我们应给予足够的关注来进行广泛的研究和发展。铁及铁合金拥有储量较高、价格较低的先天优势，在医用金属材料中占有较大的比重，因此开发高质量、高性能的铁及铁合金对维护基层人民的身体健康有着重要的意义。同时，在发展和研究铁及铁合金的过程中需遵循无毒无害、可持续发展及保护环境的原则，这与习近平总书记提出的"绿水青山就是金山银山"不谋而合,这才是民族崛起的正确道路。2020 年 8 月 11 日,习近平签署主席令,表彰在抗击新冠肺炎疫情斗争中作出杰出贡献的人士,授予钟南山"共和国勋章",授予张伯礼、张定宇、陈薇(女)"人民英雄"国家荣誉称号。他们是新时代知识分子的杰出代表和光辉典范,在疫情面前他们胸怀祖国、服务人民的科学精神充分展示了中华儿女众志成城、不畏艰险、愈挫愈勇的民族品格,为顺利推进中国特色社会主义伟大事业,实现第一个百年奋斗目标凝聚党心军心民心,是我们所有学生和科技工作者学习的榜样。国家的建设和发展离不开我们,以更好地服务大众为目标的我们,更应该刻苦学习理论知识,打下坚实的基础,做一个有理想、有本领、有担当的青年,培养自己坚毅执着的科学精神、精益求精的工匠精神,增强服务国家、服务人民的爱国情怀和赶超国际先进技术的使命感,努力成为构筑祖国安稳繁荣的一块基石。

10.10　课后习题

1. 铁及铁合金可降解金属材料主要的应用有哪些?
2. 植入初期要求材料具有较慢还是较快的腐蚀速率? 为什么?
3. 纯铁的降解性与加工方法之间有什么关系?
4. 提高铁降解速率的方法有哪些?
5. 铁及铁合金可降解金属材料的优点有哪些?
6. 铁及铁合金具有磁性所带来的困扰有哪些? 该怎样解决铁磁性问题?

10.11　参考文献

[1] ZIVIC F, GRUJOVIC N, PELLICER E, et al. Biodegradable metals as biomaterials for clinical practice: iron-based materials [M]. Biomaterials in Clinical Practice, 2018: 225-280.

[2] PEUSTER M, HESSE C, SCHLOO T, et al. Long-term biocompatibility of a corrodible peripheral iron stent in the porcine descending aorta [J]. Biomaterials, 2006, 27 (28): 4955-4962.

[3] HERMAWAN H, MANTOVANI D. Process of prototyping coronary stents from biodegradable Fe-Mn alloys [J]. Acta Biomaterialia, 2013, 9 (10): 8585-8592.

[4] PEUSTER M, WOHLSEIN P, BRÜGMANN M, et al. A novel approach to temporary stenting degradable cardiovascular stents produced from corrodible metal results 6-18 months after implantation into New Zealand white rabbits [J]. Heart, 2001, 86: 563-569.

[5] WAKSMAN R, PAKALA R, BAFFOUR R, et al. Short-term effects of biocorrodible iron stents in porcine coronary arteries [J]. Journal of Interventional Cardiology, 2008,

21 （1）：15-20.

［6］ CAPEK J, KUBASEK J, VOJTECH D, et al. Microstructural, mechanical, corrosion and cytotoxicity characterization of the hot forged FeMn30 （wt. %） alloy ［J］. Materials Science and Engineering C, 2016, 58：900-908.

［7］ HEIDEN M, WALKER E, NAUMAN E, et al. Evolution of novel bioresorbable iron-manganese implant surfaces and their degradation behaviors in vitro ［J］. Journal of Biomedical Materials Research A, 2015, 103 （1）：185-193.

［8］ HEIDEN M, KUSTAS A, CHAPUT K, et al. Effect of microstructure and strain on the degradation behavior of novel bioresorbable iron-manganese alloy implants ［J］. Journal of Biomedical Materials Research：Part A, 2015, 103 （2）：738-745.

［9］ ZHANG Q, CAO P. Degradable porous Fe-35wt. % Mn produced via powder sintering from NH_4HCO_3 porogen ［J］. Materials Chemistry and Physics, 2015, 163：394-401.

［10］ HUANG T, CHENG J, ZHENG Y F. In vitro degradation and biocompatibility of Fe-Pd and Fe-Pt composites fabricated by spark plasma sintering ［J］. Materials Science and Engineering C, 2014, 35：43-53.

［11］ ORI ŇÁK A, ORI ŇÁKOVÁ R, KRÁLOVÁ Z O, et al. Sintered metallic foams for biodegradable bone replacement materials ［J］. Journal of Porous Materials, 2013, 21 （2）：131-140.

［12］ CHENG J, ZHENG Y F. In vitro study on newly designed biodegradable Fe-X composites （X = W, CNT） prepared by spark plasma sintering ［J］. Journal of Biomedical Materials Research B：Applied Biomaterials, 2013, 101 （4）：485-497.

［13］ MOUZOU E, PATERNOSTER C, TOLOUEI R, et al. In vitro degradation behavior of Fe-20 Mn-1. 2C alloy in three different pseudo-physiological solutions ［J］. Materials Science and Engineering C, 2016, 61：564-573.

［14］ PRATESA Y, HARJANTO S, LARASATI A, et al. Degradable and porous Fe-Mn-C alloy for biomaterials candidate ［M］. AIP Conference Proceedings, 2018, 1993：020007.

［15］ HONG D, CHOU D T, VELIKOKHATNYI O I, et al. Binder-jetting 3D printing and alloy development of new biodegradable Fe-Mn-Ca/Mg alloys ［J］. Acta Biomaterialia, 2016, 45：375-386.

［16］ REINDL A, BOROWSKY R, HEIN S B, et al. Degradation behavior of novel Fe/β-TCP composites produced by powder injection molding for cortical bone replacement ［J］. Journal of Materials Science, 2014, 49 （24）：8234-8243.

［17］ WANG S, XU Y, ZHOU J, et al. In vitro degradation and surface bioactivity of iron-matrix composites containing silicate-based bioceramic ［J］. Bioactive Materials, 2017, 2 （1）：10-18.

［18］ DEHESTANI M, ADOLFSSON E, STANCIU L A. Mechanical properties and corrosion behavior of powder metallurgy iron-hydroxyapatite composites for biodegradable implant applications ［J］. Materials and Design, 2016, 109: 556-569.

［19］ CHENG J, HUANG T, ZHENG Y F. Microstructure, mechanical property, biodegradation behavior, and biocompatibility of biodegradable Fe-Fe$_2$O$_3$composites ［J］. Journal of Biomedical Materials Research A, 2014, 102 (7): 2277-2287.

［20］ FENG Q, ZHANG D, XIN C, et al. Characterization and in vivo evaluation of a biocorrodible nitrided iron stent ［J］. Journal of Materials Science: Materials in Medicine, 2013, 24 (3): 713-724.

［21］ CHENG J, HUANG T, ZHENG Y F. Relatively uniform and accelerated degradation of pure iron coated with micro-patterned Au disc arrays ［J］. Materials Science and Engineering C, 2015, 48: 679-687.

［22］ MANI G, FELDMAN M D, PATEL D, et al. Coronary stents: a materials perspective ［J］. Biomaterials, 2007, 28 (9): 1689-1710.

［23］ HERMAWAN H, DUBE D, MANTOVANI D. Degradable metallic biomaterials: design and development of Fe-Mn alloys for stents ［J］. Journal of Biomedical Materials Research Part A, 2010, 93 (1): 1-11.

［24］ SCHINHAMMER M, GERBER I, HANZI A C, et al. On the cytocompatibility of biodegradable Fe-based alloys ［J］. Materials Science and Engineering C, 2013, 33 (2): 782-789.

［25］ ZHU S, HUANG N, SHU H, et al. Corrosion resistance and blood compatibility of lanthanum ion implanted pure iron by MEVVA ［J］. Applied Surface Science, 2009, 256 (1): 99-104.

［26］ KRAUS T, MOSZNER F, FISCHERAUER S, et al. Biodegradable Fe-based alloys for use in osteosynthesis: outcome of an in vivo study after 52 weeks ［J］. Acta Biomaterialia, 2014, 10 (7): 3346-3353.

［27］ ULUM M F, NASUTION A K, YUSOP A H, et al. Evidences of in vivo bioactivity of Fe-bioceramic composites for temporary bone implants ［J］. Journal of Biomedical Materials Research B: Applied Biomaterials, 2015, 103 (7): 1354-1365.

［28］ TRAVERSON M, HEIDEN M, STANCIU L A, et al. In vivo evaluation of biodegradability and biocompatibility of Fe30Mn alloy ［J］. Veterinary and Comparative Orthopaedics and Traumatology, 2018, 31 (01): 010-016.

［29］ FÂNTÂNARIU M, TRINCĂ L C, SOLCAN C, et al. A new Fe-Mn-Si alloplastic biomaterial as bone grafting material: In vivo study ［J］. Applied Surface Science, 2015, 352: 129-139.

第11章 可降解金属复合材料

利用不同性质的材料复合而成的材料，不仅兼具组分材料的性质，而且可以得到组分材料不具备的新的特性。随着复合材料科学技术的进展，生物医用复合材料已成为生物医用材料研究和发展中最活跃的领域[1]。本章主要介绍四种可降解材料与金属复合得到的复合材料。

11.1 可降解金属复合材料研究背景及现状

生物医用复合材料（biomedical composite materials）是指两种或者两种以上不同组成、不同形状、不同性质的物质，通过不同的工艺复合而成的多相材料。用于医疗器械的材料，常常需要满足符合人体力学要求。而单一的材料往往无法满足，因此需要多种材料复合来满足产品机械性能、加工性能、热力学性能的要求。复合材料的组分材料虽然保持其相对独立性，但是复合材料性能却不是组分材料的简单的加和，而是有重要的改进[2]。在长期的临床应用中，传统的生物医用金属材料和高分子材料与人体组织的亲和性差，长期植入人体，从金属材料中溶出金属离子，从高分子材料中溶出残留的未反应单体，对人体组织构成一定的危害。而陶瓷材料由于材料本身的脆性只能用于骨缺损填充，而不适于用在人体受力较大的部位。因此单一的生物医用材料都不能很好地满足临床应用的要求。人体不同部位的组织具有不同的结构和性能，生物医用复合材料的研究为获得结构和性质类似于人体组织的生物医用材料开拓了一条广阔的途径[1]。

复合材料可经设计，即通过对原材料的选择、各组分分布设计和工艺条件的保证等，使原组分材料优点互补，因而呈现出色的综合性能。作为生物医用复合材料，其最显著的特点是具有自我调节能力，能用于人体组织的修复、替换和人工器官的再造。作为有生命的器官，生物医用复合材料必须具备在一定程度上调节自身物理、化学和力学性能以适应周围的环境、自适应和自愈合的功能。复合材料一般由基体材料和增强材料组成。增强体是高性能结构复合材料的关键组分，在复合材料中起着增加强度、改善性能的作用；基体则起着黏结增强体予以赋形并传递应力和增韧的作用。复合材料所用基体主要有聚合物，也有金属、无机非金属如陶瓷等。医用高分子材料、金属和陶瓷材料都可以既作为生物医用复合材料的基材，又可作为增强体或填料[3]。

天然的骨骼材料是人体胶原蛋白与无水矿物质构成的一种纤维增强天然生物复合材料，天然生物复合材料还包括牙质、软骨组织和皮肤。在临床应用中，单一的医用材料并不能很好地满足临床应用要求。这促使科学家们不断研究将不同性质的材料复合，得到既兼具组分材料的性质又具有组分材料不具备的性质的新材料。随着研究的不断深入和组织工程学说的建立，寻找和制备结构、性能类似于人体组织的生物医用复合材料已成为材料科学、生物医药科学和组织工程学等多项学科交叉研究和发展的重点之一[3]。

11.2 可降解金属复合材料分类及概述

植入体内的材料在人体复杂的生理环境中，长期受物理、化学、生物等因素的影响，同时各组织以及器官间普遍存在着许多动态的相互作用，因此，生物医用组分材料必须满足具有良好的生物相容性和物理相容性、良好的生物稳定性、足够的强度和韧性以及良好的灭菌性能[4]。本节将对可降解聚乳酸、纤维素、壳聚糖以及无机材料与金属复合得到复合材料进行概述，从而得到所需要满足的性能。

11.2.1 聚乳酸-金属复合材料（Polylactic acid metal composites）

聚乳酸（polylactic acid，PLA）俗称聚丙交酯，一般由聚乳酸聚合得到，分为聚 D-乳酸（PDLA）、聚 L-乳酸（PLLA）和聚（D，L）-乳酸（PDLLA）等几种，其中，PL-LA 及 PDLA 是结晶性聚合物，PDLLA 是非晶性的聚合物[5-7]。其中聚左旋乳酸（PLLA）是最适合人体使用的生物医用材料，其无毒、无刺激，具有良好的生物相容性，在生物体内经过酶的分解，最后被分解成二氧化碳和水，是生物可降解吸收材料研究领域的热点。聚乳酸研究初期合成制备的聚乳酸分子量较低，强度较差，通过改善乳酸的聚合方式，使用开环聚合方式[8]（图 11-1），得到大分子量的聚乳酸，大幅度提高了聚乳酸的性能，不同形态的聚乳酸的性能也不同（表 11-1）。

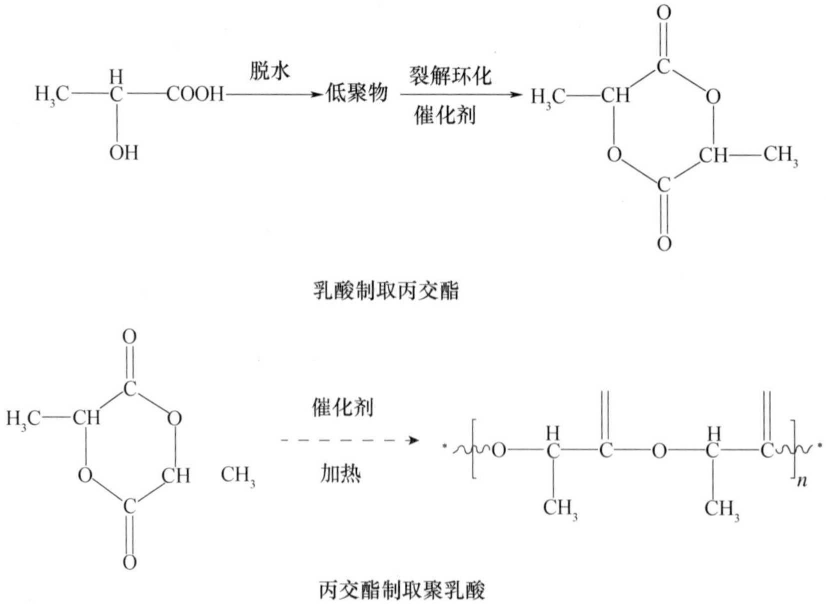

乳酸制取丙交酯

丙交酯制取聚乳酸

图 11-1 聚乳酸的开环聚合[8]

表 11-1　聚乳酸的性能

聚合物	熔点	玻璃化转化温度（℃）	弹性模量（GPa）	断裂伸长率（%）	特性黏度（dl/g）	应力（MPa）
PLLA	170~175	60~65	2.17	3.3	0.2~8	59
DLPLA	非晶	45~60	1.9	2.6	0.2~7	46

聚乳酸具有良好的生物相容性和安全性、可生物降解，被美国 FDA 批准作为生物降解医用材料，广泛应用于外科手术缝合线、骨科固定材料、体内植入材料、药用控制系统等领域，被全球公认为新世纪最有前途的生物医用材料。纯的聚乳酸的力学性能不足；流动性、热稳定性较差；大分子链中没有可反应的活性基团，亲水性较差；细胞在材料表面的黏附力低。对聚乳酸进行复合改性，制作成聚乳酸-金属复合材料可以克服纯的聚乳酸的一些不足，在生物医用材料领域有更好的发展和应用[9]。

镁合金-聚乳酸复合材料

镁和镁合金的密度和弹性模量与人骨最为接近，可以缓解应力遮挡效应。镁在人体内以离子的形式存在，可促进骨细胞的形成、加速骨的愈合，过量的镁可通过尿液排出体外，在适当代谢下不会对人体产生危害，有着广阔的应用前景。但镁合金的化学性质过于活泼，使用过程中易腐蚀，不利于骨质的生长愈合，镁合金与聚乳酸制成复合材料可以减缓镁合金的腐蚀过程，增强聚乳酸的力学性能。

刘德宝等为了中和聚乳酸降解在人体内产生的酸性环境，通过注塑造粒在聚乳酸中混入镁颗粒，发现材料的拉伸强度略有下降，弯曲强度略有升高，这是由于镁和聚乳酸之间弱的界面作用引起的，但降解后环境的酸性得到一定程度的缓解。

董连军等通过环氧氯丙烷-丙酮混合液在镁的表面制备了 PLLA 涂层，再以 MgO、Mg（OH）$_2$为增强相，制备了 PLLA 基复合涂层，在体外降解实验中，材料的降解防护能力提高，溶液酸性环境得到中和。

韦雅玲采用热压法制备镁合金聚乳酸复合材料，在溶于二氯甲烷中的聚乳酸中混入微弧氧化后定向排列的镁合金丝，得到镁合金丝增强的聚乳酸薄片，然后通过烘箱热压成型，得到镁合金聚乳酸复合材料。镁合金的表面处理可以显著改善复合材料的界面结合性能，微弧氧化处理镁合金表面后，表面形成多孔结构的氧化膜，可以和聚乳酸基体产生机械锁合作用，提高了界面结合力，复合材料两相界面平均剪切强度提高 300% 以上，此时界面断裂面发生在聚乳酸内部。表面处理使复合材料的力学性能大幅提高，其中化学转化镁合金-聚乳酸复合材料的抗拉强度、弯曲强度和冲击韧性分别提高 2.22、1.45 和 11.67 倍。

另外，陈伟等以萃取法和油浴法制备了镁增强的聚乳酸-羟基乙酸共聚物复合材料，研究了不同镁含量的复合材料的性能，发现降解过程环境的 pH 值正常，不影响骨骼生长，且可以根据修复骨的位置和特点有效调控材料的强度和降解速度[9]。

11.2.2　纤维素-金属复合材料（Cellulose-metal composite material）

纤维素（cellulose）是自然界含量最丰富的天然可再生多糖，具有来源广泛、价格低廉、可再生、可降解、无毒、可衍生化等特性，是重要的生物质材料之一。然而，纤维素也存在不耐化学腐蚀、强度有限等不足的现象，限制了它的应用范围。将纤维素与其他有机或无机材料相结合制备复合材料，不仅可以保留纤维素原有的性能，还可以赋予其新的性能，极大地扩展纤维素的应用领域。近年来，纤维素功能复合材料受到广泛关注，因其具有良好的生物相容性、生物可降解性、低毒、磁/光学/力学性能等，在纤维、催化、纺织、水处理、生物医用等领域都具有潜在的应用前景。

利用纤维素作为基体材料具有诸多优势：基于纤维素大分子链的结构特点，使其具有较强的反应性和相互作用性能，因此该类材料成本低、加工工艺较简单；纤维素本身具有良好的生物相容性及生物可降解性，因此是一种环境友好型材料；相对于胶原蛋白等高分子材料，纤维素具有优异的机械性能，可有效克服胶原蛋白等高聚物机械性能不足的缺陷。此类材料所用纤维素原料来源广泛、价格低廉且绿色环保，生产成本低且具有很好的生物活性，因此将其开发应用于生物医用领域将具有良好的社会和经济效益[10]。

纤维素-银抗菌复合材料

众多抗菌材料都可杀灭体内体外的有害细菌，包括金属氧化物（如 ZnO、TiO_2、CuO 等）、金属硫化物、卤化物，以及贵金属 Ag、Pd、Au、Pt 等。在这些抗菌材料中，金属银纳米颗粒（Silver nano-particles，AgNPs）具有较大的比表面积、优异的抗菌性能且对人体细胞无毒害作用的特点，因而被认为是最具前景的抗菌材料。迄今已发现银及其化合物对 650 多种细菌都表现出很好的抗微生物活性。纤维素具有良好的生物相容性、生物可降解性且无毒害的特点，并且纤维素表面—OH 形成分子内、分子间氢键网状结构，可有效控制 AgNPs 的生长从而实现 AgNPs 形状和粒径的调控。纤维素结构中含有的大量—OH，使其在水溶液中表面带负电荷，对金属离子具有吸附性能。此外，纤维素分子链的还原性末端基还可作为金属离子的还原剂。因此，纤维素可同时作为 AgNPs 的基体、稳定剂和/或 Ag^+ 的还原剂，所制备的纤维素/Ag 纳米复合材料可应用于纺织、医用、食品包装、水处理等诸多领域。

Sureshkumar 等采用高压均质的方法制备出磁性 BC 纳米纤维，然后将磁性 BC 纳米纤维浸泡在多巴胺溶液中，通过多巴胺的自聚合作用在 BC 表面生成聚多巴胺层。最后浸泡在 $AgNO_3$ 溶液中，利用聚多巴胺对 Ag 的还原作用原位合成磁性 BC/Ag 纳米复合材料。所制备复合材料对大肠杆菌和枯草芽孢杆菌具有较高的抗菌活性，将新鲜的 LB 培养基与材料共孵育 4 小时后没有发现明显的细菌感染。因此，该磁性 BC/Ag 纳米复合材料还可以用作发酵培养基的灭菌剂，并可以通过外加磁场作用对材料进行回收或去除。Ye[11] 等以 NaOH/尿素为溶剂、环氧氯丙烷为交联剂制备出纤维素水凝胶，再通过水热和冷冻干燥处理得到纤维素/Ag 海绵材料（图 11-2）。抗菌研究结果表明，所制备海绵对金黄色葡萄球菌和大肠杆菌均具有优异的抗菌性能，抑菌环直径分别为 15.5 ~ 26.8mm 和 17.4 ~ 23.6mm。体内试验结果发现，该海绵可以加速受感染伤口的愈合。

纤维素海绵的多孔结构可以让充足的空气渗透，同时海绵可以有效吸附伤口渗出物，而海绵中的 AgNPs 能够有效杀灭有害细菌，因此所制备纤维素/Ag 海绵可作为伤口敷料用于感染伤口的愈合。

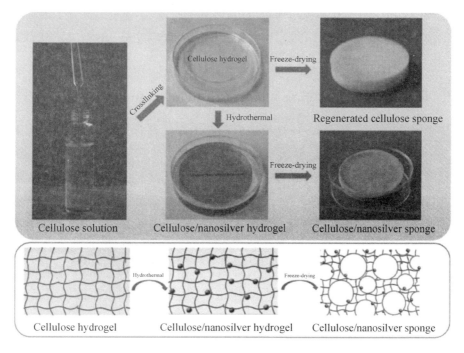

图 11-2　纤维素溶液到再生纤维素海绵和纤维素/Ag 复合海绵（上），
纤维素水凝胶、复合水凝胶以及纤维素/Ag 海绵的结构示意图（下）[11]

在笔者前期工作中，采用综纤维素同时作为 AgNPs 的基体及 Ag⁺ 的还原剂，通过水热法一步合成综纤维素/Ag 纳米复合材料[12]。所制备复合材料中 AgNPs 具有球状结构，通过控制反应条件，可以制备出不同尺寸的综纤维素/Ag 纳米复合材料（图 11-3）。复合材料对金黄色葡萄球菌和大肠杆菌均显示出很高的抗微生物活性，其抑菌环大小分别为 13.0～16.0mm 和 7.5～12.0mm。

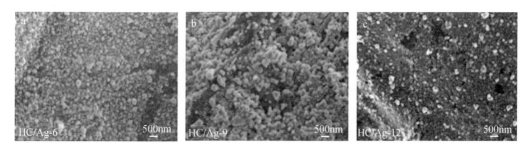

图 11-3　综纤维素/Ag 纳米复合材料的扫描电镜图[12]

有文献报道纤维素基体中 AgNPs 的杀菌机制为：细菌表面通常带负电荷，AgNPs 可通过静电作用附着在细菌细胞膜的表面，阻断细胞的通透性和呼吸功能；AgNPs 释放出

Ag^+，Ag^+可穿透细胞膜进入细菌内，并与细菌细胞壁和细胞质中含 S、P 的化合物作用，影响细胞的渗透和分裂，导致细菌死亡；Ag^+穿透进入细菌内，与 DNA 中巯基蛋白作用，使 DNA 发生形变从而抑制细菌繁殖，并最终导致细菌死亡。纤维素大分子链含有大量—OH，这些—OH 不仅可通过静电作用吸附 Ag^+，还可形成分子内、分子间氢键网状结构，AgNPs 被束缚在纤维素网状结构中，从而控制 Ag^+的释放，进而实现持续抗菌作用[10]。

11.2.3　壳聚糖-金属复合材料（Chitosan-metal composite material）

壳聚糖（chitosan，简称 CS）是甲壳素脱乙酰基的降解产物，是 α-氨基-D-葡胺糖通过 β-1，4-苷键连结成的直链状多糖，是天然多糖中唯一大量存在的碱性氨基多糖，它原料易得、无毒、可生物降解，是一种生物活性物质，不溶于水和碱溶液，但可溶于稀酸，在 pH = 5.6 时，其活性最大。由于其具有安全、无毒、营养保健等多种功能，目前已被广泛应用于食品保鲜包装、食品添加剂、医药、环保、化妆品等多个领域。

1. 壳聚糖-二氧化钛复合材料

壳聚糖抑菌材料的制备通常是将具有抑菌、抗菌的纳米 TiO_2 和壳聚糖简单混合或者在壳聚糖薄膜材料中引进纳米 TiO_2 微粒，但这样使得二者的特性不能得到充分的发挥。庞洪涛等[13]结合二者复合反应的温度、时间、酸碱度以及各组分配比等因素，采用水热法制备纳米 TiO_2/壳聚糖的复合材料，如图 11-4 所示。实验结果初步验证：在一定条件下，纳米 TiO_2 和壳聚糖完全可以复合并形成一维纳米结构。郭振良[14]等制备的壳聚糖/β-环糊精（β-CD）/纳米 TiO_2 三元复合膜（图 11-5），抗菌性能也较好。其抗菌机理为复合膜壳聚糖中的氨基易结合氢离子，纳米 TiO_2 在光照条件下，经光的催化反应，使 TiO_2 的电子突破了禁带的限制，形成活性极强的电子-空穴对，它们可以与吸附在纳米 TiO_2 表面的 O_2、OH^-、H_2O 反应生成具有极强氧化性的氢氧自由基和超氧化物阴离子自由基，这些活性极强的自由基能氧化细菌的细胞，使其变异和分解，彻底破坏细胞的内部结构，抑制其生长；β-CD 也能利用其空穴包合细菌形成 β-CD 包结物，使细菌脱离与营养源的接触，从而抑制细菌的生长[15]。

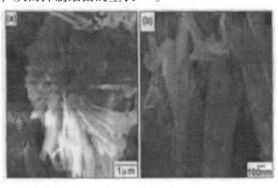

图 11-4　纳米 TiO_2/壳聚糖复合材料扫描电镜照片[13]

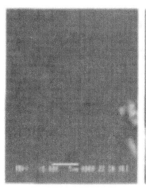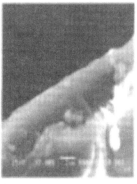

图 11-5　纳米 TiO_2 的复合膜的 SEM 照片[14]

　　壳聚糖及其衍生物具有优异的广谱抗菌性，对金黄色葡萄球菌、大肠杆菌等细菌的生长有明显的抑制作用。丁德润等用壳聚糖及相应纳米粒对织物进行抗菌整理，比较结果发现：经壳聚糖纳米粒整理过的织物抑菌性能大于壳聚糖。因此，降低壳聚糖的颗粒尺寸使其纳米化，可以增加织物的抗菌性能。

　　鉴于 TiO_2 纳米粒的抑菌特性，郭凤之[16]等对毛织物经壳聚糖/纳米 TiO_2 溶液处理，发现其不仅对大肠杆菌、金黄色葡萄球菌、白色念珠菌有很好的杀菌和抑菌效果，又可防缩可机洗；若在壳聚糖/纳米 TiO_2 溶液中加入多聚磷酸钠也可增加毛织物的抗菌性能，并且发现壳聚糖的浓度越高，织物的防缩效果越好；壳聚糖具有一定的成膜性，不但可以在羊毛毛干和鳞片的表面形成一层薄膜，而且也可以填充到鳞片夹角内和一些氯化（4% 的二氯异氰脲酸在 pH = 4，$T = 30℃$ 下处理 50min）还原后的损伤部位，氯化还原以后（图 11-6）相比未氯化（图 11-7）鳞片前端尖角已经基本上趋于平滑[15]。

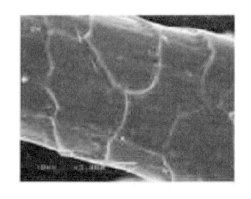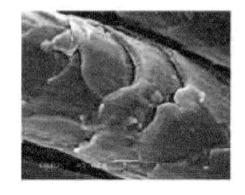

图 11-6　经氯化处理的羊毛[16]　　　　　　图 11-7　未处理的羊毛[16]

2. 壳聚糖-纳米银复合材料

　　壳聚糖（CS）和纳米银均为抑菌材料，二者结合不是简单相加，而是具有协同作用。由于 CS 中—OH、—COOH、—NH₂、—CONH₂等官能团的存在，复合材料能够吸收大量的水，有利于纳米银同细菌的充分接触。同时 CS 能够改变细胞膜的通透性，让纳米银更易进入细胞内，能更好地抑制细菌生长。Huang 等发现复合材料对高细胞膜通透性的 G⁻菌绿脓杆菌和鲍氏不动杆菌协同作用最强，而对细胞膜通透障碍的 G⁺菌耐甲氧西林金黄色葡萄球菌的协同作用最弱，证明了两种材料在抑菌方面存在的协同作用。Banerjee 等将 CS/纳米银复合物同碘分子结合，细菌吸附在材料表面，细胞壁遭到破坏，产生的活性氧导致细胞死亡。机理解释：带负电荷的细菌结合到带正电荷的 CS 上，纳米银使细胞壁孔隙增多，碘产生的活性氧最终杀死细菌。

纳米银/CS 复合材料既保留了纳米银和 CS 的主要特点，又通过协同作用提高了材料的抑菌性能，增强了抑菌的广谱性，拓展了复合材料在抗菌领域的应用。倪付花等评价了 CS 和羧甲基 CS 纳米银复合材料对金黄色葡萄球菌、绿脓杆菌和大肠杆菌的抑制作用。发现 CS 纳米银复合物对 3 种菌的抑菌效果明显优于 CS、AgNO₃ 及 CS/纳米银，而羧甲基 CS 纳米银复合物抑菌效果低于 AgNO₃ 和羧甲基 CS，可能是羧甲基 CS 黏稠度高，将银包埋其中，不利于银与细菌的接触，降低了纳米银的抑菌效果。

由于该复合材料具有广谱抗菌性和良好的生物相容性，可制成微球、薄膜、海绵、纤维等多种形式，因此广泛应用于水净化处理、包装工程、组织工程、纺织工程、医用敷料等诸多领域。

纳米银/CS 抗感染敷料能有效抑制金黄色葡萄球菌、绿脓杆菌、变形杆菌等外伤感染细菌的生长，有效控制全身性败血症，对烧伤感染有良好的抑制效果。Kumar 等制备了 β-甲克质/纳米银复合支架用于伤口愈合，结果表明，材料对大肠杆菌和金黄色葡萄球菌有较强抑菌性，凝血性良好，上皮细胞能黏附于支架材料表面。Zhao 等将纳米银与聚乙烯醇、羧甲基 CS 混合静电纺丝。测量了纳米纤维的体外银释放量，并对大肠杆菌的抑菌性进行了评价。结果表明，10mg 纳米纤维浸入 50mL 菌液中，银释放量为（600～700）×10⁻⁶，细胞毒性低，纳米纤维在同 10^4 CFU/mL 大肠杆菌菌液 12 小时的接触时间内，抑菌率达到了 98%[17]。

11.2.4　无机-金属复合材料（Inorganic-metal composite material）

金属材料具有较好的综合力学性能和优良的加工性能，是一种极其重要的生物医用材料。金属与合金虽然具有足够的强度和韧性，但属于生物惰性材料，与骨的结合是一种机械锁合，而且在体液中的耐腐蚀性能差，对人体组织和器官会产生不良影响，从而限制了其作为生物医用材料的应用。近年来，金属与合金的表面改性研究成为生物医用材料的研究热点之一。无机与金属生物医用复合材料，从广义上讲，是一种陶瓷与金属复合材料，它是一种或多种陶瓷相与金属或合金组成的多相复合材料。复合材料的性能取决于金属的性能、陶瓷的性能、两者的体积百分数、两者的结合性能及相界面的结合强度。作为生物医用材料应用的陶瓷-金属复合材料，主要为金属基无机涂层材料，包括羟基磷灰石涂层、生物玻璃涂层、生物玻璃陶瓷涂层、氧化物陶瓷涂层、非氧化物陶瓷涂层和碳质涂层[3]。

1. 羟基磷灰石涂层

羟基磷灰石（Hydroxyapatite，简称为 HAP）呈六方晶系结构，是构成人体骨骼、牙齿的无机质，HAP 分子式为 $Ca_{10}(PO_4)_6(OH)_2$，微溶于纯水，呈弱碱性（pH = 7 ~ 9），易溶于酸而难溶于碱，是一种具有良好生物相容性和生物活性的生物材料，临床用于人体硬组织的修复和置换，如制作人工骨、种植牙、骨充填材料、人工关节等，还可作为整形植入物（如鞍鼻充填）[18]。HAP 是磷灰石的一种典型结构的代表，其晶体结构如图 11-8 所示。从图中可以看到，OH^- 位于晶胞的四个顶点上，10 个 Ca^{2+} 分别占据两种位置，4 个 Ca^{2+} 分别占据 Z = 0 和 Z = 1/2 位置，另外 6 个 Ca^{2+} 分别占据 Z = 1/4 和 Z = 3/4 位置，6 个 PO_4^{3-} 分别位于 Z = 1/4 和 Z = 3/4 位置[19]。

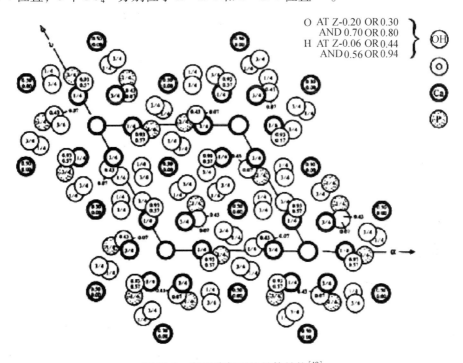

图 11-8　羟基磷灰石的晶体结构[19]

羟基磷灰石涂层与羟基磷灰石陶瓷一样，在植入体内后与生物体环境作用，表面的 HAP 逐渐溶解，而在涂层表面重新沉积一层类骨磷灰石，其成分和结构与天然骨组织十分相似。当涂层材料与骨组织接触时，新骨沿着涂层表面生长，起着骨传导作用；同时，HAP 涂层还可提高植入体与骨组织界面的结合强度。目前，国内外针对钛及其合金表面涂敷 HAP 涂层的常见方法有：等离子喷涂、仿生化学法、电化学沉积法、溶胶凝胶法等。

20 世纪 80 年代中期就已经公布了用等离子喷涂技术在钛金属表面制备 HAP 涂层的研究结果。等离子喷涂是由等离子焰熔融或部分熔融的 HAP 颗粒高速撞击金属基体表面，发生变形并快速凝固形成的。它是目前最常用的方法之一，涂层结合强度较高，适合于工业化生产，在模拟体液和体液中的试验证明，等离子体喷涂 HAP 钛合金复合材料是一种较好的骨替代材料。日本青木教授等用等离子体喷涂法将人工合成的 HAP 涂层在 SUS316L 不锈钢上，并植入成年犬的大腿骨缺损部位，术后 3 个月发现在 HAP 涂层的植入物中可看见涂层与新生海绵骨梁广泛紧密接触，而没有 HAP 涂层的植入物则全部呈疏松状态，植入物与骨组织的结合强度显示 HAP 涂层要比没有涂层的不锈钢高 2 ~ 3 倍。

钛及钛合金表面 HAP 涂层复合材料巧妙地利用了金属基体材料良好的力学性能和 HAP 涂层优异的生物学性能，是临床常用的种植体材料，但涂层和基体间的界面仍然是植入体失效的重要位置。因此，必须改善涂层与基体的结合性能。在纯钛表面等离子喷涂钛 - HAP 梯度涂层可获得较高的结合强度。

由于等离子体喷涂设备造价高，在多孔和形状复杂的基质上涂层不均一，易引起 HAP 剥脱和降解。利用电泳沉积技术在钛合金上制备 HAP 生物活性陶瓷涂层，可克服等离子体喷涂技术的缺点，同时还具有沉积层密度高、烧结活性好等优点。郭军松等用异丙醇作为分散介质，利用电泳沉积技术在钛合金表面上制备 HAP 生物活性陶瓷涂层，经过制备稳定的悬浮液、电泳沉积、高温烧结等过程，在钛合金上得到表面均匀的 HAP 生物陶瓷涂层。

电化学沉积法是在较低温度下进行的，可以克服等离子体喷涂时的高温所引起的涂层脱落。尹燕等采用电化学沉积-碱处理方法，在低温下从含钙离子和磷离子的电解水溶液中在 NiTi 形状记忆合金表面沉积磷酸钙涂层，经碱处理获得 HAP 涂层。

1995 年 Ishirawa 报道了采用阳极氧化结合水热处理的新型纯钛表面处理技术，通过调整电解液成分及电解条件，在纯钛表面形成一层含 Ca、P 的氧化膜，再经水热处理，使 Ca、P 在氧化膜上形成 HAP，其涂层均一，结合强度高，设备简单。国内学者程祥荣等采用阳极氧化伴水热处理制备了纯钛 HAP 薄涂层，将其植入兔股骨内，并用光滑、喷砂表面作对照，结果显示涂层种植体在 8 周后编织骨的转化和成熟较快，未见剥脱的 HAP 碎片，其表面的钙、磷含量在种植后增加明显，证明纯钛表面的 HAP 涂层在早期促编织骨形成作用明显，可加快编织骨转化成板层骨。

贺永信等通过动物实验研究了 HAP 涂层种植体的骨愈合情况，将 12 颗钛种植体（6 颗 HAP 涂层、6 颗无涂层）植入 6 只成年杂种犬下颌骨内，分别饲养 1、3、6 个月，使种植体在无负荷下愈合。结果显示两种种植体都能产生骨结合，但有涂层的种植体新骨的产生和成熟比无涂层的钛种植体更为迅速。术后 1、3、6 个月，有涂层种植体的骨结合率为 71.68%、86.81%、90.19%；无涂层种植体的骨结合率为 53.26%、66.16%、68.72%，两者有显著性差异（$P < 0.01$）。这些结果证明 HAP 涂层骨内种植体能取得良好的骨结合，能很好地促进种植体的骨结合。

牙科中普遍使用的金属和合金的生物相容性主要与它们在体内的腐蚀行为相关，这种腐蚀可使它们在体内产生毒性。Fathi 等研究了没有涂层和有涂层的不锈钢的生物相容性，以及涂层种类对腐蚀行为的影响。他们在316L不锈钢上进行了3种涂层：用等离子体喷涂技术进行HAP涂层；用物理蒸汽沉积工艺进行Ti涂层；用物理蒸汽沉积技术进行Ti涂层后，再用等离子体喷涂进行HAP涂层的新型双层复合材料涂层。结果显示，复合材料涂层对改善不锈钢的腐蚀行为有积极的效果，同时还能改善骨整合能力。

2. 生物玻璃涂层

生物玻璃涂层是指将 Na_2O-CaO-P_2O_5-SiO_2、MgO-CaO-P_2O_5-SiO_2、Li_2O-Al_2O_3-SiO_2 等不同组分的生物玻璃或微晶玻璃材料，经粉碎或制浆等工艺，用等离子喷涂法或熔融烧结法，在不锈钢、钛及钛合金基体上形成的涂层材料。根据不同的玻璃成分，既可以形成生物惰性，也可以形成生物活性的生物玻璃陶瓷（微晶玻璃）涂层。

钛或钛合金基体上用等离子体喷涂HAP涂层，由于HAP材料的热分解温度低及涂层太软，而成为技术上和临床上的难题。生物玻璃涂层材料具有良好的生物活性和生物相容性、较高的机械强度及与钛合金相近的热膨胀系数，因而成为人们关注的热点。上海硅酸盐研究所已使用等离子体喷涂将生物玻璃涂层用于钛合金上，涂层的组成主要是 Na_2O、CaO、MgO 粉末和10% ~ 40%的生物玻璃粉末。强度试验证明生物玻璃涂层与钛合金成为一体，复合材料能与骨组织进行化学结合。将生物玻璃涂层的植入材料植入动物体内进行的动物实验，结果表明生物玻璃涂层对骨组织生长无抑制作用，有诱导骨纤维攀附和伸展的能力。涂层材料植入骨组织中180d后，已被坚实的板状骨紧密包围，与骨组织完全融为一体。美国William博士将涂层生物医学玻璃的不锈钢植入山羊肢体内与骨头接触，证明其稳定情况良好。

3. 生物玻璃陶瓷涂层

众所周知，HAP涂层的结合强度是生物材料科学和工程的主要问题之一。Chen等研究了HAP、生物玻璃以及HAP-生物玻璃（质量比为1:1）复合材料在Ti6Al4V基质上的涂层，并测定了在特定湿度和贮存时间内的结合强度。结果显示，HAP涂层Ti6Al4V当暴露在>95%或<30%的湿度环境中时将失去结合强度，在较高湿度环境下，涂层的降解相当激烈（接近40%）；生物玻璃涂层在低湿度环境下较稳定，但在较高湿度下失去相当大的结合强度（接近40%）；HAP-生物玻璃在两种环境下表现较好，30d后，复合材料涂层几乎仍然保持原涂层的结合强度。因此，证明了HAP-生物玻璃涂层比单一的HAP和生物玻璃涂层具有更好的结合强度。

Yamada等采用Cullet法制备了由含有玻璃的HAP作为涂层的钛或钛合金植入物作为基质的生物活性复合材料。机械取出实验显示植入物与活体骨结合与常规方法制备的植入物一样坚固。HAP-玻璃涂层与金属基质间的黏附完全整合，并能在体内维持。HAP玻璃-钛复合材料和骨组织界面的SEM观察和组织学研究显示，不仅植入物与骨组织直接结合，没有任何的中间组织，而且骨向HAP玻璃层内生长。因此，证明了HAP-玻璃-钛复合材料植入物具有生物相容性和骨传导特性。

4. 氧化物陶瓷涂层

Diskell 等最早提出生物氧化物陶瓷涂层,随后 Richbourg、Dun 和 Hulber 等先后用火焰喷涂法或等离子体喷涂法将高纯度的氧化铝涂层在不锈钢(316L)或 Co-Cr-Mo 合金表面,并进行动物实验。结果显示涂层与肌肉组织黏附良好,无不良反应,具有良好的生物相容性。Schroeder 和 Sutter 等用等离子体喷涂法将氧化钛涂层在用于种植的牙根上,组织切片观察显示涂层材料与骨组织接触比没有涂层的不锈钢假体结合更加紧密。Yang 等采用等离子体喷涂法将含有 4% CeO_2 或 3% Y_2O_3 的 ZrO_2 涂层在钛或 Co-Cr-Mo 合金表面,黏附强度试验显示 4% CeO_2 的 ZrO_2 涂层钛和 Co-Cr-Mo 合金基质(>68MPa)大大高于 3% Y_2O_3 的 ZrO_2 涂层。

上海硅酸盐研究所与上海第一人民医院曾采用等离子体喷涂技术,将 Al_2O_3 和 ZrO_2 喷涂在不锈钢或钛合金人工骨或人工关节骨柄、髋臼座外表面。将两种涂层材料植入犬大腿肌肉和股骨内,3 个月至 1 年后取出,发现肌肉组织能在涂层表面攀附生长,ZrO_2 涂层与犬骨组织紧密结合。植入家兔髋骨内的 ZrO_2 涂层,术后 2 周取出,发现材料周围有新骨形成;3 周后新骨开始由编织骨转化成板层骨,材料与基体组织的接触面可见骨细胞排成一列;术后 8 周新骨与涂层紧密连接。

5. 非氧化物陶瓷涂层

非氧化物陶瓷涂层主要有氮化物、碳化物、硼化物和硅化物等。白求恩医科大学和长春光学机械研究所曾对 TC4 钛合金人工关节进行表面改性,并在(36 ±1)℃下在模拟人体液中进行年腐蚀率研究,结果发现氮化钛涂层的 TC4(氮化)的年腐蚀率(0.0014mm/a)大大低于 TC4 钛合金(0.0042mm/a),氮化钛涂层的 TA2(氮化)的年腐蚀率(0.0006mm/a)大大低于 TA2 纯钛(0.0017mm/a)。

6. 碳质涂层

早在 1977 年 Leak 等就对碳涂层的铸造 Co-Cr-Mo 合金的齿根种植体进行了研究,随后许多研究者也对碳涂层不锈钢进行了研究,发现碳涂层的不锈钢夹板既具有碳的生物学优点,又具有高的机械强度。Weinetein 等将碳涂层和没有涂层的钛种植体和 LTI 碳材植入犬的腿骨中,术后 6 个月取出,结果发现碳涂层、没有碳涂层的钛种植体以及 LTI 碳材的压出剪切强度分别为(25.0 ±4.9)×10^4MPa、(27.8 ±7.2)×10^4MPa、(9.4 ±1.1)×10^4MPa,证明碳涂层对组织结合没有明显影响[3]。

11.3 可降解金属复合材料优势与局限性

目前,正在研究的可降解金属复合材料与已经广泛应用的可降解生物材料已经有很多种,下面会分类对它们进行一些关于在生产、合成和制备过程,在使用过程中的材料所表现的性能以及材料的局限性的讨论。

11.3.1　聚乳酸-金属复合材料（Polylactic acid-metal composites）

聚乳酸（polylactic acid，PLA）具有很好的力学性能和抗冲击强度，具有良好的生物相容性、可降解性和安全性，研究发现通过复合为生物复合材料可提高 PLA 的韧性，更易于材料的加工和制造。利用镁合金对聚乳酸类复合材料进行的表面改性，提高了材料的抗拉强度、弯曲强度和冲击韧性等力学性能。目前，PLA 已经批准用于手术可吸收缝合线、药物制剂载体等方面，可吸收骨内固定夹板系统和可吸收接骨板、可吸收接骨螺钉等内固定材料[20]。PLA 材料目前的缺陷在于由 PLA 构成降解不可控制过程，并且它降解所产生的酸性物质易引起无菌性炎症反应等问题[20]。因此，该类材料广泛应用的问题还有待研究，进一步的深入解决。

11.3.2　纤维素-金属复合材料（Cellulose-metal composite material）

植物纤维是地球生物质资源中可降解的天然高分子材料之一。植物纤维具有低密度、高的比强度、良好的生态相容性和对人体危害小、可循环再生等优点。纤维素的组成结构决定了它较强的亲水性，从而在疏水的聚合物基质中分散不均匀、易发生团聚。此外，纤维素和聚合物的界面性能存在差异，这对复合材料界面处应力传递的效率产生不利影响。对纤维素进行表面改性，可以减小纤维素与聚合物的界面性能差异，改善界面黏合性，形成稳定、牢固、均匀的界面层。例如，所制备再生纤维素支架用 $CaCl_2$ 等溶液进行预处理，浸泡在模拟体液中诱导 HAP 在其表面成核和生长[20]，所制备 HAP 矿化的再生纤维素支架材料可应用于骨修复领域；王等人采用密炼机和注塑机制备了椰壳纤维和聚丁二酸丁二醇酯共混的复合材料，并研究了椰壳纤维的表面处理以及相容剂的添加对复合材料界面性能和力学性能的影响[21]。结果表明，与 4% NaOH 相比，8% NaOH 处理的椰壳纤维可使复合材料的力学性能提高。这是由于 8% NaOH 能除去椰壳纤维表面的杂质，增加了纤维表面的粗糙度，提高了纤维与聚丁二酸丁二醇酯的机械咬合作用。由此可见，改性的纤维素基复合材料在骨修复等领域的应用存在很大的潜力。

11.3.3　壳聚糖-金属复合材料（Chitosan-metal composite material）

壳聚糖作为医用材料有着充足的原材料来源，壳聚糖可通过各种介质的物理（热降解）和化学（酶降解）作用实现生物降解。壳聚糖很容易处理和制造成为薄膜、海绵和水凝胶，在骨科中主要用于促凝血材料、促愈合材料、药物载体以及替代骨组织材料[22]。其可以刺激成纤维细胞分泌胶原蛋白，因此可作为改性剂用于制成聚合物支架。也有研究表明壳聚糖可作为支架材料或模拟细胞外基质，用于修复和（或）再生皮肤、骨、软骨和神经组织。壳聚糖在人体内会快速降解，造成材料在降解后的强度不足，难以达到支撑作用，另外其可能会对胎儿产生不利的影响，具体作用机制并未明确，这些问题仍待进一步研究解决。

11.3.4 无机-金属复合材料（Inorganic-metal composite material）

在骨科中应用的无机材料（Inorganic Materials）主要是磷酸钙类生物陶瓷材料（Calcium Phosphate Ceramics），在骨科中主要作为填充或修复支架等材料。这类磷酸钙类生物陶瓷材料主要包括磷酸三钙、羟基磷灰石等。

β-三磷酸钙具有良好的生物相容性，是良好的骨组织修复与重建材料。其在体内主要有三种降解途径：体液对材料降解、巨噬细胞和多核巨细胞吞噬、破骨细胞参与主动吸收。β-TCP 在磷酸钙类生物陶瓷中溶解性最显著，β-TCP 可以提供大量的钙离子和硫酸根离子，促进骨组织生成[20]。但是单纯的 β-TCP 材料缺乏骨的诱导和生成的作用，限制了其临床应用。可通过添加其他材料，如骨诱导材料、富血小板血浆、成骨材料（间充质干细胞和骨髓）、骨传导材料（聚己内酯 PCL 和羟基磷灰石），以及一些金属离子如 Ca、Zn[23]制成复合材料，来弥补 β-TCP 的不足，提高其生物和物理性能。

羟基磷灰石（HAP）材料具有良好的生物相容性和生物活性。HAP 材料植入人体后，钙和磷游离出 HAP 材料表面被人体吸收，并沿着 HAP 材料长出新的磷灰石晶体，由于 HAP 材料的硬度和脆性高，因此需要进一步改进材料的机械性能[20]。添加涂层钛及其合金的 HAP 复合材料巧妙地利用了金属基体材料良好的力学性能和 HAP 涂层优异的生物学相容性和生物活性，但是，由于结合界面的不稳定性，该类材料还需要进一步的研究和改进。

11.4 可降解金属复合材料未来发展的展望

为了满足社会发展的需要和推动工业产业的变革和发展，加之科学技术的飞速发展，多学科、多技术交叉融合发展已经成为一种趋势。为了使可降解金属复合材料的性能得到进一步的优化并且使得生物医用材料更快速的发展，研究人员致力于在制备新一代可降解金属复合材料的时候，利用目前广泛采用的纳米技术、电化学技术与其融合，使材料的性能得到进一步的优化并且推动人类医学技术的发展。我国生物医用材料产业发展，目前以低端产品为主，在国内高端生物医用材料市场中，国产高端生物医用材料产品占有率不足 30%。根据生物医用材料行业发展报告，2016 年我国生物医用材料市场规模达到 1730 亿元，预计 2020 年市场规模将突破 3000 亿元，因此，我国未来高端生物医用材料的发展任重而道远。目前可降解金属复合生物医用材料的发展趋势是与纳米技术相结合运用。

11.4.1 与纳米技术结合

纳米（nm）是一个长度单位，1 纳米相当于 10 个氢原子紧密地排成一列所具有的长度。纳米尺度上的科学和技术最早被物理学家查理斯·李波（Richard Feynman）提出，1959 年，他预言：如果人类能够在分子/原子的尺度上来设计、生产和制备材料，将会有更多激动人心的新发现，并且人们需要微型仪器来操纵纳米结构并研究材料的性质。随着微观测量表征和观测技术的不断发展，纳米科技逐渐成为 21 世纪科学的前沿和主导。纳米科技使人类对于物质世界的认识和了解到达了原子/分子尺度，通过纳米技术，我们可以利用物质在纳米尺度上表现出来的特性，直接以原子/分子来设计和合成有关性能的材料，因此，纳米技术将对人类的生活产生深远的影响。当纳米技术不断发展深入到生物医学领域时，它便对传统的医疗器械、疾病的诊断和治疗以及可植入性医学材料的发展，产生了很大的影响。

1. 生物药物载体

随着医疗技术的不断突破发展，具有识别及消灭肿瘤细胞的双重功能药物已经被广泛研究。纳米类型的生物医药治疗疾病，可以在细胞水平上对病变组织或病变细胞，进行有效的特异性消杀，而生物药物载体作为一个特效药物的输送系统，通过识别和检测，将药物直接输送到病变组织或细胞的表面，从而达到治愈疾病的目的。目前化疗药物有巨大的毒副作用，而临床治疗结果表明，纳米药物更好地延长了药物的释放时间，提高了药物利用率，更好地降低了毒副作用，极大地提高了病人在治疗期间对药物的耐受性。由于具有特异性、少剂量、高效性等优点，纳米药物得到了研究人员的广泛关注，而多功能可降解生物聚合物纳米药物载体取得了很大的进展（表 11-2），例如脂质体阿霉素药物已经应用于临床治疗晚期卵巢癌、乳腺癌、多发性骨髓瘤和卡波希氏肉瘤的治疗[24]。

表 11-2　目前应用于临床的纳米高分子抗癌药物[24]

名称	载体	抗癌药物	病症	现状
Genexlo-PM	PEG-PLA	PTX	乳腺癌、肺癌、卵巢癌	批准销售 （Samyang，Co）
NK 911	PEG-PAsp-DOX[a] conjugate	DOX	实体瘤	Ⅱ期临床 （Nippon Kayaku，Co）
NK 105	PEG-PAPB[b]	PTX	胃癌、乳腺癌	Ⅲ期临床 （Nippon Kayaku，Co）
NK 012	PEG-PGlu-SN-38[c] conjugate	SN-38	三阴乳腺癌	Ⅱ期临床 （Nippon Kayaku，Co）
NC 6004	PEG-PGlu	顺铂	胰腺癌	Ⅲ期临床 （Nanocarrier，Co）
NC 4016	PEG-PGlu	奥沙利铂	实体瘤	Ⅰ期临床 （Nanocarrier，Co）
NC 6300	PEG-b-poly（aspartate-hydrazone-Epi）	表柔比星	实体瘤	Ⅰ期临床 （Nanocarrier，Co）
BIND-014	PEG-PDLLA 或 PEG-PLGA	多西紫杉醇	转移性前列腺癌、非小细胞肺癌	Ⅱ期临床 （BIND Therapeutics，Inc）

a) PAsp，聚天冬氨酸；b) PAPB，聚天冬氨酸的 4-苯基丁醇衍生；c) PGlu，聚谷氨酸

将核酸（DNA 或 RNA）转移到活细胞中，即转染[25]，是当前生物化学和分子生物学的一项重要技术。这一过程允许选择性地引入用于蛋白质合成的遗传物质以及选择性地抑制蛋白质合成。由于核酸本身不能穿透细胞壁，因此需要有效的载体。除了病毒制剂、聚合物制剂和脂质体制剂外，纳米粒子由于其体积小，可以穿透细胞壁，可以将药物或生物分子输送到生物系统中，因此，也通常用于治疗[25]。已知有许多不同种类的纳米颗粒，其中许多已经在生物系统上进行了测试，一些方法已经进入临床试验，下面进行简单的介绍。

磁性氧化铁纳米粒子因具有尺寸小、低毒性和超顺磁性等特点，将它与生物可降解材料进行复合，可以扩大两者的应用范围，达到理想的治疗效果，从而推动医疗技术的发展。目前已开发出几种合成磁性壳聚糖纳米粒子等材料的方法，有微乳液聚合、反相微乳液、原位聚合、悬浮交联法等[26]。Zhang[27] 等人在无乳化剂的水溶液体系中，首次在室温下用光化学方法合成了磁性 Fe_3O_4-壳聚糖纳米粒子（实验装置如图 11-9 所示），他们还发现通过调节合成体系的 pH 值或壳聚糖/Fe_3O_4 的比例，可以控制磁性纳米粒子的粒径和壳聚糖含量。

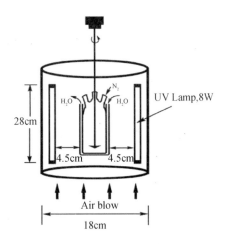

图 11-9　合成四氧化三铁-壳聚糖纳米粒子的装置[27]

壳聚糖、$FeCl_3 \cdot 6H_2O$、Na_2SO_3、N，N-亚甲基双丙烯酰胺（MBA），除了 MBA 外，所有药品试验前未经进一步处理再结晶，所有其他化学品都是分析级。用两个 8W 低压汞灯为光源，采用光化学反应装置进行合成四氧化三铁——壳聚糖纳米粒子，光化学反应器发射最大波长 253nm。

从图 11-10[27] 可以看出裸态 Fe_3O_4、壳聚糖和 Fe_3O_4——壳聚糖纳米粒子的 FTIR（Fourier Transform Infrared）光谱。在光谱中，观察到的与—OH 组有关的峰值约为 3400cm^{-1}。对于裸态 Fe_3O_4，在 576cm^{-1} 处的峰值与 Fe—O 基团有关。壳聚糖红外光谱中 1596cm^{-1} 的谱带归属于 N—H 弯曲振动，1384cm^{-1} 峰归属于壳聚糖中主醇基的—C—O 拉伸。在 Fe_3O_4——壳聚糖纳米粒子的光谱中，与壳聚糖的 N—H 弯曲振动的 1596cm^{-1} 峰值移动到 1613cm^{-1}，—C—O 弯曲振动的 1384cm^{-1} 峰值移动到 1392cm^{-1}，出现了一个新的尖峰 584cm^{-1}，与 Fe—O 基团有关。从图 11-10 中可以看出，壳聚糖的所有特征峰也出现在 Fe$_3$O$_4$—壳聚糖纳米粒子的光谱中。结果表明，壳聚糖在 Fe$_3$O$_4$ 纳米粒子上成功包覆。裸态 Fe$_3$O$_4$ 和 Fe$_3$O$_4$—壳聚糖纳米粒子的晶体结构通过 X 射线衍射（XRD）进行了表征。6 个特征峰分别出现在 30.1°、35.5°、43.2°、53.5°、57.0° 和 62.8°，分别用相应的晶面指数（220）、（311）、（400）、（422）、（511）和（4440）标记。根据 Fe$_3$O$_4$ 晶体的标准 XRD 数据卡（JCPDS No. 19-06290），制备的磁性纳米颗粒为纯的尖晶石结构的 Fe$_3$O$_4$，且紫外线辐照过程未导致 Fe$_3$O$_4$ 纳米粒子发生相变。图 11-10（a）和（b）显示了 Fe$_3$O$_4$—壳聚糖纳米颗粒的典型 SEM 和 TEM 显微照片。结果表明，磁性纳米颗粒呈近球形，平均直径为 41nm。通过以上分析确定了壳聚糖聚合物在 Fe$_3$O$_4$ 纳米粒子上的成功包覆。我们发现，通过调节合成体系的 pH 值或壳聚糖/Fe$_3$O$_4$ 的比例，可以控制磁性纳米粒子的粒径和壳聚糖含量。

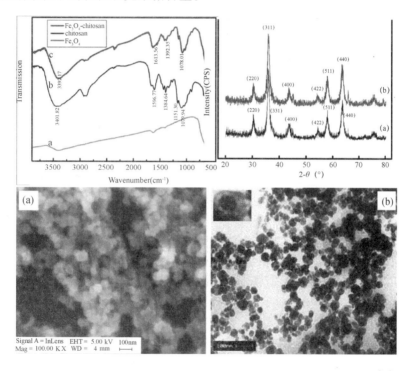

图 11-10　四氧化三铁—壳聚糖纳米粒子 FTIR、XRD、SEM 和 TEM 图[27]

从以上 SEM、TEM 和 XRD 分析表明，磁性 Fe$_3$O$_4$—壳聚糖纳米颗粒形状规整，紫外光照射不改变 Fe$_3$O$_4$ 的尖晶石结构。Fe$_3$O$_4$—壳聚糖纳米粒子的饱和磁化强度可达 48.6emu/g，具有超顺磁性和高磁稳定性的特点。磁性 Fe$_3$O$_4$—壳聚糖纳米粒的粒径和壳聚糖含量随 pH 值和壳聚糖/Fe$_3$O$_4$ 比值的变化而变化，可用于制备不同粒径的磁性 Fe$_3$O$_4$—壳聚糖纳米颗粒，以满足不同应用的需要。对于该类材料的研究还有待进一步的探索和实践。

除了磁性的 Fe$_3$O$_4$ 外，还存在金属金为基底的可降解金属复合生物材料作为药物的载体。载药的纳米药物在注射进人体后，一些药物会出现药物释放过早的情况，很大程度上降低了药效，并且也会损伤身体。因此，研究人员们通过使用物理交联或化学交联的方法，维持了纳米药物载体在体内的稳定性，增强了药物的靶向性。可降解金属复合材料的研究中，Zhong[28]等人利用脂肪酰化聚乙二醇-b-聚己内酯（PEG-PCL-LA）嵌段共聚物包覆金纳米棒，制备了以金纳米棒为核心的生物降解胶束（图 11-11），利用该方法合成的胶束粒径均匀，胶体稳定性好。同时也研究了其对阿霉素（DOX）的远程触发释放和对药物敏感和多药耐药（MDR）癌细胞的有效抑制作用。体外释放研究表明，在生理条件下，载 DOX 的 AuNR 核胶束（AuNR-M-DOX）的药物释放最小，但在 $0.2W/cm^2$ 的低功率密度下，近红外辐射显著增强，很可能是由于 PCL 位置的光热诱导相变。共聚焦显微镜和流式细胞仪显示，NIR 还可以在药物敏感和耐药的 MCF-7 细胞中触发 DOX 的有效释放。MTT 法显示，温和的 NIR 照射可显著提高 AuNR-M-DOX 对 MCF-7 细胞的抗肿瘤活性，达到与游离 DOX 相当的水平。

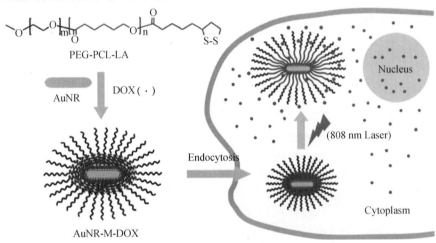

图 11-11　基于脂肪酰化聚乙二醇-b-聚己内酯（PEG-PCL-LA）嵌段共聚物的金纳米棒芯生物降解胶束的阿霉素（DOX）用于癌细胞中近红外触发释放解析图[28]

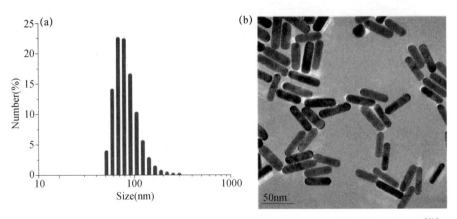

图 11-12　（a）金纳米棒生物降解胶束的阿霉素用 DLS；（b）射电镜显微照片[28]

如图 11-12（a）[28]所示，用 PEG-PCL-LA 包封 AuNRs（gold nanorods），然后在水中离心去除未结合的 PEG-PCL-LA 共聚物和胶束，得到 AuNRs 核胶束。DLS（dynamic light scattering）测量表明，AuNR-M（AuNR-cored micelles）呈单分散分布，平均粒径为（80 ± 1. 2）nm。图 11-12（b）[28]透射电子显微镜（TEM）显示，AuNRs 在水中均匀分散，长度约为 50nm，宽度约为 15nm。

将 DOX 负载到 AuNR 核可生物降解 PEG-PCL 胶束中，在 pH = 7. 4 时 DOX 很可能通过疏水相互作用被负载到 AuNR-M 中。离心 12min 后，AuNR-M 和 DOX 混合物分散后，其上清液比自由 DOX 对照组淡，表明大部分 DOX 已被包裹在 AuNR-M 中。在制备载 DOX 的 AuNR-M（表示为 AuNR-M-DOX）的过程中，用磷酸盐缓冲液（PB，10mmol/L，pH = 7. 4）透析 24h，去除游离 DOX。紫外-可见近红外吸收光谱显示，AuNR-M 与稳定的（cetyltrimethyl ammonium bromide）CTAB-AuNR 具有相似的吸收，横向和纵向等离子峰分别在 520nm 和 785nm 处，而 AuNR-M-DOX 在约 520nm 处，纵向等离激元峰出现轻微红移，横向等离激元峰的吸光度增加。AuNR-M-DOX 的平均粒径为（85 ± 2. 6）nm，略大于 AuNR-M。值得注意的是，在 AuNR-M-DOX 中 DOX 的荧光被显著地猝灭。为了测定 DOX 的负载量，我们用 HCl-IPA（hydrochloric acid-isopropanol）处理 AuNR-M-DOX 后测定 DOX 的荧光，通过将吸附在 AuNR-M 上的 DOX 萃取到溶液中，可以完全恢复 DOX 荧光。结果表明，随着理论载药量由 5% 增加到 30%，载药量由 3. 93% 增加到 22. 6%，载药效率（DLE）维持在 68. 1% ~77. 8% 的范围内。

首次证明了以新型金纳米棒为核心的可生物降解聚（乙二醇）-b-聚己内酯（ε-己内酯）嵌段共聚物胶束为基础的、鲁棒的、可远程控制的阿霉素释放系统，可有效抑制药物敏感和多药耐药（MDR）癌细胞。值得注意的是，这些光响应胶束制剂拥有几个独特的优点：当 PEG-PCL-LA 与 AuNRs 共价连接时，它们具有均匀的粒径和良好的胶体稳定性；它们表现出良好的阿霉素负载能力（高达 22. 6wt%）；它们在生理条件下表现出缓慢的药物释放（约 12% 的 DOX 在 2d 内释放）；它们允许通过温和的近红外辐射精确地控制药物释放速率和剂量；最显著的是，AuNR-M-DOX 联合 NIR 照射也能有效地杀伤耐药 MCF-7 细胞，在 DOX 剂量为 10μg/mL 时，细胞存活率为 38%，而在其他条件相同的条件下，用游离 DOX 处理的细胞仍保持 100% 的活力。它们有效地将阿霉素释放到多药耐药癌细胞的细胞核中，从而有效逆转耐药性。以金纳米棒为核心的可生物降解胶束具有低细胞毒性、高稳定性和可远程控制药物释放的特点，在肿瘤靶向化疗中具有很高的应用前景，这些具有载药高稳定性的可生物降解胶束，光触发药物释放和有效逆转肿瘤细胞的多药耐药已成为肿瘤靶向治疗的新平台。

以上是纳米技术与生物医药结合在肿瘤靶向治疗的应用，尽管在目前的治理过程中，可降解复合纳米材料展现出了光明的应用前景，但距离临床应用还有一段距离，有许多问题有待解决。首先，多功能聚合物纳米载体材料的制备过程比较烦琐，且存在合成率的问题，在研究纳米载体材料的研究和设计过程中，不但侧重于提高纳米药物的抗癌药效，而且在纳米药物的安全性、制备的高产率、药物的释放速度、储存稳定性等方面都需要进行考虑。其次，在纳米药物表面上修饰合适的生物靶向分子也是一个问题，并且许多靶向分子的特异性并不强[24]；药物的靶向性能与纳米粒子的尺寸、靶向分子表面形貌、稳定性等很多方面有很大的关系。原理上可以增强纳米药物的肿瘤富集及肿瘤细胞内吞，实现肿瘤主动靶向治疗；然而实际上，生物靶向分子（如多肽或抗体）的引入可能改变纳米药物的物理化学性能，增强非特异性吸附，影响纳米药物的血液循环时间，进一步降低纳米药物的肿瘤渗透能力等。最值得注意的是耐药性肿瘤细胞的治疗问题，目前仍然是一个制约人类生命健康的瓶颈，等待着学者们进一步的研究和突破。

2. 纳米机器人

纳米机器人的发展给人类社会的医学技术带来了一场变革。研究人员计划通过基因芯片或者蛋白质芯片组装成比人体红细胞还小的纳米机器人，使其具有酶的功能。当人体内部出现某些炎症的时候，往往会服用或注入消炎药物，但是，一般在体液的稀释之后，能够起到消炎作用的仅仅是一部分，而利用纳米机器人则可以把药物直接送至发炎的部位，减少了药物引起的副作用，并且提高了治疗效果。人工制造的"细胞修复机"在纳米计算机的操纵下，可以对原子逐个进行操作，识别并修正所检测的 DNA 的错误，维护个别细胞的成分，从而达到对整个基因的修复。纳米机器人还可以给人体器官做手术，对复杂的人体组织部位进行治疗。

在生物医学方面，研究人员还通过纳米技术制造"纳米机器人"，让它们可以在人的血管网络中移动，进行检测和巡视，快速地发现异常细胞，并且它们还可以对人体内的细胞组织进行修复。它们不仅可以解决传统医生难以解决的问题、完成疾病的早期诊断工作，而且可以作为人工的治疗药物而发挥对病变细胞的治疗作用，这种机器人被研究人员命名为"人造红细胞"。该机器人装置上的压力传感器可接收医生的信号，模仿正常的充满血红素的血红细胞行为（图 11-13），在人体内，它们还可以实时监测、收集并反馈人体在不同条件下的各类信息，如不同时间人体内各类激素在不同位置处的浓度水平，从而形成动态图像，形成了一种新的医学检测方式[29]。

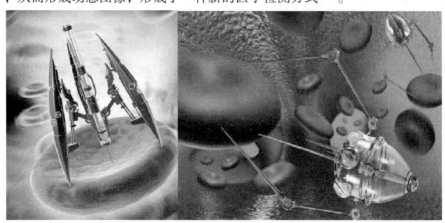

图 11-13　纳米机器人对红细胞的修复[29]

磁性微机器人和纳米机器人可以利用磁场进行远程控制，在复杂的生物流体中进行高精度的"行走"。它们拥有在人体难以触及的腔体中进行控制导航的潜力，也因此，它们变成一种非常有潜力的通过微创的方式诊断和治疗疾病的微型机器人工具。然而，关键的问题如运动跟踪，生物相容性，生物降解和诊断、治疗效果都需要解决，以允许在体内开发和临床试验。Yan[30]等人报告了通过一种简单的液相方法，采用浸涂工艺，以螺旋藻微藻为原料，采用磁铁矿悬浮液（Fe_3O_4）为原料，制备出了具有超顺磁性、在各种生物流体中具有良好导航能力的螺旋微囊（图 11-14），整合生物基质和工程涂层所需的结构和功能属性，赋予生物混合磁性机器人多功能能力。初步检测磁化的高原链球菌 MSP-24h（即在 Fe_3O_4 纳米颗粒悬浮液中浸泡 24h）、磁化的莱茵链球菌 MCR-24h 和磁化的亚心形木霉 MTS-24h 的 FESEM 和荧光图像。

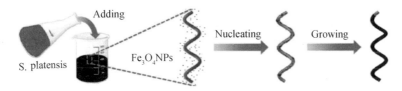

图 11-14　Fe_3O_4 纳米粒子悬浮液中的浸涂工艺示意图[30]

由图 11-15[30] 可知，浸涂法同样适用于磁化其他微藻，如椭球形四齿藻亚纲和球形莱茵衣藻。图 11-15 中展示了磁化的高原链球菌 MSP-24h（即在 Fe_3O_4 纳米颗粒悬浮液中浸泡 24h）、磁化的莱茵链球菌 MCR-24h 和磁化的亚心形木霉 MTS-24h 的 FESEM 和荧光图像，磁化后原始生物基质的形态特征得到了很好的保存。在共焦激光扫描显微镜（CLSM）下，可以直接观察到均匀和强烈的信号，而无须额外的荧光标记（图 11-15 的最后一行），这表明 Fe_3O_4 纳米粒子在浸涂过程中均匀沉积和生物基质固有功能的获取。下面我们将重点介绍 MSP 并介绍它在影像引导治疗中的重要功能。利用微藻的固有特性即在体内荧光成像和遥感诊断无须任何表面修饰。通过实验，活体磁共振成像跟踪了啮齿类动物胃内（一个深部器官）的一大群微丝，它的原理基于荧光的成像，并且由于其穿透力的限制而停止工作。同时，根据 Fe_3O_4 涂层的厚度，微丝能够在体内降解并且表现出对癌细胞的特殊的选择性细胞毒性。

图 11-16（a）[30] 表明皮下组织中不同浓度和停留时间的 MSP-72h 图像序列，荧光强度随样品浓度增加而增加，但随停留时间而降低。图 11-16（b）~（d）[30] 显示了 MSP-72h、MSP-24h 和 MSP-6h 在腹腔内的成像结果。对于 MSP-72h 和 MSP-24h，即使使用 $300\mu L$ 高浓度（$800\mu g/mL$）样品，也无法在注射后检测到即时荧光信号。在将大约 40mT 的磁针（即在针尖上测得的磁场强度）从 $t = 3min$（t 为时间）靠近注射位置后，我们在 7min 后（即在 $t = 10min$ 时）识别出荧光信号。随着磁场作用时间的进一步延长，信号越来越强，意味着更多的 MSPs 由于磁场的吸引而向探测点移动。如果突然取下磁针，斑点附近的 MSPs 会迅速扩散，荧光信号强度随之下降。对于 MSP-6h，荧光信号可以在注入后立即检测到，而不需要外加磁场。然而，注入的样品随后迅速分散，之

后再添加的磁场（即磁针）似乎没有用，因为 MPS-6h 的磁化强度很弱。我们认为 MSP-72h、MSP-24h 和 MSP-6h 样品的不同活体成像结果可能是三个因素的折中结果：荧光特性、磁化特性和原位环境。

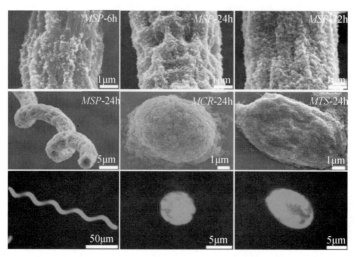

图 11-15　Fe$_3$O$_4$ 纳米颗粒的样品的 FESEM（上两行）和荧光图像（最后一行）[30]

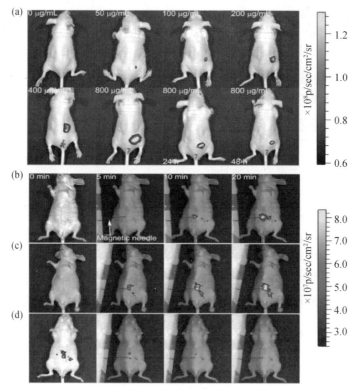

图 11-16　（a）裸鼠皮下组织中放置三次不同浓度的 100μL MSP-72h 的荧光，以及在不同停留时间，腹腔内 300μL 的（b）MSP-72h、（c）MSP-24h 和（d）MSP-6h（均为 800μg/mL）的荧光[30]

继续观察该材料在人体内的降解过程，对 MSP-0h/6h/24h/72h 样品在 37℃ DPBS 溶液（Dulbecco phosphate-buffered saline，杜尔贝科磷酸盐缓冲盐水）中的降解进行了监测和评价。如图 11-17（a）[30] 所示，MSP-0h 降解迅速。培养 24h 后，只发现残留颗粒。培养 24h 后，MSP-6h 也观察到类似的降解，但发现残留颗粒上附着了额外的 Fe_3O_4 纳米粒子聚集体，如图 11-17（b）[30] 所示。相比之下，MSP-24h/72h 降解较慢。在 DPBS 溶液中孵育 MSP-24h 和 MSP-72h 培养 72h 后，样品的螺旋形态仍很明显。将培养时间延长至 72h（MSP-24h）和 168h（MSP-72h）可产生 Fe_3O_4 涂层碎片，如图 11-17（c）和（d）[30] 所示。显然，与 MSP-0h/6h 相比，MSP-24h/72h 的降解过程明显受到抑制，随着 Fe_3O_4 涂层厚度的增加，降低了有机物与 DPBS 溶液的有效接触。相信在未来有效的技术研发之下，会有更多可降解金属复合材料被广泛应用到生物医学材料领域。

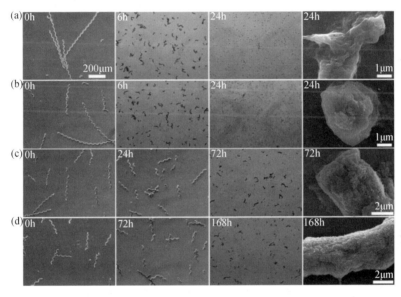

图 11-17　MSP 样品在 37℃ DPBS 溶液中的降解[30]
（a）MSP-0h；（b）MSP-6h；（c）MSP-24h；（d）MSP-72h

在临床治疗方面，具有输运和定位功能的核酸纳米机器已具备一定的应用价值，现在的研究方向是与相关医院合作将微型机器应用于细胞病变肿瘤治疗。目前，纳米机器人的研究和发展还处在初级阶段，仍存在一系列精密加工制备技术、研发、驱动、使用安全性和可靠性等问题，都有待研究人员的研发解决和突破。我国在纳米机器人研究领域的国际技术的交流与合作还不够充分，发展过程中还存在精密加工等"卡脖子"技术的限制，因此，我国要想通过纳米机器人的研发带动纳米技术的整体蓬勃发展，还需要研究人员不断开拓创新，以及在精密加工的精度方面取得突破性进展，并逐一解决在研发过程中的各种问题，为早日突破纳米机器人技术而努力奋斗。

可降解金属复合纳米机器人还有在军事上的应用，如果将纳米武器注入到人造或杂交的昆虫体内（图 11-18），昆虫可以将这些纳米武器传播到敌国军民的身体中，造成巨大潜在的危险,同时,纳米机器人还可通过自我复制或自我繁殖的方法,像病毒一样迅速在敌方阵营中传播、扩散[31]。纳米机器人是纳米武器在军事应用上的另一个研究热点,随着纳米武器的大量诞生和运用,传统的作战方式不断更新,纳米技术也会对未来军事产生深远的影响。

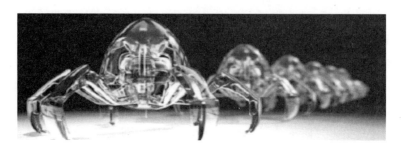

图 11-18   "纳米蜘蛛"[31]

11.4.2   与电化学技术的结合

电化学是研究电的作用和化学作用之间关系的一门科学。电化学领域大部分工作都涉及通过电流导致的化学变化以及通过化学反应来产生电能方面的研究。电化学技术中的电镀技术,就是利用电解原理在某些金属表面上镀上一薄层其他金属或合金的过程,是利用电解作用使金属或其他材料制件的表面附着一层金属膜的工艺,从而起到防止金属氧化(如锈蚀),提高耐磨性、导电性和抗腐蚀能力等作用。电泳沉积[32]是溶液中悬浮和带电粒子/分子移动和在外加电场作用下,沉积在相反带电的电极上形成薄膜或整体(图 11-19)。

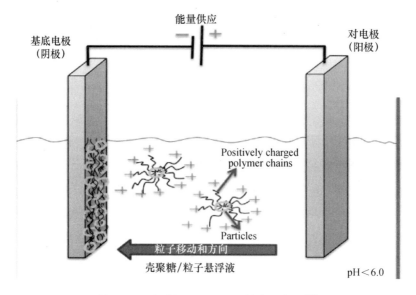

图 11-19 电泳沉积(EPD)技术示意图[32]

　　Ambalangodage C. Jayasuriya[33]等人开发了一种新型的壳聚糖—氧化锌纳米复合膜。用1%、5%、10%、15% w/w 的氧化锌纳米颗粒与壳聚糖复合制备了薄膜。他们选择一种可降解的壳聚糖生物高聚物作为 ZnO 纳米粒子的基质。用原子力显微镜（AFM）、X 射线衍射（XRD）和拉曼光谱对薄膜进行了表征。利用原子力显微镜（AFM）进行了纳米硬度测试，并应用奥利弗-法尔（Oliver-Pharr）理论从加卸载曲线上得到了弹性模量。此外，利用维氏显微硬度值得到了显微硬度测试结果。用活细胞/死细胞试验评价细胞黏附和细胞毒性。研究发现，随着 ZnO 纳米粒子在壳聚糖薄膜中所占比重的增加，薄膜的显微硬度、纳米硬度及其相应的弹性模量都有所增加。然而，随着 ZnO 纳米粒子比重的增加，薄膜的延展性降低。在第 2 天和第 5 天，利用成骨细胞评估制备的薄膜的细胞黏附性和细胞毒性。研究发现，当 ZnO 纳米粒子含量高于 5% 时，成骨细胞的活性降低。这一结果表明，虽然 ZnO 纳米粒子可以改善纯壳聚糖薄膜的力学性能，但由于其具有细胞毒性效应，只有很低比重的 ZnO 纳米粒子可用于生物医学和生物工程应用。

　　除了氧化锌纳米颗粒，采用电泳沉积（EPD）技术在不锈钢基体上制备了由残余聚-N-乙烯基吡咯烷酮（PVP）和壳聚糖（CHT）组成的各向异性赤铁矿粒子（α-Fe$_2$O$_3$）复合镀层。壳聚糖（CHT）是一种可降解的天然高分子材料，聚乙烯吡咯烷酮（PVP）是一种生物相容性高分子材料，作为抗生素的药物载体，是一种适合于生物医学应用的材料。Laura Ramos-Rivera[34]等人首次提出了各向异性赤铁矿纳米复合粒子与 CHT 的 EPD。与我们先前的研究不同，棒状的 α-Fe$_2$O$_3$ 颗粒包含一种聚合物，聚-N-乙烯基吡咯烷酮（PVP），在合成步骤产生的表面上。

　　图 11-20（a）[34]所示为在 25V、30s 至 7min 下获得的 α-Fe$_2$O$_3$/PVP/CHT 涂层。当沉积电位低于 25V 时，观察到一层赤铁矿、不均匀涂层和壳聚糖的低沉积。在较高的电压下，涂层和表面的不均匀性与选择的沉积时间无关。涂层变暗表明，随着沉积时间的延长，赤铁矿含量增加。图 11-20（b）显示了在 25V 和 5min 沉积时间下获得的纳米复合涂层表面的光学图像，表明该涂层具有光滑、均匀的表面，没有宏观裂纹。用 SEM 仔细观察表面，发现涂层确实显示出 10～50nm 长的小裂纹。这些裂纹可能与实际 EPD 完成后最后沉积的颗粒附着不良有关。将图 11-20（c）中的涂层与图 11-21（a）[34]中合成的棒状物的 SEM 图像进行比较表明，颗粒物在 EPD 上保持了其各向异性形状和尺寸，并且它们在基底上随机定向。粒子的长径比（AR）为 2，其中粒子的平均长度为 232nm（±24nm），平均宽度为 115nm（±15nm）。涂层的 XRD 图谱显示，如图 11-21（b）和（c）[34]所示，由于不锈钢基体的作用，涂层在 $2\theta = 43.85°$ 和 51.06° 处出现了特征性的窄衍射峰。其他衍射峰是由于赤铁矿相引起的，通过与赤铁矿颗粒的衍射图样和参考文献的直接比较可以证明。

　　因此，证明了 EPD 可以制备出高孔的 α-Fe$_2$O$_3$/PVP/CHT 纳米复合涂层，这类涂层在功能和生物医学方面具有重要的应用价值。采用含 1.0g/L 的 α-Fe$_2$O$_3$ 和 0.43g/L 的

CHT（EtOH/H_2O 的比例为 80/20）的悬浮液，采用 EPD 法制备了各向异性的 α-Fe_2O_3/PVP 和 CHT 复合涂层，条件为 25V 和 5min 获得的涂层在表面形貌和均匀性方面最佳。由于 α-Fe_2O_3、PVP 的低毒性和 CHT 的生物相容性，制备的涂层可用于开发生物传感器或生物活性涂层，本方法可以应用于其他各种纳米材料，尽管暂时还没有进一步地在医疗技术以及临床治疗领域的应用。基于电沉积与生物材料的融合研究，正在逐渐成为热点，研究人员的研究突破将为人类的生活和医疗水平的发展做出贡献。随着现代科学技术不断突破，多学科交叉融合发展势必为人类社会的发展和进步带来不可限量的改观和推动。

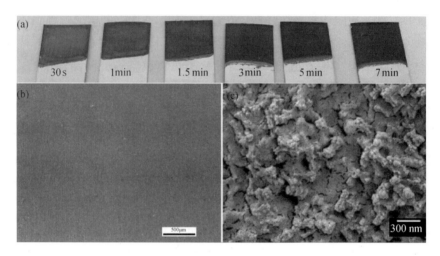

图 11-20　25V 电化学沉积制备的 α-Fe_2O_3/PVP/CHT

（a）不同沉积时间获得的不锈钢基底上的涂层照片；

（b）5min 后获得的涂层光学图像；（c）相应（b）的 SEM 图像[34]

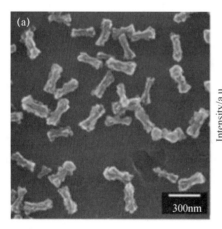
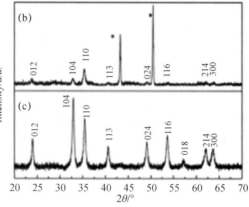

图 11-21　（a）各向异性赤铁矿颗粒的 SEM 图像；

（b）在 25V 和 5min 下获得的赤铁矿复合镀层的 XRD 图谱；

（c）合成颗粒的粉末 XRD 图谱[34]

综上所述，可降解金属复合材料在很多领域都有新的应用，并且也存在很多技术上暂时没有办法解决的问题和挑战，需要进一步地去改善和优化，以满足未来的应用。将纳米材料归类为新的（或非天然的）材料还没有达成共识。一方面，体积材料的性质和安全性通常是众所周知的，但是纳米尺寸的材料往往表现出与宏观尺度完全不一样的性质。关于大多数类型的纳米颗粒可能从生物材料迁移到体内细胞中，以及它们最终的毒理学影响的科学数据有限。可以合理地假设可能会发生迁移，因此必须提供关于长期接触后对人类健康影响以及生物材料在体内的稳定性的准确信息。相信在未来科学技术的不断进步与突破的情况下，可降解金属复合材料会在更多领域有所应用。

11.5　思政小结

本章分类介绍了可降解金属复合材料以及它们的优点、存在的局限性以及一些研究进展；目前在多学科融合发展的大环境下，各类技术的联合应用势必会为人类社会的发展带来不可估量的进步和发展，尤其是在生物医用材料领域，将它与纳米技术、电化学技术的结合，势必会带来传统医疗产业的变革。

11.6　课后习题

1. 什么是生物医用复合材料？
2. 生物医用复合材料的特点是什么？
3. 什么是电泳沉积？
4. 什么是转染？
5. 什么因素阻碍了可降解金属复合材料的发展？
6. 简述金属纳米粒子在可降解金属纳米复合材料中起的作用。

11.7　参考文献

[1] 李世普. 生物医用材料导论［M］. 武汉：武汉工业大学出版社，2000.

[2] 吕杰，程静，侯晓蓓. 生物医用材料导论［M］. 上海：同济大学出版社，2016.

[3] 顾其胜，侯春林，徐政. 实用生物医用材料学［M］. 上海：上海科学技术出版社，2005

[4] 张宏泉，闫玉华，李世普. 生物医用复合材料的研究进展及趋势［J］. 北京生物医学工程，2000，19（1）：55-59.

[5] JACOBSEN S，FRITZ H G，DEGÉE P，et al. New developments on the ring opening polymerisation of polylactide［J］. Industrial Crops and Products，2000，11（2-3）：

265-275.

［6］ SCHINDLER A, HARPER D, POLYLACTIDE. Ⅱ. Viscosity-molecular weight relation-ships and unperturbed chain dimensions ［J］. Journal of Polymer Science：Polymer Chemistry Edition, 1979, 17 (8)：2593-2599.

［7］ KALB B, PENNINGS A J. General crystallization behaviour of poly (L-lactic acid) ［J］. Polymer, 1980, 21 (6)：607-612.

［8］ WANG N, WUXS, MCCULLOCH L, et al. Tailored polymeric materials for controlled delivery systems ［J］. American Chemical Society, Washington. DC. 1997：242-253.

［9］ 李亚儒, 陈康. 聚乳酸基生物医用复合材料研究进展 ［J］. 山东化工, 2018, 47 (016)：60-61.

［10］ 马明国, 付连花, 李亚瑜, 等. 纤维素基复合材料及其在医用方面的研究进展 ［J］. 林业工程学报, 2017, 2 (006)：1-9.

［11］ YE D, ZHONG Z, XU H, et al. Construction of cellulose/nanosilver sponge materials and their antibacterial activities for infected wounds healing ［J］. Cellulose, 2016, 23 (1)：749-763.

［12］ FU L H, DENG F, MA M G, et al. Green synthesis of silver nanoparticles with en-hanced antibacterial activity using holocellulose as a substrate and reducing agent ［J］. RSC advances, 2016, 6 (34)：28140-28148.

［13］ 闻燕, 杜予民, 李湛. 壳聚糖/纳米 TiO_2 复合膜的制备和性能 ［J］. 武汉大学学报 (理学版), 2002, 48 (6)：701-704.

［14］ 庞洪涛, 张志焜. 纳米二氧化钛/壳聚糖一维纳米复合材料制备及结构分析 ［J］. 功能材料, 2007, 38 (2)：313-315.

［15］ 卢军芳, 冯小强, 李小芳, 等. 壳聚糖纳米材料在生物医用中的应用进展 ［J］. 天水师范学院学报, 2010, 30 (005)：65-69.

［16］ 郭凤芝, 黄玉丽, 丛琳. 用壳聚糖/纳米 TiO_2 对毛针织物进行功能性整理 ［J］. 毛纺科技, 2008 (3)：13-16.

［17］ 王春来, 关静, 田丰, 等. 纳米银/壳聚糖复合材料研究进展 ［J］. 化工新型材料, 2016, 044 (012)：16-18.

［18］ COMODI P, LIU Y, STOPPA F, et al. A multi-method analysis of Si-, S-and REE-rich apatite from a new find of kalsilite-bearing leucitite (Abruzzi, Italy) ［J］. Minera-logical Magazine, 1999, 63 (5)：661.

［19］ KAY M I, YOUNG R A, POSNER A S. Crystal structure of hydroxyapatite ［J］. Nature, 1964, 204：1050-1052.

［20］ 沈永帅, 刘欣春. 可降解材料在骨科临床中的应用 ［J］. 中国材料进展, 2017, 36 (003)：231-235.

［21］王亚洁，吴进雪，公艳艳，等．聚丁二酸丁二醇酯/椰壳纤维复合材料的界面改性研究［J］．中国塑料，2017，31（6）：59-64.

［22］刘丽娟，梁敏，石善海，等．生物可降解聚合物在医药领域中的应用［J］．中国医院药学杂志，2006，26（006）：730-732.

［23］FIELDING G，BOSE S. SiO$_2$ and ZnO dopants in three-dimensionally printed tricalcium phosphate bone tissue engineering scaffolds enhance osteogenesis and angiogenesis in vivo［J］．ActaBiomaterialia，2013，9（11）：9137-9148.

［24］邓超，孟凤华，程茹，等．多功能生物可降解聚合物纳米药物载体：设计合成及在肿瘤靶向治疗上的应用［J］．科学通报，2015（15）：1339-1351.

［25］VIKTORIYA S，MATTHIAS E. Inorganic Nanoparticles as Carriers of Nucleic Acids into Cells［J］．AngewandteChemie，2010，47（8）：1382-1395.

［26］姚岚，解云川，倪鹏飞，等．Fe$_3$O$_4$/生物可降解复合材料研究［J］．现代生物医学进展，2015，15（006）：1192-1195.

［27］ZHANG L Y，ZHU X J，SUN H W，et al. Control synthesis of magnetic Fe$_3$O$_4$-chitosan nanoparticles under UV irradiation in aqueous system［J］．Current Applied Physics，2010，10（3）：828-833.

［28］ZHONG Y，WANG C，CHENG L，et al. Gold Nanorod-Cored Biodegradable Micelles as a Robust and Remotely Controllable Doxorubicin Release System for Potent Inhibition of Drug-Sensitive and -Resistant Cancer Cells［J］．Biomacromolecules，2013，14（7）：2411-2419.

［29］平朝霞．纳米机器人的研究进展［J］．新材料产业，2012（12）：31-34.

［30］YAN X，ZHOU Q，VINCENT M，et al. Multifunctional biohybrid magnetite microrobots for imaging-guided therapy［J］．Science Robotics，2017，2（12）：eaaq1155.

［31］周陈霞，徐万和．纳米机器人的发展和趋势及其生物医学应用［J］．机械，2011（04）：1-5.

［32］AVCU E，BASTAN F E，ABDULLAH H Z，et al. Electrophoretic Deposition of Chitosan-based Composite Coatings for Biomedical Applications：A Review［J］．Progress in Materials Science，2019，103（JUN.）：69-108.

［33］JAYASURIYA A C，ARYAEI A，JAYATISSA A H. ZnO nanoparticles induced effects on nanomechanical behavior and cell viability of chitosan films［J］．Materials Science and Engineering：C，2013，33（7）：3688-3696.

［34］RAMOS-RIVERA L，DISTASO M，PEUKERT W，et al. Electrophoretic deposition of anisotropic α-Fe$_2$O$_3$/PVP/chitosan nanocomposites for biomedical applications［J］．Materials Letters，2017，200：83-86.